心理状态辨治析要系列

中医眼中的思虑过度

齐向华 滕晶 ◎ 主编

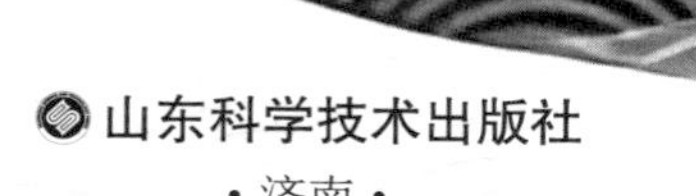

· 济南 ·

图书在版编目（CIP）数据

中医眼中的思虑过度 / 齐向华，滕晶主编 . -- 济南：山东科学技术出版社，2023.9（2024.6 重印）
（心理状态辨治析要系列）
ISBN 978-7-5723-1576-3

Ⅰ . ①中…　Ⅱ . ①齐…　②滕…　Ⅲ . ①中医学—医学心理学　Ⅳ . ① R229

中国国家版本馆 CIP 数据核字 (2023) 第 030541 号

中医眼中的思虑过度

ZHONGYI YANZHONG DE SILǕ GUODU

责任编辑：马　祥
装帧设计：侯　宇

主管单位：山东出版传媒股份有限公司
出 版 者：山东科学技术出版社
地址：济南市市中区舜耕路 517 号
邮编：250003　电话：（0531）82098088
网址：www.lkj.com.cn
电子邮件：sdkj@sdcbcm.com
发 行 者：山东科学技术出版社
地址：济南市市中区舜耕路 517 号
邮编：250003　电话：（0531）82098067
印 刷 者：山东临沂新华印刷物流集团有限责任公司
地址：山东省临沂市高新技术产业开发区新华路东段
邮编：276017　电话：（0539）2925659

规格： 16 开（170 mm × 240 mm）
印张： 16.5　**字数：** 252 千　**彩页：** 2
版次： 2023 年 9 月第 1 版　**印次：** 2024 年 6 月第 2 次印刷
定价： 52.00 元

主　编　齐向华　滕　晶

编　委（以姓氏笔画为序）

丁　晓　王　利　许希迎

宋晓宾　张　晶　张铭明

张玺震　郭光全　康秀丽

韩　宇

前言

随着医学模式向“生物—心理—社会”模式的转换，心理与疾病以及健康的关系逐渐成为中西医学研究的共同热点。近年来，中医心理研究关注更多的是中医心理干预与现代疾病治疗的相关性，而忽略了深入挖掘直接导致疾病产生的心理根源。

“思”志作为人体必然的心理活动，属于中医七情之一。随着社会整体节奏的加快及竞争的加剧，诸多负性事件使个体常常处于过度思虑状态中，由“思”所导致的疾病逐年增多。“思”已成为当前心理疾病产生的首要因素之一。中医古代文献散存有“思”志的相关记载，但未形成明确的理论体系。当前的研究以“思”作为病因，只局限于情志疾病层面加以认识，尚未将其作为一种致病状态而进行系统研究及提出相应干预措施。在此背景下，笔者率先以“思”志为切入点，通过文献整理归纳，并借鉴现代心理学的研究成果，构建了完整的思志致病理论体系，总结出相应的诊疗评定手段和干预措施，以期为中医治疗现代心理疾病提供新思路和新方法。

本书鲜明地提出了思志致病的观点，并将其作为一种持续状态加以认识，总结出思虑过度状态下的各种躯体病证、心理病证及脉象特点，最终形成现代中医心理视角下的思志致病理论模式，力求体现中医治疗现代心理疾病的特色。本书研究结构层次化，围绕思虑过度状态的理论研究和临床研究，从思虑过度状态理论体系的构建、思虑过度状态的辨识、常见病证、临床辨证治疗、预防调护和病案分析六个方面进行阐述。本书内容翔实，观点新颖，巧妙地将中医心理学和现代心理学融合，以新的角度诠释现代心理疾病，体现出学术上的前瞻性，以期为中医心理学研究提供新的思路和观点。

由于本书编写人员学识有限，书中学术观点有待进一步完善，敬请有关专家和读者不吝赐教，以期不断提高本书的学术水平和实用性。

本书由山东省中西医结合专病防治项目——抑郁障碍防治项目（YXH2019ZXY006）支持。

齐向华　滕　晶

2023 年 8 月

目录

第一章 思虑过度状态理论体系的构建

第一节 “思虑”的相关概念梳理

《黄帝内经》将人类所有的情志概括为喜、怒、忧、思、悲、恐、惊七种，简称“七情”。同时，基于以五脏为中心的形神一体观，后人将七情中的“悲”与“忧”，“恐”与“惊”归为一类，即成为“喜、怒、悲、思、恐”五种，简称“五志”。“思”是中医七情、五志之一，蕴含着忧愁、悲伤、怀念、哀怨、畏惧等情感色彩，具有一定的情感体验，是人体对内外环境刺激正常的应答反应，过度就会影响机体正常的生理功能，从而导致相应疾病的产生。现代心理学讲，“思”是人体对外界事物学习过程的认知心理活动，是人类的本能。关于思的论述，自《黄帝内经》以来代有记载，虽然并未形成较完整的理论和治疗应用体系，但是随着现代社会的发展，加在个体身上的各种压力越来越大，如学业压力、工作压力、住房压力、养老压力等，因过度思虑而产生的心理压力使相应的心理疾病和躯体疾病，即思志致病的发病率呈现升高趋势。本节从相关概念入手，按照认知过程的顺序依次对“志”“思”“虑”进行论述，为后文详细介绍思志致病理论提供相关理论基础。

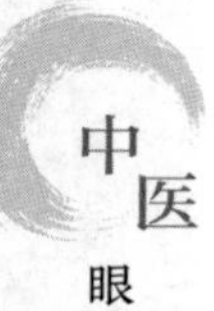

一、有关“志”的论述

（一）“志”的训诂学研究

［**字形**］小篆中写作“𢚩”。

［**构造**］会意兼形声字。盟书从心，从之（往），用心所向往会意向、意念之意。之也兼表声。篆文整齐化。隶变后楷书写作志。上边讹为士声。

［**本义**］《说文解字·心部》曰：“志，意也。从心，之声。”本义为意向、意念。

［**演变**］志，①本义指意向，意念。诗言志，歌永（咏）言；志同道合；雄心大志；立志；意志。②引申为志向。燕雀安知鸿鹄之志哉？③用作动词，表示立志。吾十有五而志于学。④志向是人的目的，故有引申指准的（dì）。若射之有志。⑤志向人所时时在心，故有引申指记住，记录，记载，标记出。由（仲由）志之，吾语女；《齐谐》者，志怪者也；永志不忘；得其船，便扶向路，处处志之。⑥用作名词，指记号，标记。孔子之丧，公西赤为志焉；标志。⑦又指记载的文字。志所谓多行无理，必自及也；天文志；地理志；县志。以上记住、标记及记载文字的意思也用“誌”（从言从志，志也兼表声）来表示，如今简化仍用“志”。⑧由标记又引申为皮肤上生的瘢痕。（沈）约左目重瞳子，腰有紫志。此义后另加义符“疒”写作“痣”来表示。

［**组字**］志，如今既可单用，也可作偏旁，现归入“心”部。凡从志取义的字皆与记、标记等义有关。

以志作声兼义符的字有：痣，誌。

以志作声符的字有：梽。

（二）现代汉语对“志”的诠释

《辞海》将“志”解释为志气，意愿：心之所向，未表露出来的长远而大的打算；引申为志向，记住，记录。有以下几种解释。

1. zhì ①志向，意志。如有志竟成。《诗·关雎序》曰：“在心为志。”《论语·公冶长》曰：“盍各言尔志。”②立志。《论语·为政》曰：

“吾十有五，而志于学。”③通“帜”。《史记·刘敬叔孙通列传》曰：“设兵张旗志。”

2. zhì ①记；记在心里或用文字、符号标记。《史记·屈原贾生列传》曰：“博闻强志，明于治乱，娴于辞令。”陶潜《桃花源记》曰：“（渔人）得其船，便扶向路，处处志之。”②记事的书或文章。如地方志；墓志；《三国志》。③标志；标记。《南齐书·韩系伯传》曰：“襄阳土俗，邻居种桑树于界上为志。”④通“痣”。《南齐书·江祏传》曰：“高宗胛上有赤志。”

（三）中医学对“志”的认识

在中医学中，志有广义、狭义之不同。广义之“志”是情志活动的总括，如古之“五志”之说，五志又可变化于外为七情；狭义之“志”指有明确目标的意向性心理活动，亦即现代心理学所说的动机与意志。实际上中医学也将“神、魂、志、意、魄”称为五志，这里的五志指的是“喜、怒、悲、思、恐”。

人身之志分为五志，如《素问·天元纪大论》说“人有五脏化五气，以生喜怒思忧恐”；《素问·阴阳应象大论》提出肝在志为怒，心在志为喜，脾在志为思，肺在志为忧，肾在志为恐。五志由五气化生而来，五气是指五脏元气，元气主要由肾藏的先天之精所化生，是一身之气的重要组成部分，通过三焦而流行于全身，分布到人体各脏腑组织。五气变动而化生的五志是与生俱来的本能，分藏于五脏，机体受到内外环境刺激而产生的情志反应则概括为七情，故七情本于五脏，志根源于肾。如《灵枢·九针论》说：“肾藏精志也。”

二、有关“思”的论述

（一）“思”的训诂学研究

［**字形**］在小篆字体中写作“𢤚”，上面像脑，下面像心，古人以为“脑”“心”合作而成“思”，以表示“思”所产生的根源。

［**构造**］会意兼形声字。篆文从心，从囟（囟门），表示用头脑思考。

隶变后楷书写作思。“囟”讹为田。

［**本义**］《说文解字·思部》曰：“思，恖（同睿，深思）也。从心，囟声。”本义为深思。“囟”是脑盖，指脑。人思想，从脑从心，纤细如丝，贯通不绝。道家认为，脑为先天“元神之府”，心为后天“识神之府”，所以，“思”几乎涵盖了人的所有心理活动。

［**演变**］思，①本义指深思。学而不思则罔（糊涂），思而不学则殆。②引申为思念，思慕，想念。子不我思，岂无他人；举头望明月，低头思故乡。③用作名词，指心绪。俱怀逸兴壮思飞。④又引申指悲伤。吉士思秋。⑤由考虑的过程，引申指思路。构思。

［**组字**］思，如今既可单用，也可作偏旁，现归入“心”部。凡从思取义的字皆与思考等义有关。

以思作义符的字有：慮（虑）。

以思作声符的字有：偲，缌，飔，罳，锶，揌，腮，鳃，葸，崽。

（二）现代汉语对“思”的诠释

《辞海》将“思”解释为思考、考虑、想；引申为思念、怀念、想念、挂念。有以下几种解释。

1. sī ①考虑；思考。如深思熟虑；思前想后。如《荀子·劝学》中曰：“吾尝终日而思矣，不如须臾之所学也。”②想念；挂念。张衡《四愁》诗：“我所思兮在太山，欲往从之梁父艰。”③引申为悲伤。曹植《幽思赋》曰：“仰清风以叹息，寄余思于悲弦。”④作语助，活用于语首、句中，无实义，为虚词、语气叹词。《诗经·鲁颂·泮水》曰：“思乐泮水，薄采其芹……思乐泮水，薄采其藻。”又《大雅·文王有声》曰：“无思不服。”又《周南·汉广》曰：“南有乔木，不可休思。”《诗经·小雅·桑扈》曰：“兕觥其觩，旨酒思柔。”⑤姓。明代有思任发。

2. sì（四） 意思；思绪。如诗思；文思。陆机《文赋》曰：“思乙乙其若抽。”［乙（yà）乙，难于出来的样子］

3. sāi（腮） 见“于思”。县名，在新疆维吾尔自治区塔里木盆地南部，昆仑山北麓，邻接西藏自治区。县人民政府驻木哈拉镇。汉为扜弥地，清设于丹阆县，1959 年改于由县。《现代汉语词典》载：①思考；想：多思；深思；寻思；前思后想。②思念；怀念；想念；思家；思亲；相思。③希望；想：思归；穷则思变。④思路：文思。⑤姓。

（三）中医学对“思”的认识

中医学对“思”的认识有其学科特点，它将“思”列为情志之一，由脾主，为脾之志，如《素问·阴阳应象大论》曰“脾在志为思……思伤脾”“中央生湿，在志为思”；《中医大辞典》中认为“思”为七情之一，并将其解释为“思虑”。另一方面，“思”还是一种认知心理活动，如《黄帝内经太素》云“思，亦神之用也，专存之志，变转异求，谓之思”，说的就一种“因志而存变”的认知心理活动，在志向的推动下客观地分析事物。《中医学基础概论》中这样诠释“思”：“思，是指集中精神，运用智慧，考虑问题的精神状态。”这里所说的也是认知范畴。中医学中还认为思和心关系密切，根据五行理论，火生土，心为脾之母，《孟子·告子上》曰：“心之官则思，思则得之。”又如，清代沈金鳌《杂病源流犀烛·惊悸悲恐喜怒忧思源流》曰：“脾之神为意。意者，心之所发也。由发而渐引焉曰思，则当其发属在脾，及其思属在心。”这里所说的“思”均是正常生理情况的反应，但是超过一定的度就成为致病因素，致病因素之“思”常与“忧”同用，如《素问·痹论》“淫气忧思，痹聚在心”；《灵枢·口问》“忧思则心系急，心系急则气道约，约则不利，故太息以伸出之”；《灵枢·百病始生》“忧思伤心”。

综上所述，“思”既属于情志范畴又属于认知范畴。一方面“思”是一种情感体验，与悲、忧、哀、伤、愁、怨、畏等消极情绪相通，属于情志范畴。如《淮南子·缪称训》“春女思，秋士悲”，思与悲相对，思即悲；《郭遐叔赠四首》“情以怵惕，惟思惟忧”，思者忧也；《洛阳伽蓝记》一书中首引魏庄的诗“思鸟吟青松，哀风吹白杨”，此以思对哀，即思者哀也；曹植《幽思赋》“仰清风以叹息，寄余思于悲弦”，这里的思也是哀愁之义；谢朓《落日怅望》“已伤慕归客，复思离居者”，思者伤也；《九辩》“蓄怨兮积思”，思者怨也；陆厥《奉答内兄希叔》“骏足思长阪，柴车畏危辙”，思即危、恐惧之意。另一方面，指思考、思虑，是一种较详细的潜在的认

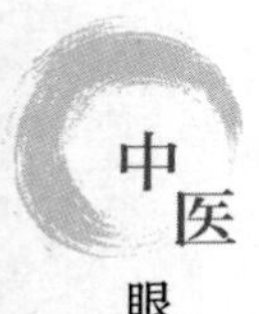

识心理活动，属于认知范畴。如《灵枢·本神》中曰：“所以任物者谓之心，心有所忆谓之意，意之所存谓之志，因志而存变谓之思，因思而远慕谓之虑，因虑而处物谓之智。”说的即是这样一个认知过程：首先是接触事物通过“心”的感受而产生知觉；继而产生记忆；当记忆着不在眼前的事物而在“心”中产生的现象就产生意向；在意向中进一步认知客观事物，自觉确立目标而产生志向；在志向的推动下就对客观事物的一般特点和内在联系进行分析综合，如此往返便产生初步思维；通过思维活动，对一定事物的指向进行考虑，集中注意，清晰思考，运用知识解决问题，就是中医学所谓“心智”，这就是《黄帝内经》中论述的认知的全过程。在古代的思想著作中也论述了具有“思考、思虑”之意的“思”，如上文所述。

三、有关“虑”的论述

（一）“虑”的训诂学研究

［**字形**］小篆字体写作“[illegible]”。

［**构造**］形声字，金文从心，吕声。篆文从思，虍声。隶变后楷书写作慮。如今简作虑。

［**本义**］《说文解字·思部》曰：“慮，谋思也。从思，虍声。”本义指为一定的目的而思考。

［**演变**］虑，①本义指为一定的目的而思考，打算。人无远虑，必有近忧；国家政谋，凤常与钦虑之；考虑；谋虑。②用作名词，指意念，心思。心烦虑乱，不知所从。③引申也指因担忧而思量，忧虑。司马公尸居余气，形神已离，不足虑矣；不足为虑；顾虑。

［**组字**］虑，如今既可单用，也可作偏旁，现归入“心”部。凡从虑取义的字皆与思谋等义有关。

以虑作声兼义的字有：摅。

以虑 作声符的字有：滤。

（二）现代汉语对“虑”的诠释

《辞源》释“虑”为：①思考、谋划。如《尚书·太甲下》“弗虑胡获，弗为胡成”，《商君书·更法》“君亟定变法之虑，殆无顾天下之议之也”。②心思、意念。如屈原《楚辞·卜居》“心烦虑乱，不知所从”；诸葛亮《出师表》“此皆良实，志虑忠纯”。③忧愁，忧虑。杜甫《羌村》诗“萧萧北风劲，抚事煎百虑”，引申为顾虑、疑虑。《战国策·楚策一》“二人之言皆善也，臣不敢言其后。此谓虑贤也”；《后汉书·班勇传》“置校尉者，宣威布德，以系诸国内向之心，以疑匈奴觊觎之情，而无财费耗国之虑也”；《中医大辞典》曰：谋虑、思虑。《灵枢·本神》“因思而远慕谓之虑”；《灵枢·禁服》“士之才力，或有厚薄，智虑褊浅，不能博大深奥”。④用绳结缀。《庄子·逍遥游》曰：“今子有五石之瓠，何不虑以为大樽，而浮乎江湖。”⑤打扰。《吕氏春秋·长利》曰：“无虑吾农事。”高诱注：“虑，忧乱也。”《现代汉语词典》总结“虑”为：①思考：考虑；深谋远虑。②担忧；发愁：忧虑；疑虑；过虑；不足为虑。

（三）中医学对“虑”的认识

《内经知要》中曰：“思之不已，必远有所慕。忧疑辗转者，虑也。”虑即思维、思想、思考、考虑，指认知精神思想活动，具有判断、记忆、联想乃至发明创造的意识活动，是人大脑所具有的特殊功能，正常的虑是我们生活和工作的需要。

因“虑”与“思”二字义相同，所以常常相提并用，组成一个同义复词，共为思索、考虑之义，如《素问·五脏生成》“思虑而心虚，故邪从之”，《灵枢·本神》“心怵惕思虑则伤神”。但确切地说，“思”与“虑”也是有区别的。“思”代表考虑问题的深度，而“虑”代表考虑问题的广度，“思”与“虑”是思维活动的两个方面，“思”体现了其深入性，“虑”体现了其长远性，也即常言所说的“深思熟虑”，《灵枢·本神》也说“因思而远慕谓之虑”。大致指离开具体事物，由近及远，由具体到抽象反复推敲琢磨，并在此基础上考虑到未来。

通过上文对思、志、虑的论述及对其相互关系的阐述，读者了解了“思”“志”“虑”各自所包含的内容，同时也为后文介绍思志致病理论提供了认识基础。

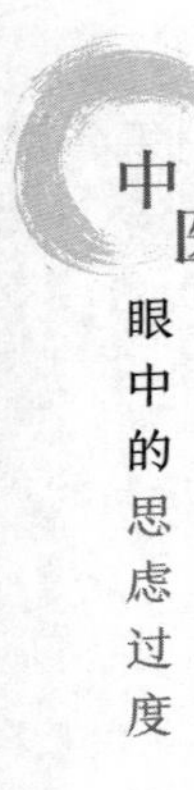

第二节 现代心理学对“思”的相关认识

现代心理学认为“思”是一种心理活动，是客观现实通过各种感官作用于人脑所产生的对客观现实的反映，是人们在进行语言、行为、表情等活动前所进行的思维。现阶段，有关思维科学的专著论文已相当丰富，但由于思维问题本身的复杂性，涉及的层次和学科的多样性，不同的专家从不同的角度去定义和研究它，这样就造成了对思维问题理解的多样性以及随之而来的混乱性。

一、关于思维的概念

洪昆辉在《思维过程论》中针对这一现状将思维及与之相关的若干概念进行了清理，从思维的载体、本质、内容和功能四个方面定义了思维，借鉴和集中了较多思维定义的优点。他首先把思维界定为两个层次：广义思维与狭义思维。广义思维，等价于心理活动，是以人脑的神经活动为载体，以主客体相互作用及以信息为内容的信息输入、加工、输出的处理过程，思维是人类智能的信息处理部分，它的功能是指导主体的行为输出，为主体的生存和发展服务。狭义思维是指以符号系统为主要成分的心理状态和心理过程，是人类区别于其他动物的本质特征，并且提出了狭义思维没有独立于人的心理活动之外的单独的信息加工机制这一命题。狭义思维被心理活动所包容，它是心理活动的一个子集。一般情况下，掌握了符号系统的人类的心理活动多数情况下就是人的狭义思维活动。

二、心理活动及过程

心理活动是人脑对客观现实的反映，是人们或动物（具有心理现象）在进行语言、行为、表情等活动前所进行的思维。人的心理活动有很多种，在不同的环境下每个人各自的心理活动也是不一样的，心理活动是没有完全相同的。每个人的心理活动，绝对没有共同的心理演化史，所以每个人的心理活动只会有一定的时空差异。心理活动即是“思”，通过各种感官认识外部世界事物，通过头脑的活动思考事物的因果关系，并伴随着喜、怒、哀、乐等情感体验，这一系列过程就是心理过程。心理过程按其性质可分为三个方面，即认识过程、情感过程和意志过程，简称知、情、意。因为个体的品质不同，“思”的结果也就不一样。如果“思”的过程出现了偏差，即出现异常的心理状态，就会产生对客观现实紊乱和歪曲的反映，这种异常的心理状态既反映了个人自我概念和某些能力的异常，也反映为社会人际关系和个人生活上的适应障碍。

三、异常心理的判断

人们思考问题的过程即心理过程是看不见的、摸不着的，只能通过心理过程的结果来判断。清晰地判别心理过程的正常与否对指导医学实践有至关重要的作用，但这却非易事。首先，现代心理学上对此没有明确的分类，全世界也没形成共识。所以异常心理与正常心理之间的差别常常是相对的，两者之间在某些情况下可能有本质的差别，但在更多的情况下又可能只有程度的不同。其次，异常心理的表现受多种因素的影响，诸如生物因素、心理状态、社会环境等，所取的角度不一样，异常心理的判定标准也就不尽相同。其三，异常心理依靠现代医学的理化检查难以检测，但却可以充分发挥中医脉诊这一特色诊察手段，从脉象上辨析人的心理状态，目前国内已有不少专家正在从新的角度潜心研究脉诊，可以弥补单纯的心理问题无仪器可查的不足。就心理学角度而言，按照心理现象自身的特性，我们可以找到判断心理活动正常与否的标准，即现象学的标准。对此，有专家提出如下三个基本原则：一是心理活动与外部环境之间是否具有统一性；二是心理现象自身是否具有完整性和协调性；三是人的个性心理特征是否具有相对稳定性。

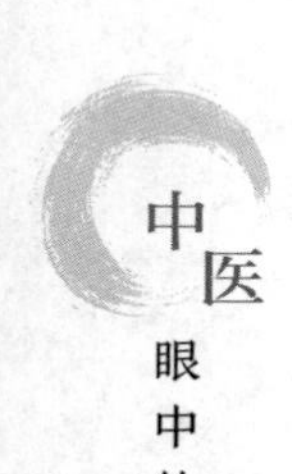

四、临床常见的疾病

由于不同个体的先天禀赋不同，特别是后天生活条件、生活环境、所受教育及所从事的实践活动的差异，加上每个人的主观努力不同，所以不同个体“思”的品质就有明显的差异。例如，思路广阔的人能够全面地看问题，着眼于事物的联系和关系，从多方面分析问题，善于发现问题的本质。思路狭窄的人，思考问题时容易具有片面性和狭隘性，常常把部分当作整体，容易犯以偏概全的错误。善于思考问题的人，总是通过自己的努力去寻求答案，既不迷信权威，也不主观自恃，不怀疑一切、否定一切，能够独立思考，如此等等。所有这些差别，都属于正常现象。但是，一个人一旦患有某种疾病或处于某种特殊的情绪并持续一定的时间，其“思”的过程就会出现种种异常的变化，甚至导致各种疾病的发生。

临床上常见的慢性疲劳综合征就是因为“思”的过程异常所致。慢性疲劳综合征是一种持续及反复发作的身体疲劳症状。早在20世纪80年代末美国疾病预防及控制中心就已经确立了这种病症，以日本、欧美经济发达国家以及中国香港等城市的患者较多。慢性疲劳综合征是现代高效快节奏生活方式下出现的一组以长期极度疲劳（包括体力疲劳和脑力疲劳）为突出表现的全身性综合征，并可伴有头晕，头痛，失眠，健忘，低热，肌肉、关节疼痛和多种神经精神症状。其原因尚不明确，多发于20~50岁，与长期过度劳累（包括脑力和体力），饮食生活不规律，工作压力和心理压力过大等精神环境因素以及应激等造成的神经、内分泌、免疫、消化、循环、运动等系统的功能紊乱关系密切。其临床表现主要体现在机体脑神经系统、心血管系统、骨骼肌肉系统功能的疲劳，其基本特征为长时间极度疲劳，休息后不能缓解，理化检查没有器质性病变。日本学者在20世纪60~70年代提出的“过劳死”现象即慢性疲劳综合征的一种典型表现，是过度的工作压力导致的心身疾病，为过度劳累而死亡。

总之，慢性疲劳综合征可能会导致人体各个系统都出现问题，因此一定要积极地采取措施加以改善：要多注意休息，减少精神压力，保持愉快的心情，多吃新鲜的蔬菜和水果，平时多注意体育锻炼，提高身体素质。

参考文献

[1] 李浚川 . 情志医学 [M]. 北京：中医古籍出版社，1994：11-16，36-38.
[2] 董建华，马朋人 . 实用中医心理学 [M]. 北京：北京出版社，1987：106-109.
[3] 谭开清 . 七情病辨治 [M]. 北京：中国医科技出版社，1998：102-103.
[4] 杨玲玲 . 中医思志理论的探讨及遗忘型 MCI 患者思志变化的临床研究 [D]. 福州：福建中医药大学，2008.
[5] 王米渠 . 中医心理学 [M]. 天津：天津科技出版社，1986：169.
[6] 汪向东，王希林，马弘 . 心理卫生评定量表手册（增订版）[M]. 北京：中国心理卫生杂志社，1999：104-378.
[7] 谷衍奎 . 汉字源流字典 [M]. 北京：华夏出版社，2003：247，458，550.
[8] 夏征农 . 辞海（缩印本 .1989 年版）[M]. 上海：上海辞书出版社，1990：603-604，1890，2086.

第三节 现代医学对“因思致病”的认识

中医学将人体看成一个以五脏为中心的自我控制调节的有机整体，情志活动是五脏功能的反映。因此，五脏作为情志的依存和主管器官，在情志致病过程中发挥着重要作用。现代医学认为，人体神经、内分泌、免疫三大系统发挥着整体调控作用，是承担情志活动的统一整体，不良情志刺激作用于该系统最终引起免疫功能的改变而导致疾病的发生。

一、现代医学对情志致病的认识

大量研究及临床实践证明，情志变化对免疫功能有着十分明显的影响。在人类丧偶、考试应激、心情抑郁等情况下都能抑制 T 细胞、B 细胞对有丝分裂原的反应性及 NK 细胞活性，而情绪兴奋能使外周血淋巴细胞数目增多；善于应付各种变化的人，其血中NK细胞活性及唾液中IgA水平较高，而考试压力会引起学生，尤其是孤独型学生唾液中IgA分泌量减少，血中CD4细胞和NK细胞活性降低；丧偶与糖尿病、溃疡性结肠炎、类风湿关节炎、系统性红斑狼疮及癌症等自身免疫性疾病或免疫缺陷性疾病发生有关。抑郁障碍患者对链球菌、葡萄球菌、单纯疱疹病毒的易感性显著增加；Cohen曾对420例无躯体疾病并能排除负性健康行为（吸烟、偏食、妊娠等）者予呼吸道病毒滴鼻，同时对其负性情绪和心理应激量表进行评分，结果发现呼吸道病毒感染和临床感冒与负性情绪和心理应激的严重程度呈直线相关。某地在食管癌普查工作中发现，食管癌患者中55.6%的人素有忧虑、急躁的情绪状态，另一统计提示性情急躁者占69%，还有资料表明72%的癌症患者发病前有过情绪危机。而免疫系统在监视和阻止肿瘤的扩展和转移方面起着关键作用。

情志对免疫功能影响的机制主要是通过神经—内分泌系统的作用而实现的。神经—内分泌系统和免疫系统之间存在着一个由多种神经递质、激素和免疫活性物质构成的完整调节网络，即神经—内分泌—免疫调节网络。该网络中神经—内分泌系统感受情志刺激时，通过下丘脑—垂体—肾上腺轴分泌的多种神经递质和激素，与免疫系统中的免疫细胞表面上的相应受体结合，发挥免疫调控作用。免疫系统又可产生多种免疫活性物质，反馈影响和调节神经内分泌系统的功能，最终使其发生与体内外相适应的变化。焦虑、紧张、抑郁等不良情志刺激正是通过作用于神经—内分泌系统影响神经递质和激素，从而降低免疫功能而引起疾病的发生。例如糖皮质激素在情志致病中的作用，是对免疫系统的多个环节起抑制作用。不良情志引起的一系列内分泌变化中，以糖皮质激素升高最为明显，紧张、抑郁患者T细胞异常和B细胞突出也是糖皮质激素作用的结果。此外，生长激素、促肾上腺皮质激素、脑啡呔、α－内啡呔、组织胺、多巴胺、神经降压素、强啡呔、亮氨酸脑啡呔、去甲肾上腺素、肾上腺素、血管紧张素Ⅱ、P物质、精氨酸加压素、5－羟色胺等神经介质和内分泌激素均能影响机体免疫功能。

二、现代医学对“因思致病”的研究

（一）思与脾

中医学认为，脾胃与情志的关系在于：一是脾胃运化水谷，化生精微，为后天之本，气血化生之源，为五脏神活动提供物质来源。二是脾胃相表里，经脉相互络属，而胃之大络与心联络沟通。《素问·平人气象论》曰：“胃之大络，名曰虚里，贯膈络肺，出于左乳下。”再者，小肠与心相表里，经脉相互络属，通过心与脑的联系，小肠与脑相联系。三是脾胃居于中焦，升降相因，通连上下，为诸脏气机升降之枢纽，而脏腑气机的升降出入，协调和谐是脏腑功能得以正常发挥及产生情志活动的先决条件。因此，中焦气机紊乱广泛存在于情志病变中，是致病的主要机制或恶化的主要因素。

研究认为，中医学的脾胃实质上是一个多元性功能单位，包括现代医学的脾脏、胰脏、消化道和神经系统的部分功能。研究发现，至少有 20 种胃肠多肽存在于大脑组织中，这种胃肠和神经系统双重性分布的肽类称为“脑肠肽”，它与人的情志活动有关，说明神经系统和胃肠道在起源及功能上有密切关系。有人甚至推测，胃—肠—胰内分泌系统通过脑肠肽影响脑肠轴，很可能是脾胃与情志活动有关的物质基础。中医学所说的“思伤脾”与“脑肠肽”理论完全符合，过度思虑紧张，精神过于集中常会使胃肠功能减弱，即中枢脑肠肽对胃肠分泌和运动的影响。神经中枢通过一些递质和肽类物质对胃酸分泌和胃肠运动进行抑制，而这些物质均能影响机体的免疫功能。脾脏本身又是免疫系统的重要器官，是特异性和非特异性免疫重要的组织学基础。因此，脾胃与情志活动密切相关，不良情志刺激作用于脾胃，使脾胃气机紊乱，便会引起免疫功能的改变而发病。

（二）思与脑

情志活动与脑相关：情志发于脑。脑为元首，统帅五脏之神，是众神之长，可主五脏之神而统五志。脑主感觉，可以通过各种感觉器官接受外界刺激；脑主思维，思维是人精神活动的一部分；脑统诸神，还可通过志

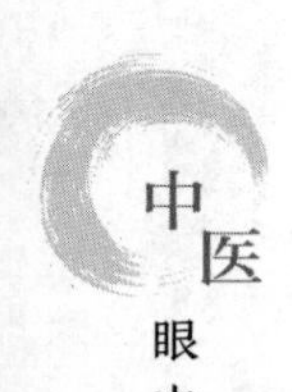

意对情志进行调节。

现代医学认为，脑不仅是自主神经系统和内分泌系统的高级调节中枢，也是精神情志活动和体内调控免疫系统的中心环节。研究发现，下丘脑前区和下丘脑腹正中是中枢神经系统构成免疫功能的重要部位，是同时具有免疫增强和免疫抑制功能的调节区。另外，交感神经有免疫抑制作用，而副交感神经则可能有免疫增强作用。

（三）思与心

藏象学说认为：脑主元神，心主识神，心脑共为情志的控制中枢。精有先、后天之分，神有元神、识神之别。元神藏于胎脑，主宰胚胎发育、五脏构形及生命活动，决定人体生命之存在，为情志活动的高级层次。为元神舍于心脉的物质基础。脑神统帅着心神而协调控制诸脏腑，是保证机体高度有序的中枢。

王玉贤等从胃肠生理学、病理学等方面进行研究，说明了心血管系统疾病的病因与情志失调有着明显的相关性。现代医学认为，心理、生理应激改变了机体神经—激素—酶调节和机体的正常功能，使机体的物质代谢呈现出合成减弱、分解增强、产热产能增加的趋势，应激激素水平的持续升高又可抑制胰岛素的分泌，加上中枢神经递质对大脑精神活动的影响，导致机体易发生高血压、动脉粥样硬化等心脑血管疾病。此外，大脑中有脑岛皮质，关联心脏与心理状态和情绪，它能对心脏产生影响。大脑皮质受到长期刺激，能损伤心肌，引起突发的心室纤颤甚至危及生命。现代医学还认为，长期的思虑紧张可使大脑皮质的抑制和兴奋过程发生紊乱，使血管的舒缩中枢功能失调，引起全身小动脉痉挛，使血压升高。另有研究认为，大脑边缘系统中的杏仁核和海马回是与情绪有关的重要中枢，外界的神经刺激传入大脑后，经边缘系统下丘脑影响自主神经，又使垂体—内分泌失调而导致心血管病的发生。

在临床研究方面，Watkins 等对 940 例接受过心导管术的患者进行了为期 3 年的随访，发现焦虑与室性心律失常明显相关。Rothenbacher 等开展的随访 3 年的前瞻性队列研究表明，焦虑与冠心病患者的长期预后（致死性和非致死性心脏事件）呈显著正相关。还有专家专门研究了女性患者中焦虑与心脏事件的相关性，结果表明，焦虑能显著增加女性患者患致命性心脏病的危险度，特别是心源性猝死的发生。心理因素可以引起交感神经兴奋，体内儿茶酚胺类物质增加，血压升高，心率加快，心肌收缩力增强，心肌耗氧量增加；高浓度儿茶酚胺可增加腺苷酸环化酶活性，使细胞内 cAMP 浓度增加，钙离子内流增加，并可能通过后除极引起室性心动过速，高浓度儿茶酚胺还使心室致颤阈降低，从而容易使室性心动过速转变为室颤。

（四）思与肾

中医学认为，肾与情志的关系表现在：其一，肾藏精，主骨髓，汇聚于脑，而元神内守于脑，由肾之精髓转化，故而情志禀于脑而根于肾，肾为情志活动提供了重要的物质基础。其二，肾藏精，心主血，心肾水火既济，精血互化，以养识神。其三，肾为先天之本，内藏元阴元阳，肾中精气是机体生命活动之本。肾阴、肾阳为人体各脏腑之本，对机体各脏腑有重要的调节作用，五脏乃至全身阴阳均受控于肾。

研究认为，肾的功能不仅包括解剖学的肾脏，还包括神经、内分泌、生殖、造血、免疫等系统的功能。蔡定芳等认为从现代医学神经内分泌免疫网络学说来看，调节肾功能可能改善了神经—内分泌—免疫网络而对各系统疾病发挥了治疗作用，因而提出肾为脏腑调控中心，并提出肾—神经—内分泌—免疫网络学说。

（五）思与肝

正常的情志活动依赖气血的正常运行。肝主疏泄，调畅气机，可使血行通畅，对保持心情开朗舒畅有重要作用。因此，肝脏对情志活动起着重要的调节作用。临床上许多情志因素导致的疾病，如神经症、精神抑郁障碍、神经衰弱症等大多与肝疏泄功能失常有关。

研究认为，中医学的肝脏包括现代医学的肝脏及神经内分泌系统、消化系统、血液循环系统等部分功能。临床观察发现，肝脏的生理功能和病理变化与大脑皮质的兴奋及抑制以及自主神经（特别是交感神经）的功能等多种因素密切相关，而情志变化主要引起大脑皮质功能改变和神经内分泌功能紊乱。恼怒、思虑、悲哀、忧愁等情志变化导致肝郁证时，作用于免疫系统的主要物质——神经介质和内分泌激素，如去甲肾上腺素、肾上腺素、5-羟色胺、多巴胺、胰岛素、乙酰胆碱及肽类物质等多项指标均发生变化；交感神经偏亢，而交感神经有抑制免疫反应作用；肝郁证患者巨噬细胞免疫功能明显降低，补体C3、IgA水平下降，T淋巴细胞转化率明显降低，T细胞功能抑制，脾淋巴细胞转化率明显降低，增殖程度明显下降，L-Ⅱ产生能力降低；肝郁大鼠胸腺、脾脏重量、L-Ⅰ明显降低。长期处于激怒状态的人，中枢神经系统和免疫功能紊乱。持续激怒的大鼠腹腔巨噬细胞的吞噬功能和产生白细胞介素1的能力明显抑制，并伴有体重下降、胸腺萎缩、T细胞功能抑制、免疫功能下降。

（六）思与正气

正气是指人体的生理功能（包括脏腑、气血津液的生理功能）和对外界环境的适应能力、抗邪能力及康复能力。中医学十分重视人体正气在疾病中的作用，认为疾病发生与否取决于正气和病邪两个方面斗争的胜负，其中起决定作用的是人体的正气，正气决定疾病的发生、发展与转归。

情志是脏腑气血盛衰表现于外的象征，反映了机体对自然、社会环境变化的适应调节能力，情志致病的病机突出体现在对脏腑气机的调节上。显然，情志状态与正气密切相关，脏腑气血津液的生理功能状态就是正气在情志病变中的抗邪能力的反映。因此正气在情志病变中占有主导地位，是病变的内在依据。

研究表明，情志失调，精神过于紧张，或长期思虑过度，会导致人体免疫力下降，减弱对外界致病因素的抵抗力。情绪状态与A型免疫球蛋白的分泌有直接关系，积极的情绪状态可以增强A型免疫球蛋白的分泌并提高免疫反应水平，而消极的情绪状态则减弱其分泌，并降低免疫反应水平。不良精神刺激常可引起情绪低落，较严重者也可引起抑郁障碍；长期焦虑、紧张、抑郁或睡眠障碍，高强度的工作，缺乏适当的放松及休息，均可引起紧张性头痛。

有研究表明，负性情绪是引起亚健康状态的重要危险因素，长期的忧虑可明显削弱机体的免疫监视功能和 DNA 修复功能，促使原癌基因转化，诱使肿瘤的发生。由此可见，亚健康发生的一个重要原因是心理情绪的影响，而伤思是最主要的病因。故在临床调理亚健康状态时，可从心脾入手，通过调节情志因素，使气机畅达，并且运用温脾补心之剂来纠正机体思虑过度的病理状态。

参考文献

[1] 齐向华. 失眠症中医心理紊乱状态辨证论治体系的构建[J]. 中华中医药学刊，2009，27（9）：1805–1807.

[2] 康秀丽，齐向华.《医学衷中参西录》“思虑过度”致病案分析[J]. 内蒙古中医药，2008（3）：56–57.

[3] 张燕梅.“思伤脾”与“脑肠肽”[J]. 中国中医基础杂志，2000，6（1）：6–7.

[4] 刘伟. 情志致病与脑神相关学说辨识[J]. 中医药学刊，2003，21（10）：1697.

[5] 王玉贤，危剑安. 对“思伤脾”理论的再思考—浅议思亦伤心[J]. 北京中医药，2009，28（5）：348–349.

[6] WATKINS LL，BLUMENTHAL JA，DAVIDSON JRT，et al.Pho–bicanxiety，depression，and risk of ventricular arrhyth–mias in patients with coronary heart disease1[J]. Psychosom Med，2006，68：651–656.

[7] ROTHENBACHER D，HAHMANN H，WÜSTEN B，et al.Symp–toms of anxiety and depression in patients with stablecoronary heart disease：prognostic value and consideration of pathogenotic links[J].Eur J Cardiovasc Prev Rehabil，2007，4（4）：547–554.

[8] 蔡定芳. 中西医结合神经内分泌免疫网络研究的思考[J]. 中国中西医结合杂志，1997，17（7）：442–445.

第四节 中医心理紊乱状态概述

一、“状态”及“心理状态”

“心理”是指人的头脑反映客观现实的过程，如感觉、直觉、思维、情绪等，或泛指人的思想、感情等内心活动。“状态”是人或事物表现出的形态。借助于现代哲学关于思维的研究成果，明确“状态”和“心理状态”的概念。所谓“状态”，是指相对于一定的层次及相应质在特定时刻（或时间区间）事物保持其质的相对稳定不变时的存在总合，是事物宏观上质的静止与微观上量的运动的统一体。状态是事物共时态与历时态在有限时空范围内相干作用的最小单位；是一种功能上彼此间隔的相对独立的单位。状态与过程是一对范畴，状态是过程历时态中的局部或片断，是组成某种过程的最小单位。过程是状态的历时态集合，是事物在时空中的产生、发展和消亡。状态是质的静止，过程则是质的运动。状态与过程的区分是相对的，在时空尺度变化的前提下两者相互转化，宏观尺度上为状态的在更微观的尺度上为另一低层次及相应质的过程，反之亦然。

事物的状态可以由生成该状态的各种变量及关系近似描述，而不必穷尽状态内的一切要素维度和关系。状态概念是适用于自然、社会、思维领域的普适性范畴。

如此，对心理状态则可以理解为状态的哲学概念在心理学范畴的应用。车文博在《心理学原理》一书中指出“人们的心理由心理过程、心理状态和个性心理三部分组成”，他认为“心理状态是人的心理活动不可缺少的一种形式。它不同于心理过程和个性心理。它是心理活动在某一段时间内独有的特征”。心理状态是特定时刻或时间区间（一般收敛于 500 ms 和 3.5~5 s）心理信息内容保持相对不变时心理系统各种要素及关系和功能存在的总和，这是人脑信息加工在特定时刻的功能突现，是以动态神经元集群为载体的信息过程的总合。心理状态就是大脑完成一次相对独立的信息输入、加工、输出的最小功能单位，当心理活动内容变化时，表明已由一种心理状态转变为另一种心理状态。心理状态从系统演化角度看就是一种“吸引子”维持的系统存在，心理状态的变化就是系统吸引子的变化，广义心理过程是由心理状态的集合组成的。

心理状态具有以下特点：其一，心理状态具有一定的持续性、暂时动态稳定性。心理状态既不像个性差异那样持久、稳定，也不像心理过程那样流动变化，它一经产生可以持续一段时间，从几分钟到几天，甚至几个月或几年，它是一种暂时的或动态的稳定性存在。其二，心理状态具有完整的结构，内容上兼有心理过程和个性的成分，任何一种心理状态既有各种心理过程的成分，又有个性差异的色彩。

二、中医正常心理状态

中医心理状态是在传统脏腑辨证理论的基础上融入现代心理学的相关理论，形成的新的认识体系，分为正常和异常两种心理状态。正常的心理状态是人们应对日常生活工作等各方面刺激所应有的处事状态，异常的心理状态即中医心理紊乱状态，这种状态体系是适应当今出现的新的社会疾病而产生的，笔者在临床工作实践中总结出五种中医心理紊乱状态：烦躁焦虑、惊悸不安、郁闷不舒、思虑过度、精神萎靡。

正常的心理状态就是在特定时刻或时间区间心理信息内容保持健康的认知、思维、情绪等的相对不变。对于正常的心理状态，《素问·上古天真论》中给出了“恬惔虚无”“精神内守”“志闲而少欲”“心安而不惧”“高下不相慕”这样一个较高的标准，事实上现实生活中的人很难以达到上述的境界，只要是积极向上，情绪稳定，思维敏捷，认知正确，中医学都认为是正常的心理状态。

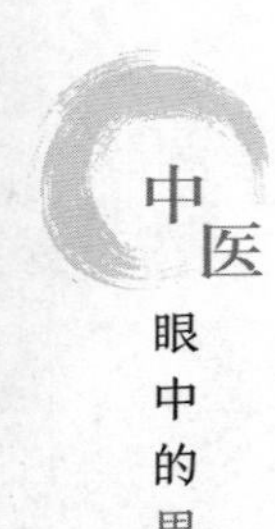

三、中医心理紊乱状态

与正常的心理状态相反，中医心理紊乱状态是指在特定的时刻和时间区间内，保持着异于正常的心理、情绪、认知等心理信息内容，也可以说是个性和情志因素二者的结合才能够产生特定的心理紊乱状态。某种特定的情志改变达到了一定的程度和持续一定的时间，导致了机体脏腑、阴阳和气血失调，同时因为个体的个性不同，产生出不同的心理紊乱状态，这种心理紊乱状态具有一定的层次性和稳定性：层次性体现在它包含了心神失和，心神惑乱，心神失和可以导致心悸、不寐等病症，心神惑乱类似癫、狂、精神错乱等；稳定性体现在此种状态的存在会对机体的“形”和“神”产生持续一定时间的、主导性的影响作用。这种心理紊乱状态具备两个基本的条件，一是心理信息内容异于正常；二是这种异于正常的心理信息要保持一定的时间性。

如上所述，中医心理紊乱状态体系是适应新的社会疾病而产生的，它与中医七情是不同的，七情是人体生理和心理对外界环境刺激的不同反应，是人人皆有的情绪体验，如工作、学习压力、婚变等外部因素致使机体产生各种急慢性的应激反应，都属于中医所说的“七情”。状态是阶段性的一种稳态，这种状态包括时间和空间两种状态，当强烈而持久的情志变化超越了人体生理和心理适应能力，稳态遭到破坏后就形成了异于正常的心理、情绪、认知等心理信息内容，产生心理紊乱状态，从而导致疾病的发生。

诚然，古人在文献中没有明确心理紊乱的概念，但是却存在着大量这方面的内容，以疾病名称或病因的形式出现，如相关书籍中提及的“胆病”“心风”等，都可以认为是心理紊乱状态。“胆病”是六腑病候之一，出自《灵枢·邪气脏腑病形》，是因肝气有余、湿热蕴胆、胆气虚怯或猝受惊恐导致机体肝胆气血阴阳的失调而出现的心理紊乱状态。因肝气与七情有密切关系，故胆病多有胁痛及精神神志方面症状；胆内藏清汁而主疏泄，所以胆液被阻，不得泄越，每致发黄。据《脉经》卷二，胆实者症见“腹中气满、饮食不下、咽干、头重痛、洒洒恶寒、胁痛”，胆虚者症见“眩、厥、痿、足指不能摇、躄、坐不能起、僵仆、目黄……”《太平圣惠方》卷三：“若虚则生寒，寒则恐畏，不能独卧，其气上溢，头眩口苦，常喜太息，多呕宿水，心下澹澹，如人将捕之，咽中介介，数数好唾，是为胆虚冷之候也。”“若肝气有余则胆实，实则生热，热则精神惊而不安，起卧不定，胸中冒闷，身体习习，眉头倾萎，口吐苦汁，心烦咽干，此是胆实热之候。”古医籍中很少有心风病的记载，是一种俗称，多将其归为癫痫而混同论治，《古今医统大全·心风门》中曰：“心风虽出于世俗之称，深中病情，诚为切当。古人谓风善行而数变，风痹为不仁，此曰心风者，非若外风入中，甚言其变常无定，恍惚不仁，而心之病诚若风之魔也。此皆七情五志，久逆所生，而与癫痫则又不同矣。癫狂痫证主于火炽，风痰之盛，涎及于心，属实者多。心风则由七情五志，久逆不遂，戴人所谓肝屡谋，胆屡不决，屈无所申，怒无所泄，心之官则思，甚则心血日涸，脾液不行，痰迷心窍，则成心风，属虚者多。”这里明确指出了心风病系因情志抑郁，所欲不遂，心脾两虚，气血不足，或痰浊阻滞，神不守舍所致的心理紊乱状态，症见精神恍惚、喜怒无常、无语、时或错。

第五节 思虑过度状态的确立

“生病起于过用”，正常的思虑是日常生活和工作的需要，一旦超出正常限度则成为思虑过度。思虑过度是指过度地苦思冥想、凝神敛志的过程，它可以作为一个状态而存在一段时间，对人体持续地发生作用，称为“思虑过度状态”。

“思虑过度状态”是笔者总结出的五种心理紊乱状态之一，与习惯所说的“思虑”既有相似又有区别。传统的思虑过度只是作为病因被提及，如清代沈金鳌《妇科玉尺》一书中指出，脾虚崩漏与思虑有关，认为“思虑伤脾，不能摄血，致令妄行”。由此可见，脾虚则血失所统，思虑伤脾则不能摄血，劳极伤脾，中气虚衰，以致脾不统血，血海不固，最终导致崩漏。又如《沈氏女科辑要·月事不来》说“忧愁思虑伤心，因及其子，不嗜饮食，血无以资生，阳明病矣”，即过思伤脾，脾气受伤，气血生化不足，故面色少华，月经愆期，量少色淡。还有因忧思过度导致失眠、血瘀等的记载，不一而足。由此可见，思志致病的观点尽管从病因学方面得到了一定的重视，但仅仅是一提而过，并无深入研究。

笔者在既往的研究中提出，思虑过度不仅作为一个“因”能够引起一系列病理改变，还可以是一系列社会事务、日常生活事件、疾病、个人欲望等原因而引起的一个结果。更重要的是，思虑过度可以作为一种病理状态长期、持续地作用在患者身上，这种致病因素和病理改变互为因果、相互影响、共同存在的状态使得疾病的病情更加复杂，难以把握。

随着现代社会的发展，医学有了更大的进步，人类的疾病谱也发生了相应的改变，心脑血管、精神心理等疾病的发生率逐年增高，曾经为人类健康做出过重大贡献的生物医学模式，在这类疾病面前显得束手无策。因为这类疾病主要是社会因素或（和）心理因素所致，于是生物—心理—社会医学模式应运而生，它综合了生理、心理和社会因素对人类健康与疾病的影响。根据这种医学模式，医生不仅要关心患者的躯体，而且要关心患者的心理；不仅要关心患者个体，而且要关心患者的家属，关心患者的后代，关心社会。这种医学模式在更高层次上实现了对人的尊重，它重视的是人的生物生存状态和社会生存状态。笔者所研究的思虑过度状态即是这种新的医学模式的体现，在诊疗过程中应更加注重患者疾病状态下产生的心理紊乱状态，并应用相应的理论指导临床诊疗。

以往对思虑过度的认识是建立在脏腑辨证体系等理论的基础上，过度思虑会影响人体五脏六腑的功能和气血的运行，表现出相应的临床症状，如《医醇賸义·思伤》曰：“思虑太过，心烦意乱，食少神疲，四肢倦怠。”心藏神，脾主思；心主神明，脾主运化，若思虑太过，心主神明的生理功能异常，则可出现心烦意乱、神疲等精神意识思维的异常；思虑太过，脾失健运，则可出现食少、四肢倦怠等机体消化吸收功能失常的症状，并采取相应的治疗措施。这种认识模式只注重了人生的“病”而忽视了生“病”的人，忽视了对精神心理疾病的关注。通过临床发现，大部分思虑过度患者都存在不同程度的心理紊乱状态，都存在心理状态层面上的问题：过度的思虑不仅能通过影响脏腑生理及气血功能，导致躯体化障碍，而且会进一步影响患者心理，产生不同的心理疾病，如抑郁障碍或焦虑症，这种心理疾病反过来又会加重思虑的程度，形成恶性循环。笔者通过心理脉象评定并结合问诊发现，目前临床情志致病的首要因素即为“思”，但从目前的文献报道和研究看，关于该方面的资料并不多，并无深入研究，能否以“思”作为契入点对中医情志病构建符合其自身特点的辨证体系将有着重要的意义。但是不管从哪个角度来认识思虑，是作为致病因素还是作为病证状态都既要尊古，而又不能脱离现实，要古为今用。在研究疾病治疗的过程中，临床工作者必须以中医为主，突出中医特色，否则影响发掘和发扬中医学，同时也要逐渐运用现代科学的诊察和检验方法，以便促进中医学的发展。

一、思虑过度状态的内涵

正常的情志活动是人体对外界事物所做出的应答反应，是人类进行社会活动和生活的必需，但是情志过度则成为一种致病因素危害人体健康。查阅经典医书可以发现，情志致病多有善、喜、好、多、大、不节、过、暴、太过等词修饰，来突出强调超出一定的“度”。但是“度”是一个抽象的概念，因为个体的反应差异（性别、年龄、体质、气质、性格、勇怯）及家庭、社会条件不同，每个人的“度”不尽相同，个体对情志刺激的承受能力也不尽相同，同一个刺激量作用在不同的个体身上就会产生不同的表现，此类因聪明睿智程度不同而存在的认知方面的个体差异，对情志致病有一定的影响。这正是形成思虑过度的重要方面。通过对思虑及相关概念的梳理及临床研究工作，笔者发现“思虑过度”存在 “苦思冥想，凝神敛志”程度上的过度，这种过程维持一定的时间就是思虑过度状态。

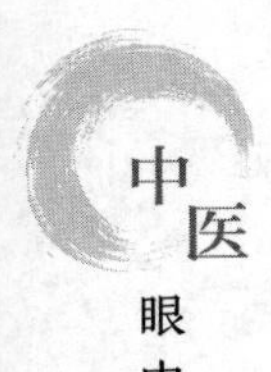

二、思虑过度状态的病机

（一）思虑过度状态的基本病机

思虑过度状态的基本病机是“思则气结”（《素问·举痛论》）。正如前文所述，如果正常地思考问题，机体则能调节耐受人体产生的思维情志活动，并能取得心理平衡。但思考的程度、力度一旦超出了机体的耐受能力则成为思虑过度，那么“思”就成为致病因素，会影响机体正常的生理活动，其中最主要的是影响气的正常运动，导致气结，使内脏气机升降失调，气血功能紊乱，所以岐伯曰：“思则心有所存，神有所归，正气留而不行，故气结矣。”

《医门补要》亦云：“思则气并于脾。”盖脾处中州而属土，喜健运而恶郁结，思则气结，故曰伤也。况思虽为脾志，而实本乎心，心者，脾之母也。今以多思而心营暗耗，母气既虚，则所以助脾者亦寡矣。即是说脾位于中焦，是气机升降的枢纽，要保持气机的通畅，如果思虑过多，气机郁结，则会损伤脾脏，而且按照中医五行理论，心为脾之母，若思虑过度，则会耗伤心血，母病及子，脾脏更为虚弱，故其病位主要在心、脾。

脾主思，藏意。从影响脏腑生理功能来说，最明显的是脾的运化功能。脾的生理功能是主运化、升清和统摄血液。机体的消化运动，主要依赖于脾胃的生理功能，机体生命活动的持续和气血津液的生化都有赖于脾胃运化的水谷精微，而称脾胃为气血生化之源，“后天之本”，故《素问·灵兰秘典论》说：“脾胃者，仓廪之官，五味出焉。”脾的运化功能，以升清为主。所谓“升清”，即是指水谷精微与营养物质的吸收和上输于心、肺、头目，通过心肺的作用化生气血，以营养全身，故说“脾以升为使”。升和降是脏腑气机的一对矛盾运动。脾的升清，是和胃的降浊相对而言的，也就是升清和降浊相对而言，这是一个方面。另一方面，脏腑之间的升降相因，协调平衡是维持人体内脏相对恒定于一定位置的重要因素。因此，脾的升清功能正常，水谷精微等营养物质才能吸收和正常输布，正如李杲（号东垣）所强调的“脾气升发，则元气充沛，人体始有生生之机”；同时，也由于脾气的升发，才能使机体内脏不致下垂。

“心为脾之母”“心之官则思”“思虑而心虚，故邪气乘虚而留于内也”，思志的产生与心的功能也密切相关，如《杂病源流犀烛》“思者，脾与心病也”；《理瀹骈文》“脾为思，思发于脾而成于心，过节则两脏俱伤”；《续名医类案·遗精》“思虑太过，损其心血，心血虚则……”，同时指出其根本还是在于脾，“思虑损其心血，即是伤其脾阴也”。所谓脾阴是指脾的气阴，思虑过度，脾阴失调，即脾的气阴两虚，脾气虚，脾失健运，可见腹胀、便溏、纳食不化等；脾为胃行其津液，脾阴津亏乏，津液无以上承，则可见虚热征象，如口舌干燥、舌红少苔等；脾阴不足，则胃阴亦虚，运化迟钝，胃失脾助，和降失职，其气上逆，又可见纳呆食少或干呕呃逆之症。

笔者在研制失眠症思虑过度状态评定量表的过程中发现，思虑过度状态下气结于躯体不同的部位，会产生不同的综合征。“思则气结于心而伤于脾”，出现心理行为改变，表现为心情抑郁，表情淡漠，对生活工作缺乏积极性。若因思虑过度状态气结于喉中，则表现为咽喉部的不适，自觉咽中有物梗塞，无咽痛和吞咽困难，与情绪波动有关，多见于女性患者；若气结于头面部，则表现为头面部的不适，耳鸣，甚至脑鸣、头痛等；若气结于胃肠中焦，脾气不能升清，则水谷不能运化，表现为腹痛、泄泻等，如《素问·阴阳应象大论》所述“清气在下，则生飧泄”；若气结于颈肩四肢，则表现为颈肩四肢的疼痛、麻木等不适。不同的病证要根据具体情况采取相应的治疗，但关键是疏通气机，气机畅通，脾的功能得以恢复，则症状自除。

（二）思虑过度状态的病机衍化

思虑过度状态产生的病理基础是“思则气结”，思虑过度最易伤心脾，也涉及肝、肺、肾及气血阴阳的病理改变而导致多种疾病的产生。正如《景岳全书》所说：“思则气结，结于心而伤于脾也，及其既甚，则上连肺胃而咳喘，为失血，为噎膈，为呕吐；下连肝肾，则为带浊，为崩淋，为不月，为劳损。”其基本病机演化具体概括为心血暗耗、化热动风、气滞血瘀、水停痰结、阴津受损、积久成劳六个方面，以下分述之。

1. 心血暗耗　心之官则思，思虽为脾志而本乎心，亦与心主神明有关。心者，脾之母也，故有“思出于心，而脾应之”之说。心主神明，神又有广义和狭义之分，广义的神，是指整个人体生命活动的外在表现，《素问·移精变气论》说的“得神者昌，失神者亡”，就是指这种广义的神；狭义的神，即是心所主之神志，是指人的精神、思维、意识活动。由于人的精神、意识和思维活动不仅仅是人体生理功能的重要组成部分，而且在一定条件下，又能影响整个人体各方面生理功能的协调平衡，所以《灵枢·邪客》说：“心者，五脏六腑之大主也，精神之所舍也。”中医学藏象中将人的精神、意识、思维活动不仅归属于五脏，而且主要归属于心的生理功能，如《灵枢·本神》说“所以任物者谓之心”。古人将心称作“五脏六腑之大主”，是与心主神明的功能分不开的，张介宾在《类经》中指出：“心为五脏六腑之大主，而总统魂魄，并该志意，故忧动于心则肺应，思动于心则脾应，怒动于心则肝应，恐动于心则肾应，此所以五志唯心所使也。”又说：“情志之伤，虽五脏各有所属，然求其所由，则无不从心而发。”因此，心主神明的生理功能异常，即可出现精神、意识、思维的异常。有关心与思之间的关系，如《中藏经·劳伤》“……思虑过度则伤心……”；《素问·本病论》和《难经经释·卷下》“忧愁思虑则伤心”；《寿世保元·补益》曰“思虑过度，心血耗散”；《古今医统大全·释梦门·病机》“心为栖神之所，凡思虑过多，则心血亏耗，而神游于外……”心与情志之思的存在关系，皆因人之神明，原在心与脑两处，如《医学衷中参西录》引金正希曰：“人见一物必留一影于脑中，小儿善忘者，脑髓未满也，老人健忘者，脑髓渐空也。”又引汪讱庵释之曰：“凡人追忆往事，恒闭目上瞪，凝神于脑，是影留于脑之明征。”由此观之，是脑主追忆往事。其人或有思慕不遂，而劳神想象，或因从前作事差误，而痛自懊，则可伤脑中之神。若因研究理解工夫太过，或有将来难处之事，而思患预防，踌躇太过，苦心思索，则多伤心中之神。当思虑过度，“思”成为致病因素时，则会耗伤心血，扰乱神明，脾气衰惫，而意不强，可出现心神失养的心悸、失眠、健忘、神志不宁，甚至谵妄等症，诚如《严氏济生方》说“思虑过制，耗伤心血”；张介宾也认为“若思虑劳倦伤心脾，以致气虚精陷，而为怔忡、惊悸、不寐”。

2. 化热动风　由于内风的产生和内脏阴阳失调有关，特别与肝的关系更为密切，所以将“内风”冠以“肝”，《素问·至真要大论》谓：“诸风掉眩，皆属于肝。”肝为风木之脏，主要生理功能是主疏泄和藏血，肝在体合筋，其华在爪。肝的疏泄功能反映了其主升、主动而为刚脏的生理特点，是调畅全身气机，推动血和津液运行的一个重要环节。所以肝的疏泄功能正常，才能对气的升降出入之间平衡协调发挥调节作用。

思虑过度状态与肝的疏泄功能密切相关，正常的思虑，不会影响气血的正常运行，思虑过度，气机结滞，就会干扰正常的气血运行。“百病生于气”即是针对包括思虑过度在内的情志所伤影响气机的调畅而言的。《素问·灵兰秘典论》说“肝者，将军之官，谋虑出焉”，如果思虑过度，气机结滞，肝的疏泄功能异常，则会影响到肝主谋略功能的发挥，日久耗伤阴血，无以制火，虚火妄动体内而表现为中风的证候；同时气与血密切相关，气结不畅必然导致血运失常，不仅会引起血虚或出血，而且也能引起机体许多部分的血液濡养不足的病变。虚或动越于上，则产生眩晕，日久导致肝肾阴虚，阳亢风动，则产生中风。

3. 气滞血瘀　“人之所有者，血与气耳”，人体的气、血运行于全身，是脏腑、经络等一切组织器官进行生理活动的物质基础。气血运行异常，必然会影响机体的各种生理功能，从而导致疾病的发生，所以《素问·调经论》说：“血气不和，百病乃变化而生。”《世医得效方》中也有记载：“人之有生，血气顺则周流一身，脉息和而诸疾不作，气血逆则运动滞涩，脉息乱而百病生。”气和血又是脏腑功能活动的产物，因此，脏腑发生病变也会影响及全身的气血运行，从而引起气或血的病理变化。

气属阳，血属阴。“气主煦之，血主濡之”简要地概括了气与血在功能上的差别，但是气与血之间又存在着密切的关系，二者犹如阴阳相随，相互依存，相互为用。气之于血，具有推动、温煦、化生、统摄的作用；血之于气，则具有濡养和运载等作用。故气的虚衰和升降出入异常，必然

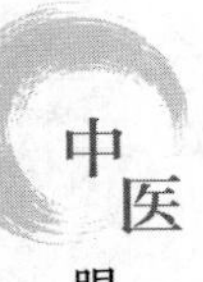

影响及血，气滞，则血必因之而瘀阻；同样，在血的虚衰和血的运行失常时，也必然影响及气，血瘀，气亦随之郁滞。气滞和血瘀常同时存在，是临床上常见的一种气血相互为用的功能失调。

机体的气机贵在调畅，气机调畅，气血和匀，机体才能进行正常的生理活动。如果思虑过度，气血失和，气凝血滞，则会导致相应的疾病，正如《严氏济生方·瘿瘤瘰疬门·瘿瘤论治》所说："忧思过度，而成斯疾焉。大抵人之气血，循环一身，常欲无滞留之患，调摄失宜，气凝血滞。"心主血脉而行血，故多思则暗耗心营，导致心的生理功能失调而发生气滞血瘀，在临床上多见胀满、疼痛、瘀斑及积聚癥瘕、瘿瘤等病症，正如《医述》引罗赤诚论说："凡瘀血之证……或因忧思过度，而致营血郁滞不行。"

4. 水停痰结　津液是机体一切正常水液的总称，包括各脏腑组织器官的内在体液及其正常的分泌物，同气和血一样，是构成人体和维持人体生命活动的基本物质。津液的生成、输布、排泄，涉及多个脏腑的一系列生理功能，正如《素问·经脉别论》所说"饮入于胃，游溢精气，上输于脾，脾气散精，上归于肺，通调水道，下输膀胱，水精四布，五经并行"，这是对津液的生成、输布、排泄过程的简明概括。从有关脏腑的生理功能来说：津液的生成，离不开脾胃的运化；津液的输布和排泄，离不开脾的散精、肺的宣发和肃降、肝的疏泄、肾和膀胱的蒸腾气化以及三焦的通调。这些脏腑生理功能的相互配合，构成了津液代谢的调节机制，维持着津液的生成、输布和排泄之间的协调平衡，当然此过程离不开气的升降出入运动和气化功能。《血证论·唾血》中说，正常情况下"脾主消磨水谷，化生津液，津液腾溢，水阴四布，口中清和，湛然如露，是以终日不饮，而口不渴；亦终日闭口，而唾不生"。

"痰"是体内水液停聚凝结而形成的一种质稠而黏的病理产物，各种致病因素影响肺、脾、肾等脏的气化功能，以致水液未能正常输布而停聚凝结成痰，由痰浊停聚所导致的证候，是为痰证。"脾为生痰之源，肺为贮痰之器"，说明痰的生成与脾的运化功能失常，水湿不化而凝聚密切相关。

如果思虑过度，影响到脾的运化水湿和散精的功能，则津液环流迟缓，气化不利，而生湿酿痰，形成痰气交阻，故《严氏济生方》说“惊忧思虑，气结成痰”。《续名医类案·郁症》记载一病案“柴屿青治潼川守母，八十三。在沈阳礼部时，闻伊母在京病甚，忽身热吐痰，妄言昏愦”，医者解释此为思虑伤脾，更兼郁结，痰涎壅盛，脾不能运也。张锡纯分析一少年癫狂患者的病机：“盖此证，由于忧思过度，心气结而不散，痰涎亦即随之凝结。又加以思虑过则心血耗，而暗生内热。痰经热炼，而胶黏益甚，热为痰锢，而消解无从。于是痰火充溢，将心与脑相通之窍络，尽皆瘀塞，是以其神明淆乱也。”如果影响到肺的功能，则肺气失宣，通调失司，津液失于布散，则聚为痰致络气不和，故痰证以咳嗽痰多、胸闷等为基本表现。临床还常见痰浊停于心下，致“烦躁不眠”等症。

5. 阴津受损　思虑过度耗伤脏腑真阴，虚火内生，而成内热。虚火内生，是指由于阳盛有余，或阴虚阳亢，或由于气血的郁滞，或由于病邪的郁结，而产生的火热内扰，功能相对亢奋的病理状态。火热之邪，最易迫津外泄，消灼阴液，使人体阴津耗伤，各脏腑产生相应的病理变化，如《素问·痿论》中记载：“思想无穷，所愿不得，意淫于外，入房太甚，宗筋弛纵，发为筋痿，及为白淫。”痿证病变部位在筋脉肌肉，以热证、虚证为多，根柢在五脏虚损。思则气郁，郁久化火，肺热叶焦，精津失其宣布，久则五脏失濡而致痿。又如《灵素节注类编·诸痹病·胆痹》中记载“凡劳思过虑，无不动火而致胆热，即口苦矣”，说明思虑过度，动火伤阴，胆汁分泌异常，胆汁不循常道，则可导致口苦症状。

如果思虑过度，脏气虚衰，津液亏少，不能充养、濡润脏器、组织、官窍，则见口、鼻、唇、舌、咽喉、皮肤、大便等干燥；若损伤日久，则常有皮肤枯瘪、眼球深陷的临床特征。辨津液证候，是根据患者所表现的症状、体征等，对照津液的生理、病理特点，通过分析，辨别疾病当前病理本质中是否有津液亏虚或运化障碍的证候存在。津液证候包括津液亏虚证和水液停聚而形成的痰证、饮证、水停证及湿证。

6. 积久成劳　虚劳又称虚损，是以脏腑亏损、气血阴阳虚衰，久虚不复成劳为主要病机，以五脏虚证为主要临床表现的多种慢性虚弱证候的总

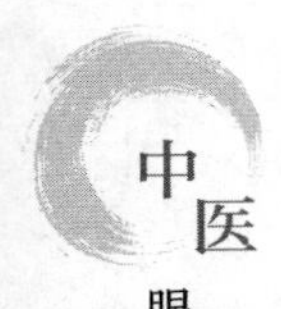

称。《素问·通评虚实论》所说的“精气夺则虚”可视为虚证的提纲。虚劳涉及的内容很广，凡属多种慢性虚弱性疾病发展到严重阶段，以脏腑气血阴阳亏损为主要表现的病症，均属于本病证范围。导致虚劳的原因甚多，《理虚元鉴·虚证有六因》说“有先天之因，有后天之因，有痘疹及病后之因，有外感之因，有境遇之因，有医药之因”，对引起虚劳的原因作比较全面的归纳，表明多种病因作用于人体，引起脏腑气血阴阳的亏虚，日久不复，均可成为虚劳。其中“境遇之因”就包括多种情况下导致的情志之因，如果遇事忧郁思虑，积思不解，所欲未遂等劳伤心神，易使心失所养，脾失健运，心脾损伤，气血亏虚成劳。气虚者，日久阳也渐衰，如《儒门事亲》“思伤脾，脾属土，思则气并于脾，而肾水受邪，土太过，则脾亦自病”；又如《伤寒论纲目·伤寒后症·瘥后劳复食复》“或思维太过，则成劳复”；《寿世青编·论妇人病有不同治法》亦指出“七情之病不可医，诚以情想内结，自无而有，思虑过当，多致劳损”。

总之，思虑过度状态的发生及其病机衍化，是由于“思则气结”而使脏腑气血阴阳失去协调所致，阴阳失调产生气、火、风、痰、瘀、虚各种病理变化与产物，这些病理变化或单独或相互交织在一起，又反过来影响了人体的气血津液运行，从而导致病机的复杂多变。

（三）心理紊乱状态之间的转化

五种心理紊乱状态之间既是横向并列，也可以相互影响。思虑过度状态可演变为精神萎靡状态、惊悸不安状态、郁闷不舒状态、烦躁焦虑状态，也可与其他状态并见。

久处思虑过度状态，则心血暗耗，如《不居集·心经虚分阴阳》云：“心经因使心费神，曲运神机，心血必耗，心气必亏……则心神必不宁而荡散……阳气衰而神自衰。”阴津内亏，不能生神，使神耗散衰减，转化为精神萎靡状态，出现寡言少语、情绪低落、意志减退、思维迟滞、倦怠乏力、嗜卧等症状。

思虑过度状态具有气机郁结、不得发越的病理特点，“气为血之帅，血为气之母”，故气机郁滞阻碍气血运行，机体不养则出现懈怠劳倦，心神不养则神昏愦。气血失调、七情不和，气郁不得发泄，则易演变为郁闷不舒状态，出现不寐、胁痛、头痛眩晕、胃脘痞满、愁容不展等症状。

思虑过度状态，久之耗伤气血，气血阴阳亏虚，心血不足以安养心神，则易转化为处于惊悸不安状态，正如《灵枢·平人绝谷》言“血脉和利，精神乃居”，神的功能需要血的濡养才能得以发挥，故患者会出现心悸、心慌胸闷等症状。

思虑日久，心境浮躁，心中焦虑，遇事急躁易怒。若恼怒情绪未能得以及时宣泄，长久郁闭于心中，则易导致肝气不遂，气郁不畅，演化为烦躁焦虑状态，即“虚烦”，出现烦躁不安、易激惹、头晕目眩、五心烦热、潮热盗汗等症状。

三、思虑过度状态的分类

古人根据思志内容的不同，对其有不同的分类，如《不居集》将“苦思难释”和男女思慕私情分别称之为忧思、淫欲邪思。《临证指南医案》28 则病案都是思志的过激所致，但从描述的思虑内容分析患者心理活动，又存在着差别，概括起来可分为：①愁烦忧思。此种心理活动常常是由于面临着一定的艰难和窘迫处境而忧愁，如吐血方案、肺痿沈案、噎膈曹案等。②恼怒思虑。此种心理活动常由恼怒忿恨萦绕心头产生，如中风某案、郁某案。③隐情曲意。心理活动情怀郁勃，是挂念思念，欲望到某种目的，常见于男女私情，如郁戴案、胃脘痛某案、阳痿徐案、淋带杨案。④操持萦思。思想沉浸在某件事情之中，兢兢业业，禅心竭力，如肝风丁案、虚劳颜案。《临床医术大全》中也有相似的分类：①忧思劳郁。如卜晋公泄泻案。②谋虑操持。如儒医顾听泉痰证案。③谋虑萦思。如胡次瑶妇厥证案。④郁怒忧思。如孙文垣治张溪亭乃眷梅核症案。

笔者利用中医文献整理研究的方法（包括古代文献的整理和现代文献的处理），检索古代与“思”有关的医学文献资料，对其进行梳理并结合临床实践研究总结出思虑过度状态主要有以下几种分类：牵挂眷恋的思虑、勤勉钻研的思虑、曲运神机的思虑、不由自主的思虑，从新的致病分类角度探讨思志致病的临床诊疗。

（一）牵挂眷恋的思虑

这类思虑表现在对人或物的情感方面。人们在认识客观事物的过程中，并非默然视之，无动于衷，而会融入一定的情感，表现出一定的态度和主观体验，如高兴、愉快、满意或气愤、厌恶、不满等情绪、情感心理现象，这就是情感过程。“天涯地角有穷时，只有相思无尽处”，古人甚为重情重义。虽然众多哲人思想中强调节欲，但却对情是顺其安之，而且在大多数先哲文人心中，情感抒发则作为人生命意义所在。如崔护《题都城南庄》中所描述的场景“去年今日此门中，人面桃花相映红。人面不知何处去，桃花依旧笑春风”，体现了一种牵挂眷恋并掺杂些许愁绪的思虑。当人情感处于最浓时便有恋思之意，浓情之处才有思恋翩翩，厚愁之时才有思绪万千，情感的恋思实为思的别致之处。但是如果某种情感过程主要是指负面的情感，如气氛、厌恶、不满等持续存在一段时间，则会形成对人体的慢性消耗，从而导致疾病的发生。

（二）勤勉钻研的思虑

古代先哲注重致知治学，而治学之道在于沉思，学以致思、学思互通、思以传神。孔子《论语》曰：“君子有九思：视思明，听思聪，色思温，貌思恭，言思忠，事思敬，疑思问，忿思难，见得思义。”“学而不思则罔，思而不学则殆。”只有“思”才能使得学、知达到一定的境界，而治学之思又是需要置身于无、静之中以沉思，沉思才能有治学之思路，只有沉思、静思才能真正治学求知。

现代社会中这类“思”以脑力劳动者为主，如文教、行政、科研人员等，西方俗称白领阶层，是普遍令人们向往的职业。他们的工作性质决定了其必须经常性地使用脑力去分析、思维和记忆。随着社会和经济的发展，脑力劳动越来越成为人们创造财富的重要手段。中医学的传统理念认为，脑与心的生理病理是并称的，故脑力劳动者又称劳心者。脑力劳动时作业能力的变动，有极大的个体差异。由于各人思考问题的方法和习惯不同，正确解答同一个问题的能力也有所差异。脑力劳动是以大脑为基础，合理地正常用脑，属于正常的心理活动。但若长时间或过于紧张的脑力劳动，使脑和心长期处于紧张疲劳的状态，就会成为导致疾病，如神经衰弱，尤其是在学习过于紧张、考试受挫，或工作不能胜任时，发病概率大大增加。这就需要提倡科学用脑，劳逸结合。

（三）曲运神机的思虑

这类思虑以企事业经营者、决策者为主，多是脑力劳动者。成功企事业单位经营者、决策者需要有经济家的头脑，政治家的眼光，军事家的胆识，哲学家的思维。除了必须谦虚、诚实、心胸开阔和具有吃苦耐劳精神，还必须有未雨绸缪的能力。企事业单位经营者、决策者要提高观念性技能必须要能够预见事物和事件的未来发展趋势，综合考虑各方面的利弊，找到最佳的筹划和管理方案，如果不经过深思熟虑，而草率地做出决定，可能会造成巨大的物质损失，由此产生的负性结果会对人的心理健康产生巨大影响。同样，另一方面，如果过于深思熟虑，考虑过多，不仅会阻碍事业的成功，而且也会产生巨大的心理压力，最后不仅会惨遭事业的挫败，更重要的是失去了继续奋斗的资本——健康。

（四）不由自主的思虑

人有时会不自主地想起或担心某个人或某件事，如果是源于应激事件，事件过后即消失，不影响正常的生活、工作和学习，则属正常现象。但是如果这种强迫性思虑反复发生，不受主观意识控制，则属病态，即是西医上讲的强迫思维，是强迫性障碍的一种表现形式。特别是在当今社会，强迫性思虑正变得越来越普遍，其特点是有意识的思虑和反思虑并存，二者强烈冲突使患者感到焦虑和痛苦。患者脑中会经常不自觉地出现某种思想，甚至是不现实的、虚幻的想法，终日萦绕在思维中，明知自己的想法不正确，但违反自我意愿，虽极力抵抗，却无法控制，患者也意识到这种症状的异常性，但却始终不能摆脱掉，从而处于苦闷之中。若持续时间长了，甚至让人产生悲观厌世、轻生的念头。这种思虑的根源是个性缺陷，多具有“过分”的特征，墨守成规、伦理道德观念过强、依赖性强，甚至作自我牺牲等，这种个性即强迫性个性，是从幼年起在家庭教育、自我教育等社会环境影响下，潜移默化形成的。具有这种个性倾向者，因为常常注重细节而忽视全局，所以往往妨碍其事业上的创造性，他们只有呆在一个充满规章制度而不需要任何主动性的环境中才感到满意。

社会在不断变化，世事也处于不断变化之中，人们总是怀着应对现实的变化而寻求着应对途径和方法。世事的无常使得人们常常处于一种不确定因素之中，当陷入困难或束缚中时，具备一定智慧的人们会利用现有条件寻找解决问题的最佳办法，以解决人世之变给人们带来的种种忧虑，这是一种正常的生理活动，是人们适应某种特定环境的一种反应方式，并会随着事过境迁而很快缓解。反过来如果生活阅历不足，加上本身的个性特征如好思虑事，易悲观，遇到问题不是积极地去寻求解决办法，而是一味地往坏处想，当这种消极思想占据主导地位并且持续一段时间不得解时，就形成了所谓的思虑过度状态。

第二章 思虑过度状态的临床辨识

第一节 思虑过度状态的症状和体征

随着现代医学模式由生物医学模式向生物—心理—社会模式的转变，情志与疾病和健康的关系已成为中西医共同研究的热点。西医学认为情志是中医学对现代意义上的情绪的特有称谓，是人对内外环境变化产生的复杂反应，它具有特定的情绪体验、情绪表情和相应的生理和行为的变化。

现代心理学认为，情绪处于心理学中最前沿的地位，是重要而又复杂的。人们对于情绪的描述多难以量化，大部分采用的是语言描述。因此现代医学对心理状态进行测定的工具是心理测试量表，它涵盖了对机体多方面的描述，如记忆、能力、人格、情绪、气质、躯体等。近年来，随着中医证、症量化和规范化研究的不断深入，中医学界借鉴心理测量学的有关知识和方法不断开展关于中医情志理论和临床的研究，并取得了初步成果。

"思则气结"。中医学认为人体是一个有机的整体，如气机运行不畅，势必影响五脏六腑、经络气血以及五体、五窍，出现各种病理表现，从而影响机体各种脏腑正常功能的发挥。而中医学所指的这种正常生理功能其实包括了目前西医学研究的生存质量中的生理功能维度（如活动能力、精力和疲劳、疼痛、性生活、饮食、睡眠等）的主要内容。思虑过度状态作为一种心理状态与生活质量直接存在着复杂的关系，两者互为因果。因此，我们基于现代医学关于心理量表和生活质量量表的研究，采用中医传统的诊断方法，即“望、闻、问、切”，汇集整理古籍中所描述的因思虑过度引起的症状和体征，然后将采集到的信息按照心理学量表和生活质量量表中的维度，分列成包括躯体、心理和社会功能三方面，使中医情志致病评价标准更加客观化、科学化。

思虑过度状态由于涉及个人隐私和内心伤痛，许多患者往往采用回避的态度，不能够主动叙述发病的缘由，或者已经将过去的事件遗忘，但在内心深处留有痕迹，这些均使得医者常常忽视这方面病因的判断。但患者的种种内心思想情绪状况，从其形体的外部征象可以表现出来，根据中医“有诸内，必形诸外”和“形与神俱”的原则，可以依据患者的客观体征、症状做出相应的诊断。

四诊采集到的思虑过度状态的症状和体征主要包括心理情绪表现和躯体行为表现。《医宗金鉴》高度概括思虑过度所造成的人体损害是“形神俱病”，即“平素多思不断，情志不遂，或偶触惊疑，卒临景遇，因而形神俱病”。

查询古今医案，通过四诊采集到的常见思虑过度状态的中医症状和体征如下。

一、心理情绪

（一）强迫思维

强迫思维属于现代医学中强迫症之一（强迫症主要包括强迫观念和强迫行为）。其某种思想、表象、冲动在脑海中反复出现，但内容往往毫无意义，明知不合理，努力抵抗又无法摆脱。这类患者往往性格拘谨，追求完美，刻板固执。由于这种反复无意义的思维会影响患者的生活、工作，其自知行为不合理，但总是刻意地掩饰，不易被察觉，临床上可能伴发躯体化障碍，并以某种躯体不适为主诉而就诊。

（二）注意狭窄

过度关注某一事件，对周围的事情不感兴趣，心理学称之为“注意狭窄”。注意是一种重要的心理现象，它的作用是对客观对象的选择和保持，使人能清晰地认识事物并能准确、迅速地完成某种活动。注意具有指向性和集中性两个基本的特征。一般思虑过度患者，其注意范围显著缩小，其主动注意明显减弱，当患者集中注意于某事物时，一般极易唤起注意的其他其物都很难引起患者的注意，也就是注意的广度缩小，注意的范围缩小。在这种情况下，出现认识范围活动的缩小，理智分析能力受到限制，自我控制能力减弱，进而可能会使患者行为失去控制。有时这种注意的狭窄并不一定总是消极的，在某种激情状态下产生的“注意狭窄”，将激励人去攻克难关，克服困难，以推进活动的顺利进行，常见如部分人对工作忘我的过度关注和思考。表面上看，患者仅对某一事件感兴趣，临床易与抑郁障碍相混淆，可被误诊断为抑郁障碍，后者一般以灰色心境、思维缓慢、思维内容障碍、意志活动减退同时伴有躯体症状为主要临床表现，通常以负性生活事件为触发因素。

（三）抑郁心境

患者受注意狭窄和强迫思维的影响，表现为苦恼忧伤，闷闷不乐，对自己的生活质量包括健康状况、经济状况、生活环境、工作能力、社会关系、婚姻状况等难以满意，总是处于某种负性情绪的支配之下，并对不能满意的事件强迫性地穷思竭虑，或不具备相应的知识水平却想对不能解决的问题反复搜寻，寻找解决的方法和途径、证据，不能达成目的，便终日情绪低落，思虑不止。

（四）健忘

记忆是人脑对过去经历过的事情的识记、保持、再认和回忆重现。人们在生活中感知过的事情、思考过的问题、联系过的动作、体验过的情感等都会在头脑中留下不同程度的印象。当在一定的条件下，这些存储的信息便可以被重新唤起，参与当前的活动。当患者过度关注某件可导致其负性情绪的事件时（即应激源），患者在性格、气质、能力、自我意识等方

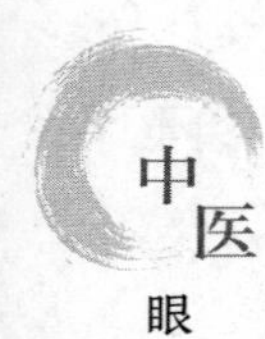

面共同作用下，产生了具有突出个人特征的认知评价、应对方式，并在其影响下，产生了各种各样的心理、行为及生理反应。健忘便是在某种特殊心理状态下产生的异常生理反应，是机体对过度关注事件应激的结果。因患者持续关注某一事件，对其他事件充耳不闻，信息不能有效输入大脑形成记忆，故常见以健忘为主诉而就诊的思虑过度状态患者。中医学也有对健忘的描述。《重订严氏济生方·惊悸怔忡健忘门》曰："夫健忘者，常常喜忘是也，盖脾主意与思，心亦主思，思虑过度，意舍不精，神宫不职，使人健忘。治之之法，当理心脾，使神志清宁，思则得之矣。"这里指出了健忘乃是源于思虑过度，是情志导致的健忘，法当心身同治，但亦有因年老体虚、精血亏虚、脑髓枯竭导致的健忘，此类虽对症用药，但病邪仍难以祛除。

（五）思维缓慢

因患者"注意狭窄"，注意范围缩小，即思维对象缩小，思维联想过程亦随之受到抑制，患者反应迟钝、思路闭塞，主动语言减少，语流缓慢，对其不注意的事件充耳不闻，因其不能对不注意的事件保持积极主动的目的及意志努力，也就不能引起患者的注意及思维活动，故而出现思维缓慢迟滞。

以上均为心理应激不适应的结果。患者因处于思虑过度状态，故而出现特殊的心理应激结果，甚或在这些心理情绪的基础上产生回避、敌对攻击、无助自恋、退化依赖以及过度消费及物质滥用的应激行为方式。

关于心理情绪的中医四诊采集手段主要借助于望诊，而望诊的主要内容为望神。望神体现的是对机体心理情绪层面症状和体征的采集。中医将一切心理活动归结为"神"。思虑过度作为异常的心理状态会产生的异常心理情绪有惊恐无时、神浮气躁，如郑寿全《医法圆通》说："因忧思而致者，由过于忧思，心君浮躁不宁，元神不得下趋。以交于阴，故不得卧。"另外，日有所思，则夜有所梦。白昼思虑不解，阳不入阴，导致夜间神志不能内敛，魂魄游行在外，则不寐或睡中梦话；《黄帝内经太素·卷第六》还提到思虑过度可导致"喜乐无极，神魄散扬"。

二、躯体方面

行动是思维的体现，疾病亦是思维的体现，身体的健康是心理健康的晴雨表。如长期处于思虑过度状态，患者的行为便成为要解决生活事件或者减少生活事件对自身影响的外部特征，也即心理学中的“应对”。长时间的思虑过度状态使得机体的神经系统、内分泌系统、免疫系统产生生理反应，导致各系统生理功能的紊乱，最终产生各种形式的躯体化障碍。由异常心理状态导致的躯体化障碍疾病的发病机制非常复杂，有众多的因素参与，拘泥于任何一面的片面分析都是不完整的。搜集患者各种临床躯体症状有利于我们从整体上宏观地对思虑过度状态引起的躯体化障碍疾病进行把握。现将古籍中记载及临床常见的躯体症状汇总如下。

患者可表现为行动迟缓，纳呆腹胀，或伴有躁动不安等。《儒门事亲》概括描述为：“思气所至，为不眠，为嗜卧，为昏瞀，为中痞，三焦闭塞，为咽嗌不利，为胆瘅呕苦，为筋痿，为白淫，为得后与气，快然如衰，为不嗜食。”《杂病源流犀烛·卷六》认为：“有忧思过度，令人惕然心跳动而不自安者；有思虑太甚，致心气不足，忽忽善忘，恐怯不安，梦寐不祥者；有思虑太甚，心血耗散，竟至怔忡恍惚者；有因思劳伤心脾，致健忘失事，言语颠倒如疑者；有思力太猛，心神失守，致痰涎聚于心包，渐成痴癫者。”四诊采集的症状和体征具体表现为以下几方面。

（一）面色改变

因心主血脉，其华在面，手足三阳经皆上行于头面，特别是多气多血的足阳明胃经分布于面，故面部的血脉丰盛，为脏腑气血之所荣。面部颜色属血属阴，反映了血液盛衰和运行的情况。面部光泽属气属阳，是脏腑精气外荣的表现，可反映脏腑精气的盛衰。因此，但凡脏腑的虚实、气血的盛衰，皆可通过面部色泽的变化而反映于外。如面容萎黄，多属脾胃气虚，皆因脾胃虚弱，水谷精微生成不足，机体失养，面色淡黄无华而萎黄。面色少华是思虑过度状态的特征，面色的改变常与食减、脉弱并见。脾主运化，化生气血；心主营血，思虑过度伤及心脾，气血不足，不能上荣于面，则

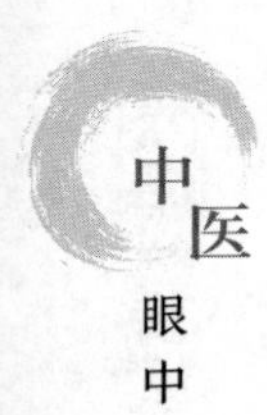

面色无华、干黄，毛发易于折断；《难经·论脉》亦云“其外证面黄，善噫，善思”；也有“面赤目白”的记载，如《望诊遵经·卷上·赤色主病条目》曰：“面赤翕然而热……悲思愁虑。”

（二）肌肉消瘦，肢节酸软

四肢与五脏皆有关系，因肺主皮毛，心主血脉，肝主筋，肾主骨，脾主肌肉四肢，而与脾的关系尤为密切。就其经脉的关系而言，则上肢为手三阴、手三阳经脉循行之处，下肢为足三阴、足三阳经脉循行之处，因此望诊四肢肌肉可诊察机体五脏及经脉病变。《形色外诊简摩·病深而形色毛发有不变者篇》认为：“脱营失精，精气外浮，其内愈竭，而毛发面色愈美，此为病在心，心华在面，精气并于心故也。……故凡坐伤于忧愁思虑者，即肌肉消瘦，肢节酸软，而毛发面色自美也。”脾为后天之本，主四肢肌肉，思虑过度伤害脾胃，无力运化水谷，充养四肢，则形骸干枯，肌肉消瘦，甚则肢体痿废不用，但需与“半身不遂”导致的肌肉痿废不用相鉴别。后者见于中风患者，多因风痰闭阻经络导致。

（三）二便改变

观察二便的形、色、质、量的变化可以诊察脾、胃、肾、三焦、肠等脏腑的病变。大便秘结是思虑过度状态的常见症状，或有时便意频频而所下甚少，或大便的粪条变细，或有时大便质稀而夹杂有白色胶冻状黏液。皆因思虑不解，气机运行不利，津液代谢和大肠传化糟粕失常，则出现二便排泄不畅，或泄泻或小便黄，如《四诊抉微·问诊·十问篇·四问便》有“焦思多虑，小水亦黄”；或见膏淋，“思想无穷，所愿不得，意淫于外，入房太甚也”。

（四）善太息

太息又名叹息，是指情志抑郁，胸闷不舒时发出的长吁或短叹声。太息之后自觉舒服，是由于忧思致气机不利，心气急，气道不利而引起的。《灵枢·口问》云：“黄帝曰：人之太息者，何气使然？岐伯曰：忧思则心系急，心系急则气道约，约则不利，故太息以伸出之。”《类经》曰：“太息者，息长而大，即叹息也。约，犹束缚也。忧愁思虑，则气抑不伸而心系急，气道约，约则满闷于中，此叹息之不容已也。”均指出叹息因忧思引起，心忧思劳神，故心系急。心系连肺，其脉上迫肺系，肺系为喉通气之道，既其被迫，故气道约不得通也，故太息取气以申出之，或可见津液内聚成痰。

（五）独言独语

独言独语指患者自言自语，喃喃不休，见人语止，首尾不续的症状。因思虑过度，心气大伤，神魂意乱所致。（《形色外诊简摩·外诊杂法类·闻法》）

（六）善忘

善忘属于心理学上的记忆过程。临床中我们可以通过问诊获得此信息。通过问诊可以发现与疾病有关的信息，并通过获得的信息进行心理状态的评定、诊断。忧则心无所寄，神无所归，虑无所定，故气乱。心，神之用。人之忧也，忘于众事，虽有心情，无所任物，故曰无所寄。气营之处，神必归之，今既忧繁，气聚不行，故神无归也。虑，亦神用也，所以忧也不能逆虑于事，以气无主守，故气乱也。思则身心有所存，神有所止，气留而不行，故气结矣。专思一事，则心气驻一物。所以神务一物之中，心神引气而聚，故结而为病也。这与心理学上所讲的由于思虑过度导致患者注意狭窄而出现思维迟滞、不能主动获取其他信息而导致健忘的描述非常一致。（《黄帝内经太素·摄生之二·九气》）

（七）头痛

头痛是临床上常见的一种自觉症状，通过询问了解患者的疼痛部位可以推知患者心理状态、脏腑经络等病变，进而对疾病做出判断。头痛是指或整个头部疼痛，或偏左、偏右、或前、或后。因手足三阳皆上注于头面，故有“头为诸阳之会”之说。头痛可因忧思过度，产生虚实致病因素，实如气滞、痰浊、瘀血，虚如气血虚、清阳不生等。其疼痛性质为紧箍状，常伴有夜间失眠、多梦，清晨头痛较重，按摩拍打后减轻。

（八）阳事不起

阳事不起即阳痿，是男性性功能障碍中常见的一种类型。先已明确，阳痿中有 80%~90% 是精神因素引起的。这些精神因素包括发育过程影响、人际关系不协调、情感方面以及认识方面的原因等。国外研究表明，事业受挫、爱人对自己不理解体贴、夫妇文化层次悬殊、人生观、价值观不一致等都可成为造成阳痿的心理因素。通过心理学调查量表如阳痿症状评定量表、性满意量表、婚姻状况量表等可以对心理性阳痿进行诊断。中医学认为，阳痿是成年男子由于虚损、惊恐或湿热等原因，致使宗筋弛纵，引起阴茎萎软不举，或临房举而不坚的病证。情志不遂，思欲过度，忧思气郁则肝失疏泄，宗筋所聚不能，乃成阳痿；或因过思多虑，损伤心脾，气血不足，宗筋失养导致。

（九）胃脘痞满

中医腹诊是指通过诊察患者胸腹部的胀、痛、满、悸、痞、硬、急、结等病变征象，以判断内在脏腑、经络、气血津液等方面的病理变化，从而指导临床治疗的一种体现中医特色的诊断方法。《黄帝内经》中记载的腹诊内容包括视形色、探寒温、按虚里、听腹音、审痛征、摸形质等方面，腹诊的范围主要体现在辨别证候、揣测病机、对多种腹部胀大的疾病进行诊断、指导治疗，并结合其他的症状预测疾病的顺逆生死等方面。思虑过度状态的患者，如用中医腹诊的方法诊察可以发现，患者的右上腹部肌肉有抵抗感，按之疼痛，并且常常伴有振水音。思虑气结，气滞中焦，胃失和降，则脘中痞胀、胃痛。思虑过激，伤及机体元阴、元阳，关元内空，冲脉失养，则脐下震跃不息；脐上有动气，按之牢若痛，其病腹胀满。（《望诊遵经·气色病症合参》）

此外，思虑过度状态的患者还可见大笑不止，因心神他寄，思虑伤神，乃为心病，心有余则为笑；哭泣，因内恐外触非常事物，此乃系心不解散，故生忧思。凄心则哀苦，故生悲哭；咽喉不适、口味、食欲，因脾主思，思气不解，脾气受损，结滞不畅，水津聚成痰核，凝痰阻碍，结于咽喉，则咽喉不适；或思虑过度，则上焦痞隔，咽中核塞，喉咙哽咽，食饮难进；脾气被困，运化失常，水谷不化则纳呆不食。思虑伤阴，胃津亏虚，则喜食辛酸爽口之品。脾气被结，水谷不化，变生痰湿，则痰多或吐涎沫；睡眠障碍，表现为入睡困难，易惊醒，多梦，梦后不能解乏，甚至更难受，为异常心理状态引起的心理生理障碍；肩背、腰等肢体疼痛麻木、皮肤痒疹、水肿、五心烦热等诸症。触诊肩背肌肉紧张呈条索状，局部压痛，常连及脑后枕部。腰部肌肉紧张、压痛，多与天气变化无关。《黄帝内经灵枢集注·百病始生第六十六》云："忧思忿怒伤气，故积在气。"四肢末端常常无故发凉，尤其以下肢为重。思欲过度，阴精暗耗，伤耗肾精，精髓不充，骨枯髓减，则下肢痿软；日久伤思则气结，机体气机不畅，水津代谢不利，蕴结体内化热，火从窍发，湿热外透，则出现皮肤痒疹；思则气结，气滞不畅，或思虑导致阳虚，阳虚无力温化津液，俱能使水液不化，蓄积体内引发水肿疾病。思气不解，气滞则血瘀，气血运行不畅，则经脉失养，出现麻木。气滞不畅，温蕴化热，则发热。内生热邪不解，伤耗人体阴津，无以配阳则骨蒸五心发热。

其中思虑过度导致的头痛、肩背痛等与现代医学涉及的纤维肌痛不同，后者是四肢和躯干的自发性、慢性和广泛性疼痛。这种疼痛是肌肉组织的持续和弥散的酸痛、跳痛，部位较深，偶尔有刺痛感，反复出现并持续存在，呈周期性加剧。其病因目前比较公认的观点是，痛觉系统功能障碍是最主要的原因，其根据来自于对纤维肌痛患者神经内分泌、自主神经系统、神经递质和神经感觉信息传递的研究。但有中枢性机制的理论假说认为，纤维肌痛是情感疾病的一种变异，这是因为本病患者常伴有抑郁、偏头痛、肠道刺激征、慢性疲劳综合征和恐惧症。

三、社会支持

心理学上指出，社会支持是指个体和社会各方面的联系程度，包括与亲人、朋友、同事等以及家庭、单位、党团、工会等集体所产生的精神或物质的联系程度。处于思虑过度状态的患者，因其思想、情绪集中在一处，部分患者可以出现对其他事物或人际交往兴趣减低，也有部分患者出现精神亢奋，或心烦，行为异常，喜独居，不愿被外界打扰，这些均导致患者的人际交往和社会支持出现问题。如百合病因平素多思不断，情志不遂，以致行住坐卧饮食出现异常，可出现言行异常，这种状态的出现大大影响了患者的人际交往和社会支持。

第二节 四诊合参在诊察心理性疾病中的优势

中医诊法中的“望、闻、问、切”四诊，是诊察疾病的四种基本方法。中医诊断理论认为，人体“有诸内者，必形诸外”，对疾病的诊断是一个认识的过程，通过四诊来“视其外应，测知其内”。因此望、闻、问、切四诊，是认证识病的主要方法。如《素问·脉要精微论》中曰：“诊法何如？……切脉动静而视精明，察五色，观五脏有余不足，六腑强弱，形之盛衰，以此参伍，决死生之分。”由此可见，诊法就是对人体进行全面诊察的方法，借以判断人的健康与疾病状态，同时通过四诊获得的信息，如通过望诊获得的“症状”和通过切诊获得的“体征”来评价患者机体目前的状态，进而综合有效的“症”“征”信息进行辨证分型，有利于辨证论治。

通过四诊获得的信息对于临床治疗之所以如此重要，是因为四诊与西医的客观诊断仪器不同，它具有直观性和朴素性，是在医者感官所及的范围内，直接获取信息，即刻进行分析综合，及时做出判断。四诊的获得和医者的分析综合过程体现了中医学理论的主要思维方式，即取象比类思维。这种思维方式是通过四诊获取事物的“象”——一类客观事物的共同性的形象信息抽象、概括出来的观念性形象，然后把这种“象”进行“比类”——类比、推理，得出一定结论的思维方法。简言之，在临床实践中，医者通过对患者的“望、闻、问、切”四诊合参来获得“象”，即采集患者的症状和体征，从而达到识病辨病的目的。

中医“形具而神生”的形神论，“阴阳五态”的个性论，脏腑气血变化与情志转化相关的理论使得中医具有独特的诊断手段，即四诊合参的心理诊断体系。如望诊，能通过人的言语、行为等来推知其心理状况，如《素问·脉要精微论》曰：“头倾视深，精神将夺矣。”《灵枢·五乱》曰：“气乱于心，则烦心密嘿，俯首静伏。”《素问·脉要精微论》曰：“衣被不敛，言语善恶，不避亲疏者，此神明之乱也。”《灵枢·本神》曰：“心气虚则悲，实则笑不休”“肝气虚则恐，实则怒”。以上论述均指出望诊是观察患者心理状态的重要手段。此外，问诊也可探知人的心理状态，如《素问·疏五过论》中说：“诊有三常，必问贵贱，封君败伤，及欲侯王。故贵脱势，虽不中邪，精神内伤，身必败亡。”脉诊是中医诊断疾病极具特色的一项诊察技能，是获取心理状态信息的重要手段。《灵枢·本神》很早提出“脉舍神”的观点，《灵枢·营卫生会》有“血者，神气也”之说，指出神除五脏之外还寄舍于血脉之中。神在中医的含义之一是指人的精神意识活动。因此，脉舍神包含了在脉中寄舍、蕴含着人类心神的意思。《素问·经脉别论》曰：“黄帝问曰：人之居处、动静、勇怯，脉亦为之变乎？岐伯对曰：凡人之惊恐恚劳动静，皆为变也。”这里指出了与心理活动有关的脉象变化，广泛地存在于一切个体的各种心理现象之中。在惊恐、恚恨、劳心乃至动静变化间的各种心理条件下，只要有心理活动存在，脉象都将发生变化。心理活动与脉象之间存在相对应的关系，如《素问·脉要精微论》说“数则烦心”，数而躁的脉象对应着心烦的心理状态；《素问·大奇论》说“肝脉骛暴，有所惊骇”，即肝脉出现疾、散乱的脉象体现的是一种惊骇的心理现象，这种特殊的脉象特征可以用来区分惊骇与其他心理状态的不同。此外，尚有其他心理脉象的描述，如“脉至如华者”“如弦缕”“脉躁疾”“切其脉大紧”“脉之陷下”等。

中医学不同于西医学心理疾病的诊察手段，其依靠“望、闻、问、切”四诊法获得诊断心理状态的症状和体征，尤其是脉诊技法的源远流长，使得中医对心理状态的诊断独树一帜，成为四诊合参心理诊断体系中重要一项。脉诊在诊断中医情志致病中具有非常重要的作用，尤其是情志之“思”，古代医家多有从四诊收集体征的文献记载。

广义之“思”，不单是指思维，而是包含思维在内的认识活动的总称。思虑致病，多为患者的思维活动异常活跃及异常情感所致，难于体察，其属于情志病范畴和认知过程的异常。情志活动包括喜、怒、思、悲及恐五

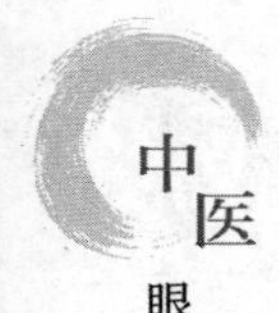

种，也称五志，是人体对外界事物所做出的应答反应，是人类进行社会活动和生活的必需，保持动而中节是其基本条件，如果过激则成为一种致病因素危害人体的健康。思虑致病古书多有记载，如《素问·举痛论》说："思则心有所存，神有所归，正气留而不行，故气结矣。"可见，忧愁思虑，伤及心神，脾气郁结，则造成气机结滞。《医宗金鉴》高度概括思虑过度所造成的人体损害是"形神俱病"，即"平素多思不断，情志不遂，或偶触惊疑，卒临景遇，因而形神俱病"。

经过四诊获得的思虑过度所导致的疾病症状和体征在古书中多有描述。

一、望诊

望诊是对患者全身或局部进行有目的的观察，以了解病情，测知脏腑病变。望诊内容主要包括观察人的神、色、形、态、舌象、五官九窍等情况以及排泄物、分泌物等。其中舌诊虽属五官望诊的一部分，但因舌象反映内脏病变较为准确，实用价值较高，因而形成了一种中医独特的传统诊法。

（一）望神

中医学将各种心理活动都统称为"神"。如张介宾云："阳神曰魂，阴神曰魄，以及意志思虑之类，皆神也。"《杂病源流犀烛·卷三》曰："是思固不可不用者，然思之太过，则流荡失节，必至伤神，神伤，百病蜂集矣，其何以堪。"从心理诊断的角度而言，望神是诊断重点。望神中以观望两目的神志为主，因"目者，五脏六腑之精也，营卫魂魄之所常营也，神气之所生也……目者，心之使也，心者，神之舍也"（《灵枢·大惑论》）；清代杨西山《弄丸心法·杂论》曰："人之二目，神之门户。"因此，分析思虑过度的人的心理活动时，在望诊中观察两目的表露显得十分重要。例如，忧思时可见眼睑低垂，目光呆滞，两目暗淡无光。

（二）望色

《素问·脉要精微论》云："察五色，观五脏有余不足，六腑强弱，形之盛衰，以此参伍，决死生之分。"通过五色的观察，可知五脏六腑的有余和不足。而心理活动、情志变化又影响着脏腑的功能，所以，望色可作为心理诊断的依据之一。林之翰《四诊抉微》中指出“有悲愁不乐，则色白”，验之于临床，常见悲哀忧愁过度、心事重重的患者，面部见苍白。清代汪宏在《望诊遵义》曰：“思则气结于脾，故睑定而色黄以涩。”

（三）望形态

《望诊遵经》曰：“望诊之法，既观身体视形容矣。然有时虽见于身体之外，实著于意态之间，又当存心省察，以诊其病焉。”患者的形态举止与其内在脏腑的阴阳之间有密切的关系，在一定程度上也可以反映患者思虑过度的心理活动状况。《素问·疏五过论》云：“暴乐暴苦，始乐后苦，皆伤精气，精气竭绝，形体毁沮。”根据《黄帝内经》“阳主动，阴主静”的原则，对举止形态以阴阳动静立纲，喜动者多偏阳，个性特征多见易于兴奋、多喜多怒、偏于外向等；而喜静者多偏阴，其个性特点有善于抑制，多思多疑，偏于内向等。对于诊断疾病，喜动者多属阳证，喜静者多属阴证。《灵枢·本神》指出：“察观病人之态，以知精神魂魄之存亡得失之意。”根据患者的某些特殊姿态，分析其心理活动，从而进行心理诊断。关于思虑过度导致的形神俱损，《灵枢·本神》有论述：“心怵惕思虑则伤神，神伤则恐惧自失，破䐃脱肉……脾愁忧而不解则伤意，意伤则悗乱，四肢不举……”

二、闻诊

闻诊是通过听声音、嗅气味以辨别患者内在病情的方法。传统中医的听声音，主要是指通过耳闻患者口中发出的宫、商、角、徵、羽等五音的异常变化来诊察疾病的一种方法。古代医家非常重视五音的诊法，把它视为闻诊的基础。情感变化可引起声音改变。关于思虑过度伤脾导致的声音改变，古书记载有如《难经》云：“五脏有声，而声有音。肝声呼，音应角，调而直，音声相应则无病，角乱则病在肝；……脾声歌，音应宫，大而和，音声相应则无病，宫乱则病在脾……”《灵枢·口问》云：“忧思则心系急，心系急则气道约。”《医宗金鉴·四诊心法要诀》云：“喜心所感，忻散之声……哀心所感，悲嘶之声……”

三、问诊

问诊是通过对患者或陪诊者进行系统而有目的的询问，以了解病情及有关情况。在中医心理诊断中，问诊是最重要、最直接的方法。医者通过与患者或其陪诊者进行有目的的交谈，可了解患者的起病经过、自觉症状、思维意识、情绪波动、感觉记忆、生活习惯、人格气质以及与心理活动有关的人事变动、环境更移等情况。《素问·征四失论》又提到：“诊病不问其始，忧患饮食之失节，起居之过度，或伤于毒，不先言此，卒持寸口，何病能中？妄言作名，为粗所穷……”这里强调诊病时要问患者是否曾有过忧患等精神上的刺激，体现了思虑过度问诊的重要性。

正是因为思虑过度异常心理状态是一种隐藏的、内含的东西，难以被外人体察，临床就诊的患者常以躯体化障碍的形式表现出来，其主诉常为某种功能障碍、疼痛等，而其真实的情志状态常被掩盖，临床医者常忽视询问其一段时期以来的情绪状态，如果患者不主动提及无法触及的病因，也就找不到致病的根源，亦不能实现中医“治病求本”的特色。近年来，因思虑过度导致的疾病的发病率逐渐增高，正确评定思虑过度这一异常心理状态，对于明确诊断，进而进行准确的辨证论治非常重要。因此，目前我们临床上通过问诊，让患者填写中医思虑过度状态量表这种自评方式来评定患者的真实心理情绪状态，以此来客观评价思虑过度状态，寻找致病根本。

四、切诊

切诊包括按诊和切脉，是通过局部的按诊（如腹诊）或脉诊，了解机体脏腑、经络、气血、精神、情志等变化的一种方法。其中脉诊对于诊断患者的心理情绪状态具有其他三诊不具备的优势。《诊宗三昧》曰：“天地有灾，莫不载闻道路；人身有疾，莫不见诸脉络，故治疾犹要于测脉也。”由于心主血脉，又主神明，而脉受心神支配，故精神活动、心理改变等均能反映于脉象，因而《灵枢·本神》有“脉舍神”之谓。神寄于脉中，使脉中蕴含了丰富的精神、意识和思维活动的信息。临床每一位患者的脉象均包含两部分脉象信息，一为病脉信息，二为心理脉象信息，其中病脉来源于疾病造成的病理信息，而心理脉象则能反映人体心理活动和心理状态的变化，以及由此而形成的疾病的发病机制，亦即我们所说的病机。脉诊在躯体化障碍的诊治过程中具有举足轻重的作用，通过脉诊可以判断患者的心理经历。《诊宗三昧》又曰：“至若尝富贵而后贫贱，则营卫枯槁，血气不调，脉必不能流利和滑，久按索然。”外界事物作用于人体，导致一系列的心理应答反应，长期或巨大的心理应激，则会对其心理造成不良的影响，从而在脉象上遗留曾经事件的痕迹。根据患者思维内容和形势的不同其脉象又有差别，忧愁思虑则表现为右手脉象的结滞或左手脉象起始段的涩滞难以前进；思虑挂念则右手脉紧弦挺直；思慕惦念则右手脉象敛紧。

思虑过度状态是一种异常的心理状态，而关于脉象对人体心理状态的反映早在《黄帝内经》时代就有描述，《素问·经脉别论》曰：“黄帝问曰：人之居处动静勇怯，脉亦为之变乎？岐伯对曰：凡人之惊恐恚劳动静，皆为变也。”也就是说，人体一切心理和行为在脉象上都有表现。《伤寒论·平脉法》则对人体的处于某种状态时的脉象进行描绘，“问曰：人恐怖者，其脉何状？师曰：脉形如循丝，累累然，其面白脱色也。”“问曰：人愧者，其脉何类？师曰：脉浮，而面色乍白乍赤。”明代《医学入门》中总结了七情异常与脉象变化的关系，其中有“思伤脾脉结中居”的说法。《三因极一病证方论》作为七情学说成熟的里程碑，在其中也有对思虑过度所致脉象变化的描述：“……因思则意舍不宁，土气凝结，肝木乘之，脉必弦弱。”“脉来虚散，喜伤心也；结滞，思伤脾也；沉涩，忧伤气也；紧促，悲伤肺也；弦急，怒伤肝也；沉弱，恐伤肾也；动摇，惊伤胆也。”

应用脉诊评定思虑过度状态属于心理脉象的范畴。古籍包括古代医案中及传统的 28 脉中并没有将心理、情绪的脉象特征单独描述出来，也就是说，传统脉象是病脉和心理脉象的复合。为了重视情志、心理因素在疾病发展中的重要地位，以及社会大环境下的医疗资源情况、患者就诊模式的改变，脉学发展到今天，逐渐出现了对心理脉象的研究，它的出现、发展是顺应时代的。关于现代心理脉象，寿小云通过对中医脉象进行系统的研究后，对国内各民族医学涉及的心理脉学理论和实践研究部分进行了深入的讨论，在挖掘传统中医理论和融合各民族脉法的基础上形成新的脉学理论，其中对于中医心理脉象的研究形成了独具特色的体系，如在心理脉象的研究中提出了脉象振动觉、脉象温度觉等新的脉诊特点，为脉诊增加了新的信息来源。他认为，通过对人类心理及社会心理的认识可以指导人类心理疾病的医疗行为和对社会心理进行人文指导。这些研究认识对当今心理脉象的发展具有重要的意义。心理脉象作为评估心理状态的一种手段，具有现代医学不能比拟的敏感性且能融入医者情感的特点。

适当的思虑、思考是人类生活工作所必要的，但是一旦超过了一定的生理限度，就会对机体产生伤害，导致疾病的发生，正所谓“过犹不及”。根据思虑内容的差异，还有“神劳”“劳心”“忧思”“悲思”“操劳”“操持”“心有所系”等称谓。它属于心理学中的认知过程的异常，因此在对思虑过度的心理状态进行评估的时候常用现代心理评估的方法，如观察法、访谈法、心理测试法，这些方法可以完全概括在传统的心理诊断方法四诊之中。通过将四诊收集的零散资料进一步运用中医的各种辨证思维和方法，综合分析，纳入规范的辨证体系，从而做出诊断和治疗。

参考文献

[1] 王非，安平，修圆慧，等．浅谈《黄帝内经》中的情志致病特点［J］．中医药学报，2002，30（3）：65.

[2] 孙晓波．陈言医学心理学思想初探［J］．成都中医学院学报，1984，（3）：47.

[3] 黄雪琪，林海，李伟．四诊的临床意义与作用浅析［J］．中医药学刊，2003，10（21）：1663.

第三节 思虑过度状态特色诊断方法

一、舌诊

中医诊察疾病讲究“望、闻、问、切”四诊合参。其中舌诊和脉诊成为不同于西医诊察手段的特色技能。尤其在评定思虑过度异常心理状态时，灵活、熟练地应用舌诊与脉诊采集患者的症状和体征成为临床准确辨病、辨证、辨心理状态和治疗的关键。

舌诊是通过观察舌象，了解机体生理功能和病理变化的诊察方法，是望诊中的一个重要方面，是中医诊法的特色之一。舌诊在采集思虑过度状态体征中具有很重要的诊断意义，分为望舌质与望舌苔两方面。人体五脏六腑通过经络循行，直接或间接地与舌有联系，故可以通过舌诊来了解脏腑的虚实和病邪的性质、轻重与病情变化。其中舌质的变化主要反映脏腑的虚实和气血的盛衰；而舌苔的变化主要用来判断感受外邪的深浅、轻重以及胃气的盛衰。思虑过度则是引起舌病理变化和表现的重要因素之一。察舌成为临床提取思虑过度状态体征的重要技能。

古代医案中涉及关于思虑过度状态舌诊的描述，如《重订通俗伤寒论·伤寒脉舌·察舌辨症歌》指出思虑过度可见舌质红而无苔，是由于忧思郁抑，阳气不能上升所致；《回春录·痰证》病案指出“谋虑操持”可见舌尖甚绛、“自觉舌厚数寸，苔色灰腻”“舌色淡黄，不燥不滑”等。干祖望先生经验则认为思虑过度的患者其舌边、尖嫩红，舌尖红色星状突起；舌苔白或微黄少津，或舌面近舌两边处存在白涎。据临床观察，现代疾病研究抑郁障碍患者多舌现青暗，舌边尖隐透瘀暗红色，或舌苔呈半边分布或舌嫩红无苔或少苔，又或因病理因素的不同，表现为不同的舌象体征，如气郁血瘀者则舌色紫暗，气郁水停者则舌质胖而苔白厚腻。

综合历代医家论述，结合现代临床研究观察，我们将思虑过度状态舌象分为以下 4 种。

（一）思虑过度状态典型舌象

舌体两边有白色涎线。《辨舌指南》曰："故气郁之证，苔边整齐如石阶之起边线，线内有苔，线外无苔，但红边而已……故苔齐边有如斩者，皆气聚也，有积滞抑郁者也。"舌边白涎乃痰湿凝阻，气机郁结之征也。（见书末彩页图 1）

（二）忧愁思虑状态舌象

舌质红而无苔，是由于忧思郁抑，清阳不能上升，失于濡养所致。（见书末彩页图 2）

（三）谋虑操持状态舌象

可见舌尖甚绛，"自觉舌厚数寸，苔色灰腻"，谋虑操持，耗伤阴津，阴虚火旺，火热上炎，故舌尖甚绛；脾失健运，运化无力，寒湿内阻，痰饮内停，因而舌厚，苔色灰腻。（见书末彩页图 3）

（四）思虑郁怒状态舌象

舌边、尖嫩红，舌尖红色星状突起，思则气结，气结胸中，郁而化火，心肝火旺，故舌边、尖嫩红，气滞胸中，瘀血内阻，故舌尖表现为星状红点突起。（见书末彩页图 4）

二、系统辨证脉学脉诊

中医诊法的另一特色是脉诊。脉象原理是根据中医"有诸内必形之于诸外"的独特理论指导下形成的，早在脉学形成之时的《黄帝内经》时代，古代医家就发现通过脉诊可以获得人体大量的机体状态信息。以心理脉象为例，如外界事物作用于人体，导致一系列的心理应答反应，从而在脉象上遗留曾经事件的痕迹。心理状态的改变反映于脉象的论述在《灵枢·本神》篇有涉及，如"脉舍神"之谓，即思虑过度则脉病矣，脉病者当治。

齐向华教授在融合古今脉学研究成果的基础上，遵循系统论的基本原理和基本规律，运用中医学、认知心理学、现代信息学和物理学的基本原理，形成了具有独到见解、容纳多学科、涵盖多层面的全新脉学体系——“系统辨证脉学”。“系统辨证脉学”对思虑过度状态的辨识具有准确、迅速等优点，运用其25对脉象要素对思虑过度的脉象进行分析总结，对临床辨治思虑过度状态具有重要的意义。

运用系统辨证脉学，思虑过度状态中整体脉象要素包括动、短、涩。与思对应的谐振波即“思动”，是左手脉谐振波密密麻麻增多而杂乱，是一种脉势的涩滞感，此为古人所说的脉“结滞”，是患者内心艰难苦涩的外在表征；短是指在轴向上，血液在脉管内传导、运行的距离缩短，是气血运行不畅的表现，表征患者平素压力大或对某件事过度关注；涩是指血流不畅，犹如多石之河，涩滞难行，因气结伤及阴血津液，血液濡润功能失常，血液内有形成分摩擦力增大而产生血瘀。

根据脉象要素动、短、涩可以有效分辨出思虑过度状态，但如果思虑的内容和形式不同，其脉象又有不同，劳心过度脉见起始段弱、来怠去怠，表征患者内心疲劳；忧思脉则表现为整体脉来缓去疾，左手寸、关脉刚、涩；忧怒脉在左侧寸脉内曲、凸，右手脉涩滞、难以前行；诸事缠身脉则在左寸脉、右尺脉无数点搏；思念脉见左右手脉刚直紧；思慕脉则见于右手脉象的细、敛、内曲；思悲脉则左侧寸脉内曲、凸，右手脉涩滞、难以前行。志意持定脉反映患者不由自主地思虑，是一种强迫性思维，脉象多表现为右手关、尺脉对周围组织的震动减弱，则显示出挺直的特征。

思虑过度状态的种类不同，病机不同，病位不同，处方用药亦有所不同。临证要通过脉象仔细体会，准确辨识思虑过度状态，并根据其不同的种类、不同的病位及衍化病机的不同，随症加减。中医讲究的是辨证论治，因此思虑过度状态的治疗也不能拘泥于此，需在临床工作中善于观察、善于总结，通过脉诊寻找出实实在在的客观证据，依照这些证据所示进行层层推理，剥茧抽丝，最后推导出疾病整个过程和主要病因、病机，灵活选用方剂和调整方剂的内部结构，与病因、病机和症状形成丝丝入扣的严密对应关系，从而提高中医中药的疗效。

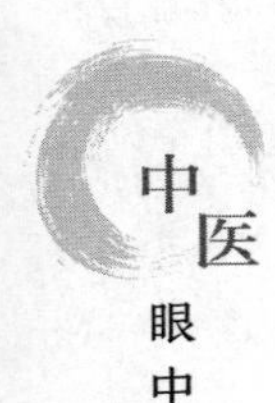

思虑过度状态脉象主要分为以下 7 种。

（一）劳心过度脉

起始段弱、来急去怠；怠为脉搏波传导速度的减慢，表征患者内心疲劳。（图 5）

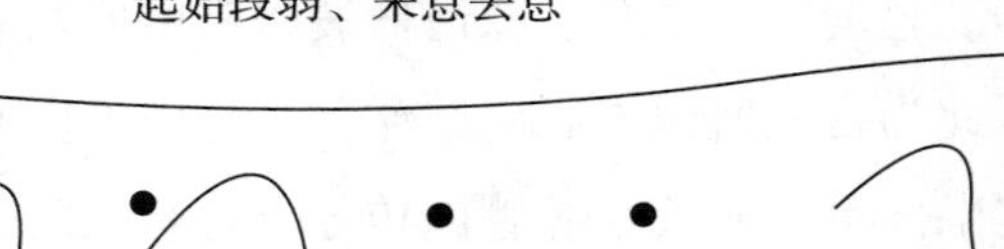

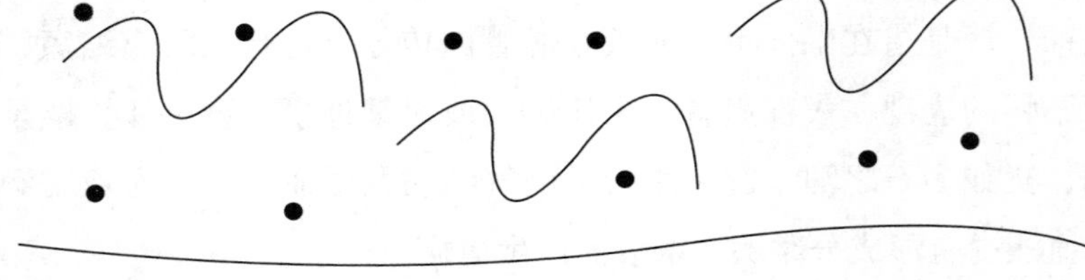

图 5　劳心过度脉

（二）忧思脉

整体脉来缓去疾，左手寸、关脉刚、涩；刚指血管壁顺应性弱，表征心理张力高，涩指脉中血液流利度降低，忧思过度伤阴耗气，故血液运行艰涩。（图 6）

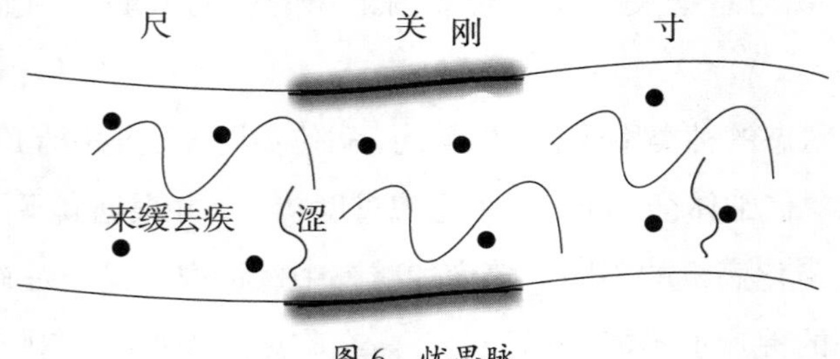

图 6　忧思脉

（三）忧怒脉

左侧寸脉内曲、凸，右手脉涩滞、难以前行；凸指血液层流所显现出的凸出特征，脏腑失调，气机郁滞，则相应的脉位出现突起，内曲指桡动

脉向内侧腕屈肌贴近，表征特别关注。（图 7）

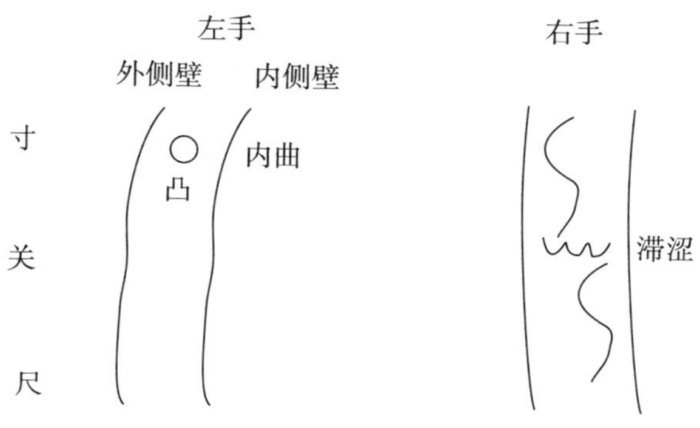

图 7　忧怒脉

（四）琐事缠身脉

左寸脉、右尺脉无数点搏，如过江之鲫，表征患者事务繁忙，精神紧张。（图 8）

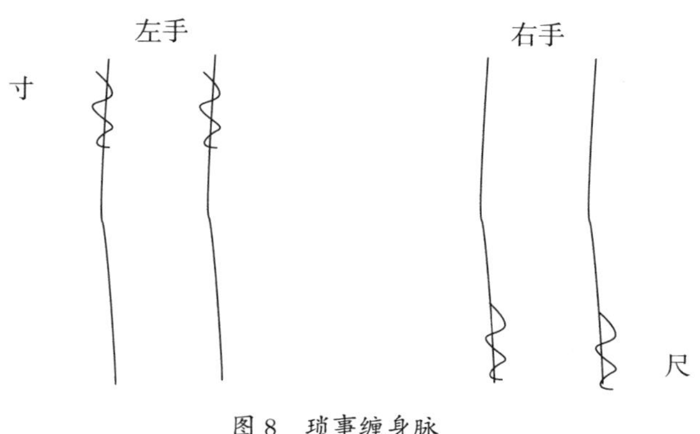

图 8　琐事缠身脉

（五）思念脉

见左右手脉刚、直、紧，表征心理活动情怀郁勃，是挂念思念之象。（图 9）

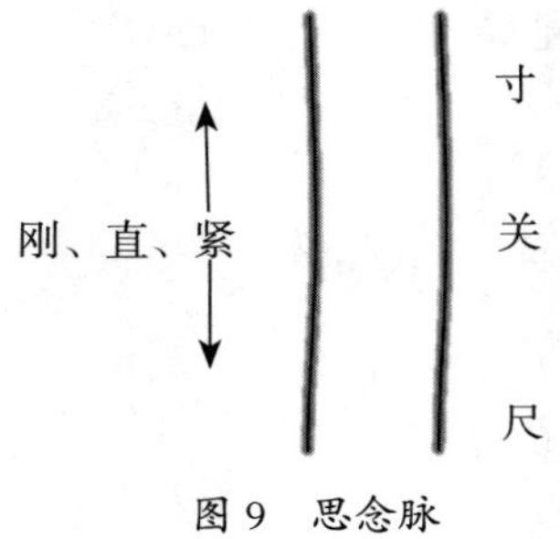

图 9　思念脉

（六）思慕脉

右手脉象细、敛、内曲；在心理脉象中，敛多表示心理张力较高，表明有紧张、关注、贪念，多见于男女之情。（图 10）

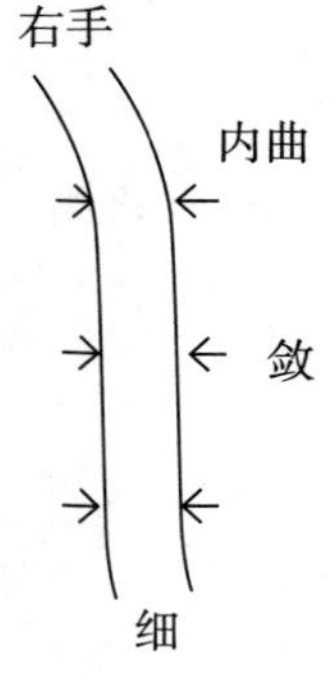

图 10　思慕脉

（七）志意持定脉

右手关、尺脉对周围组织的震动减弱，显示出“挺直”的特征，表征意志坚定，难以改变。（图 11）

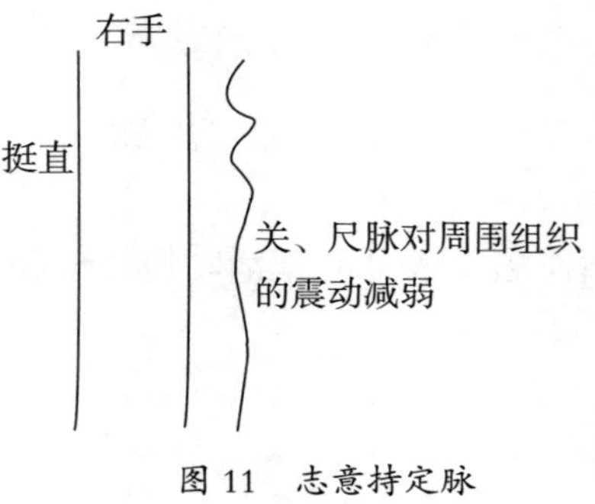

图 11　志意持定脉

参考文献

[1] 徐伟，王吉耀，Michael Phillips，等. 老年原发性高血压患者生活质量量表编制的商榷［J］. 实用老年医学，2000，14（5）：242.

[2] 项凤梅，符林春. 生存质量与中医的关系及在中医中的运用［J］. 安徽中医学院学报，2004，23（3）：7.

[3] 刘立. 心理量表在中医心理学研究中的应用现状［J］. 中医研究，2008，21（1）：6.

[4] 刘镇，齐向华. 系统辨证脉学指导下思虑过度状态临床脉势分析［J］. 世界最新医学信息文摘，2018，18（A5）：240-241.

[5] 宋晓宾，王琪珺，牛鹏飞，等. 思虑过度状态凭脉辨治的临床应用［J］. 湖南中医杂志，2014，30（6）：133-134.

第四节 思虑过度状态评定体系的构建

随着现代社会的高速发展，工作压力加大等社会因素的出现，因思虑过度而导致的疾病逐年增多，尤其是失眠症患者多数处于“失眠—思虑过度—失眠”的恶性循环状态中。对于此类患者的临床用药存在一定的局限性，西医依赖于镇静药，而中药治疗思维也犯了西化的错误，单纯从中药的药理出发，过分重视单味中药的镇静作用，而忽视了中医整体化的辨证思维方式，故临床治疗效果差，患者的睡眠难以得到根本改善。而治疗是否有效，依赖于医者对疾病的病因、病机判断是否正确，正确判断疾病的病机对于中医临床辨证论治具有非常重要的意义。从某种意义上讲，异常心理状态作为一段持久的情绪过程反映了中医疾病的病机。因此，早期辨识思虑过度状态，对失眠症的中医治疗具有重要的临床意义。

思虑过度状态评定量表的研制为评定患者思虑过度状态的程度、性质及特征提供了客观依据。该量表作为中医心理状态的特异性量表，主要用于思虑过度状态患者的评定，可用于了解及诊断患者的状况，帮助医者了解患者受影响最严重的方面，并对失眠症的病因进行定性、定量诊断，从而有利于辨证论治。

一、思虑过度状态评定量表的研制

（一）初量表的形成及临床测试

中医历来主张“形与神俱”，正常人应处于“阴平阳秘”的平衡状态。失眠症是一种常见的心身疾病，患者既存在躯体症状，又存在着一定的精神、情绪的改变。笔者参考国际上著名量表的理论结构，结合中国文化特色和中医理论对思虑过度的认识及临床特点，综合考虑社会、环境、情感及身体功能的每一方面，以中医的“形神统一”理论为原则，初步构建量表的结构。

笔者以《中华医典》光盘、CNKI 医学文献检索等计算机检索为主，辅助手工检索，以中医近千种古籍文献、现代文献为原始文献搜索来源，选取相关症状、体征以及描述性词语，作为量表的备选词条，围绕量表结构，组织从事中医临床、中医文献、心理学等方面的专家对量表的维度及词条的合理性、科学性、规范性以及语言表述准确性等方面进行论证，确立了量表的维度和条目池。请相关领域著名专家结合临床，对条目池进行讨论，将词条按照量表制作的要求以陈述句的方式进行表达，使之达到既通俗易懂，又可以准确描述目标特征的目的。对条目池词条用规范语言进行描述，对某些词条进行了调整、拆分，初步确定了量表初稿。

在量表初稿确立后进行预调查，结果表明初量表的条目语言容易理解，困难度低，也未出现回答时集中于某些特定的选择项或者某个选择项完全没有人问津，所有患者都完整地填写了整个量表，说明量表易于理解，反应度良好。

采用 t 检验、探索性因素分析等方法对初选条目进行再次筛选。经反复验证，按照分析的结果，并结合临床经验，对量表初稿的条目进行删减，形成测试量表。

（二）测试量表的信效度考核

通过文献调研、专家讨论以及预调查和对量表反复修改后，笔者初步制订了具有中医特色的思虑过度状态评定量表，为了考核该量表的有效性和稳定性并进一步修改和完善思虑过度状态评定量表，对其进行了信度和效度评价。

首先对测试量表进行临床调查，建立数据库，将调查结果录入数据库，并进行核查，确认数据准确无误后，进行统计学分析处理，检测量表的信效度。经量表信效度考核后，得出本量表的克朗巴赫 α 系数，表明总量表和各分量表的内部一致性均为非常满意或满意；通过因子分析说明其结构效度良好；且该量表具有较高的内容效度，即就症状量表而言，该量表的评分结果能否反映病情的严重程度及其变化且所有条目都能较准确地表达所要研究的内容。

该量表信、效度良好，借鉴了心理测量学的理论及方法，以失眠症为切入点，选择临床常见且具有多维、主观、非异性特征的“思虑过度状态”，采用量表形式对其进行了研究。该量表可为思虑过度状态的评定及评价干预措施效果提供工具。经过文献、初量表的制订及对其临床测试、再测试三个阶段的研究，我们最终制订出思虑过度状态评定量表。

二、思虑过度状态评定量表特色分析

在量表编制过程中，笔者始终坚持以中医理论为指导原则，使量表体现中医特色。初步临床实践证明，该量表在内容、对辨证论治的指导及中医客观化研究等方面具有以下特点。

（一）“本土化”语言的运用

思虑过度状态评定量表是在中医理论指导下，应用心理学的量表研究方法构建的针对心理紊乱状态的特殊性量表，符合中国传统文化背景特点，贴近国人的文化语言习惯，易于被中国人理解和接受，能够准确地反映患者的心理状态。量表的内容全面体现了“注重患者的自身感受”，以患者为中心的准则。

（二）“形神统一”的体现

思虑过度状态评定量表评价内容包含“神”（心理领域）与“形”（躯

体化领域）两个大方面，体现了中医的“形神统一”的理论原则，将其引入中医诊断评定体系有助于解决中医心理紊乱状态不能客观评价的问题。“形神统一”涉及各方面的心身特点，其中“神”包括思维、语言、精神状态等，“形”包括体形、气色、体力等，将有意义的条目都纳入量表中。

（三）诊断和辨证论治的双重功能

1. 有利于对思虑过度状态的辨识　该量表可以准确地辨识出患者是否处于思虑过度状态。对于临床医者来说，通过采集患者的临床症状和体征计算出量表的分数，可以依据量表得分的高低对患者所处的状态做出客观的判定，从而明确患者致病因素，从病因学的角度给予足够的重视，达到治病求本的目的。另一方面，量表体现了中医学“治未病”的思想。现在临床心理疾病的诊断和治疗，是基于患者已有的焦虑、抑郁状态，而当患者处于慢性疲劳用脑过度等而没有达到上述疾病状态时，则缺乏相应的诊治措施。通过该量表的测量则能够发现心理处于亚健康或亚临床未病的患者，使人们对自己的心理状态有一个客观的了解，以便于注意自己的心理健康，并进行自我缓解、自我调整，配合医生的干预治疗，能够将心理紊乱状态认识和干预前移于心理疾病发生之前。因此，量表有将心理紊乱状态的辨识时间前移的功能。

2. 有利于指导思虑过度状态的治疗　量表是手段，通过填写量表的方法获得有效的资料，其最终目的还是为了指导临床，为临床治疗心理紊乱状态提供思路。通过对思虑过度状态的辨识可以直接指导选择临床应对措施，如可以根据总量表及各分量表得分的高低，针对目前患者的疾病状态，酌情选用药物治疗、心理治疗或综合治疗等疗法，从而确定一套最优治疗方案。

采用中医自己制订的特异性疾病的心理量表，不仅可以弥补目前临床诊疗判断指标的不足，而且可以比普适性量表更加客观真实地反映不同患者的心理状况、治疗满意性等有关内容，更有利于突显中医的优势，体现中医理论特点，符合中医“因时、因地、因人”三因制宜中以“人”为本的个体临床辨证论治原则。

在最终形成的量表中，所形成的五个维度是符合中医理论的，量表确立的维度，能够明确思虑过度、气机结滞所导致的躯体不适部位，便于选方用药。如纬度Ⅲ得分高者，表明患者以咽喉部不适为主要表现，系由于气结咽喉所致，治疗选方宜半夏厚朴汤加减治疗。

另外，量表的临床作用还体现在它可以作为疗效的评价工具。通过对患者在治疗前后所测试的结果进行对比，可以直观地观测到患者病情的改善情况。

（四）中医研究的客观化

在科学不断发展的今天，对医学的要求也越来越高，因而中医的客观化、量化就具有重要的意义。思虑过度状态的客观化研究，如果仅把确立的基础主要建立在主诉之上，实现难度较大，相比之下，量表可以进行量化、规范化、标准化，有利于提高共识及科学结果的重复，是良好的评定工具，因而需重视量表在此研究中的位置，所研制的中医思虑过度状态评定量表，有利于中医心理紊乱研究的客观化，必将加快和提高标准化的研究进程和水平，有利于提高共识及科学结果的重复，为中医的客观化提供新的方法和思路。

因此，借鉴现代心理学的科学研究方法和思路，根植中医的传统理论和语言，研制具有指导辨证施治意义的思虑过度评定量表具有非常现实的意义。

第五节 思虑过度状态失眠症及其相关因素分析

中医认为人体是一个有机的整体，人和周围环境密切相关，具有时间结构的整体性，睡眠是一个顺应自然的过程，“天有昼夜，人有寐寤”，因此，昼夜为一体，白天觉醒时的心理状态与睡眠的质量具有密切的联系性。近年来研究表明，失眠患者多伴随述情障碍、躯体化、人际关系敏感等身

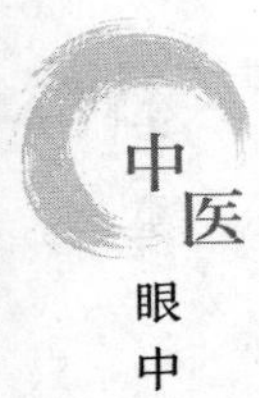

心症状。失眠患者不仅夜晚睡眠不好，而且白天的精神、情绪、认知等诸多方面功能也与常人存在很大的差异，因此，失眠症不单单是睡眠生理紊乱，还是一个心理紊乱过程。通过文献研究及临床流行病学调查，我们缕析出五种中医心理紊乱状态，进一步探讨其中的思虑过度状态与心理状态、生活事件的相关性，为临床全面掌握思虑过度状态失眠症和其辨证治疗提供依据。

研究者分别采用思虑过度状态评定量表、焦虑自评量表、抑郁自评量表和生活事件量表对符合失眠症诊断标准的患者进行评定，量表完成后收回。筛掉不合格量表，将所有资料输入微机，建立数据库，对数据进行 t 检验以及相关分析。

一、失眠症患者思虑过度状态与焦虑、抑郁的相关分析及回归分析

思虑过度状态失眠症患者 SAS 测试结果与正常人常模比较显示，思虑过度状态失眠症患者在 SAS 上的得分要显著高于正常人，也就是说，与正常人相比，思虑过度状态失眠症患者的焦虑状况要更显著。失眠症患者在 SDS 上的得分与正常人的得分经过 t 检验后的差异并不具有统计学意义；也就是说，与正常人相比，思虑状态的失眠症患者的抑郁状况与全国常模相比无统计学意义。

通过对失眠症患者思虑过度状态总分与焦虑、抑郁的相关性分析可以看出，思虑过度状态总分与焦虑、抑郁总分均呈显著的正相关，即思虑过度程度越重，焦虑、抑郁的程度也越重。

思虑过度状态失眠症对焦虑、抑郁状态的回归分析表明，思虑过度状态对焦虑、抑郁的回归系数均达到了显著性水平，说明失眠症患者的思虑过度状态对抑郁具有显著的预测作用。

二、思虑过度状态失眠症患者与生活事件的相关分析

生活事件量表的统计指标为生活事件刺激量，生活刺激量越高反映个体承受的精神压力越大。一项失眠流行病学调查表明，在一组 15 岁以上的

人群中，患失眠症者占24%，相关因素中，以严重的生活事件与失眠的相关程度最高，而年龄的增长及生活方式与失眠并无关系。失眠症思虑过度患者承受的精神压力极大。研究表明，失眠症患者的思虑过度状态与家庭问题（夫妻、父母和子女感情、经济和住房等）和负性生活事件（消极性质的生活事件）呈显著的正相关，而与工作、社交及其他方面无相关性，说明思虑过度状态的生活事件主要是来自家庭；负性精神压力越大，患者的思虑过度状态越明显，它主要影响失眠患者的心理行为，而对躯体化症状的影响很小，因此，如能保持良好的心态，则可减低生活事件对人的不良影响。部分患者的总体思虑过度位于轻度和中度之间，而患者承受的精神压力显著高于正常人，病程2年以上患者得分要显著高于1~2年的患者，所以思虑过度的发生有度的界限，对绝大部分人来讲，压力超过了正常人所能承受的能力时才会导致思虑过度的发生，而且精神压力越大，对人影响的时间越长，思虑过度越明显。

三、小结

思虑过度状态的失眠症患者的焦虑状况比正常人更明显，思虑越重的患者其焦虑、抑郁障碍越重，尤其是思虑过度状态失眠症患者的心理行为改变、头面上焦不适、颈肩四肢不适3个因子所包括的症状越重，则焦虑、抑郁总分就越高，而咽喉部不适分量表与胃肠中焦不适分量表所表现的症状的轻重与焦虑、抑郁的相关水平不显著。这说明失眠症思虑过度状态对焦虑、抑郁具有显著的预测作用，长期的思虑过度常伴发、继发焦虑和抑郁的产生。

生活事件是一种客观存在，但要成为精神压力尚必须经过个体的主观感受。通过此项研究我们发现，不管生活压力来自哪些方面，对绝大多数人来讲，患者实际感受到的压力超过了正常人所能承受的能力（度）时才会导致思虑过度的发生，而且负性心理压力时间越长，思虑过度状态的程度就越重，对人的影响也越大，提示早期干预更具临床意义。

综上研究结果显示，心理因素在失眠症思虑过度状态的发生、发展中占有重要地位，了解这些因素，对于辨识失眠症思虑过度状态、指导辨证治疗具有重要的意义。

参考文献

[1] 潘集阳，赵耕源，麦慈任．原发性失眠症患者的主观睡眠质量及心理健康状况的研究［J］．中国神经精神疾病杂志，2002，26（4）：240.

[2] 齐向华．失眠症中医诊疗［M］．北京：人民军医出版社，2007：94.

[3] AMERICAN PSYCHIATRIC ASSOCIATION. Diagnostic and statistical manual of mental disorders［M］. 4th ed.Washington DC：American Psychiatric Association，1994：153-162.

[4] SUTTON DA，MOLDOFSKY H，BADLEY EM．Insomnia and health problems in Canadians［J］．Sleep，2001，15（24）：665-670.

[5] 汪向东，王希林，马弘．心理卫生评定量表手册（增订版）［J］．北京：中国心理卫生杂志社出版，1999：104-378.

第三章 思虑过度状态的常见病证

思虑过度可以是导致疾病的始动原因，亦可为继发因素，导致患者对工作、生活、家庭等过度关注，以致形成形态万千的躯体化症状。笔者在大量的临床实践中发现，因思虑过度导致疾病者为数不少，因门诊就诊患者多，发病率高。笔者在查阅有关文献基础上，结合临床提出了思虑过度状态，并对思虑过度导致的常见病证进行了系统梳理，以期对思虑过度状态辨证论治提供参考和帮助。

第一节 肺系病证

咳嗽

【定义】

咳嗽是指肺失宣降，肺气上逆作声，咳吐痰液，为肺系疾病的主要证候之一。分别言之，有声无痰为咳，有痰无声为嗽，一般多为痰声并见，难以截然分开，故以咳嗽并称。

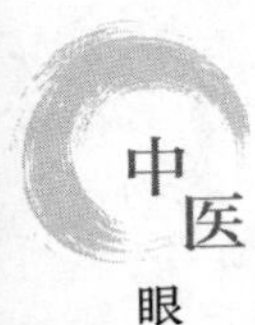

【历史沿革】

《黄帝内经》对咳嗽的成因、症状及证候分类、证候转归及治疗等问题做了较系统的论述，阐述了气候变化、六气影响及肺可以致咳嗽，如《素问·宣明五气》说："五气所病……肺为咳。"《素问·咳论》更是一篇论述咳嗽的专篇，指出"五脏六腑皆令人咳，非独肺也"，强调肺脏受邪以及脏腑功能失调均能导致咳嗽发生。张仲景所著《伤寒杂病论》贡献出了不少治疗咳嗽的经典方子，同时体现了对咳嗽进行辨证论治的思想。隋代巢元方《诸病源候论·咳嗽候》在《内经》脏腑咳的基础上，又论述了风咳、寒咳等不同咳嗽的临床证候。唐宋时期，政府组织人员编写了《外台秘要》《太平惠民和剂局方》等医籍并收集了许多治疗咳嗽行之有效的方剂。到了明代，张介宾著《景岳全书》，将咳嗽分为外感、内伤两类。至此对咳嗽的辨证论治渐趋完善，并切合临床实际。

【病因病机】

1. 基本病因病机　《医学心悟·咳嗽》指出："肺体属金，譬若钟然，钟非叩不鸣，风寒暑湿燥火，六淫之邪，自外击之则鸣，劳欲情志，饮食炙煿之火，自内攻之则亦鸣。"因此，咳嗽病因有外感和内伤之分。

咳嗽的病位，主脏在肺，无论外感六淫或内伤所生的病邪，皆侵及于肺而致咳嗽，故《景岳全书·咳嗽》说"咳证虽多，无非肺病"，这是因为肺主气，其位最高，为五脏之华盖，肺又开窍于鼻，外合皮毛，故肺最易受外感、内伤之邪，而肺又为娇脏，不耐邪侵，邪侵则肺气不清，失于肃降，迫气上逆而作咳。正如《医学三字经·咳嗽》所说："肺为脏腑之华盖，呼之则虚，吸之则满，只受得本然之正气，受不得外来之客气，客气干之，则呛而咳矣；亦只受得脏腑之清气，受不得脏腑之病气，病气干之，亦呛而咳矣。"《素问·咳论》说："五脏六腑皆令人咳，非独肺也。"均说明咳嗽的病变脏腑不限于肺，凡脏腑功能失调影响及肺，皆可为咳嗽病证相关的病变脏腑。但是其他脏腑所致咳嗽皆须通过肺脏，肺为咳嗽的主脏，肺脏虚弱或他脏累肺皆可致咳嗽，咳嗽的基本病机是内外邪气干肺，肺气不清，肺失宣肃，肺气上逆迫于气道而为咳。内伤咳嗽多因痰湿、痰热、肝火、阴虚等导致肺失宣降，气机上逆而作。

2. 思虑过度状态咳嗽的病机 忧思过度，导致气机结滞、上逆，肺失宣肃，肺气上逆而致咳嗽。分而言之，导致咳嗽的病理途径主要有以下几方面。

（1）心系急迫，气机郁滞：临床上因思虑过度导致咳嗽的甚多，忧愁思虑，时时放心不下，使心系急迫，心系紧束不展，气道收缩，则气结郁而不畅，气结于肺则肺失其宣肃之职，升降无权，气机上逆，上冲于咽喉而发为咳嗽。正如《灵枢·口问》所言："忧思则心系急，心系急则气道约，约则不利，故太息以伸出之。"

（2）中焦失运，痰湿内停：思则气结，气机郁滞不畅，中焦运化失职，痰湿内停，阻碍气道通利，又痰随气动，上逆犯肺，肺失宣肃，逆于气道，发为咳嗽。痰湿内停所致的咳嗽，反复病久，肺脾两伤，可出现痰从寒化为饮，病延及肾的转归，表现为"寒饮伏肺"或"肺气虚寒"证候，成为痰饮咳喘。

（3）心肺亏虚，营卫不和：忧愁思虑过度，内耗心肺之气，心主营血，肺主卫气，心肺亏虚，则营卫之气亦不足，营主于内，卫主于外，二气不能相守，则机体易于感受外邪，此类内伤咳嗽当取法于东垣，须甘缓补中，以扶正祛邪。叶桂在《叶氏医案存真》中指出："凡忧愁思虑之内伤不足，必先上损心肺。心主营，肺主卫，二气既亏，不耐烦劳，易于受邪。惟养正则邪自除，无麻桂大劫散之理，故内伤必取法乎东垣。今血止脉软，形倦不食，仍呛咳不已，痰若黏涎，皆土败金枯之象，急与甘缓补法。"

（4）虚火内灼，肺阴亏虚：忧思甚则气结而有所留止，气机不畅，可郁而化火，虚火内生，耗伤肺阴，灼伤肺津，肺津亏虚，肺体失于濡润则肺失宣肃之职，升降逆乱，肺气上逆而致咳嗽发生。至于因忧思过度导致的肺阴亏虚咳嗽，虽然初起轻微，但如延误失治，则往往逐渐加重，成为劳损。

部分患者病情逐渐加重，甚至累及于心，最终导致肺、脾、肾诸脏皆虚，痰浊、水饮、气滞、血瘀互结而演变成为肺胀、肺痈者亦为数不少，如劳

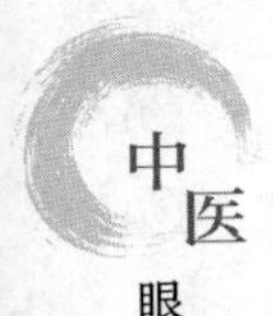

嗽一证，皆因肺虚及劳逸抑郁，忧思喜怒，饮食饥饱，致脏腑不平，积微至著，以致渐成肺痿、肺痈，病情逐渐加重。

【证候特点】

1. 咳嗽的基本证候特点　咳嗽的病程，有急性咳嗽和慢性咳嗽；咳嗽的时间，有白日咳嗽甚于夜间者，有早晨、睡前咳嗽较甚者，有午后、黄昏、夜间咳嗽较甚者；咳嗽的节律，有时作咳嗽者，有时时咳嗽者，有咳逆阵作、连声不断者；咳嗽的性质，有干性咳嗽、湿性咳嗽；咳嗽的声音，有咳声洪亮有力者，有咳声低怯者，有咳声重浊者，有咳声嘶哑者；咳痰的色、质、量、味等也有不同的临床表现。痰色有白色、黄色、灰色甚至铁锈色、粉红色等，痰的质地有稀薄、黏稠等，有痰量少甚至干咳者，有痰量多者。痰有无明显气味者，也有痰带腥臭者。

2. 思虑过度状态咳嗽的证候特点　思虑过度导致的咳嗽时有胸部咽喉部阻滞感，即《金匮要略》所说“妇人咽中如有炙脔”，患者往往存在思虑过度病史，起病缓慢，病程较长，咳嗽时作时止，咳声多低怯而重浊，午后、黄昏、夜间较重，尤其在情绪波动时明显加重，咳痰多黏稠，多呈结块状，较硬，痰色多呈灰色。痰量较少时则表现为咽中如有物阻隔，吐之不出，咽之不下，胶着不畅，随情绪波动而有所加重和缓解。这与其他原因导致咳嗽的证候特点有显著差别。因饮食不节、寒热侵袭等导致的咳嗽多急性发作，咳声较急，声音或重浊或洪亮有力，夜间较甚，痰色多为白色或黄色或黄白相兼，质地多稀薄。

在现代疾病中，肺结核、支气管哮喘等疾病的发病均与思虑过度状态有密切联系。目前认为哮喘是呼吸系统具有代表性的心身疾病。许多研究已证实哮喘除婴儿外与心理因素可能存在一定的关系。社会心理因素直接或间接地对哮喘的发作起着重要作用。在哮喘的患者当中，大多具有多思多虑的人格特征，这种多思多虑的个性在其成长过程中可改变机体内分泌或免疫功能，引起应激激素（促皮质激素、去甲肾上腺素、生长激素、内腓肽等）分泌变化，促使生物活性物质释放，抑制免疫功能，容易引起哮喘发作。

第二节 心系病证

一、心悸

【定义】

心悸是指患者自觉心中悸动，惊惕不安，甚则不能自主的一种病证，临床一般多呈发作性，每因情志波动或过度劳累而发作，且常伴胸闷、气短、失眠、健忘、眩晕、耳鸣等症。病情较轻者为惊悸，病情较重者为怔忡，可呈持续性。

【历史沿革】

《黄帝内经》虽未直接提出心悸或惊悸、怔忡病名，但有类似症状的记载，如《素问·举痛论》说“惊则心无所依，神无所归，虑无所定，故气乱矣”，并认为其病因有宗气外泄、心脉不通、突受惊恐、复感外邪等，并对心悸脉象的变化有深刻认识。《素问·三部九候论》说：“参伍不调者病。”《素问·平人气象论》说“脉绝不至曰死，乍疏乍数曰死”，最早记载了脉律失常是疾病的表现，并且最早认识到心悸时严重脉律失常与疾病预后的关系。直到宋代，《济生方·惊悸怔忡健忘门》才首先提出“怔忡”病名，对惊悸、怔忡的病因病机、辨证治疗做了较为详细的论述。金元、明时期，朱震亨、张介宾对心悸病因病机的发展做出重要贡献，《丹溪心法·惊悸怔忡》中提出心悸当“责之虚与痰”的理论。《景岳全书·怔忡惊恐》提出怔忡由阴虚劳损所致，且“虚微动亦微，虚甚动亦甚”。至于明确区分惊悸与怔忡，当属明代的虞抟，在其著作《医学正传·惊悸怔忡健忘证》中有详尽的描述。到了清代，王清任提出瘀血内阻可导致心悸怔忡，其著作《医林改错》记载了用血府逐瘀汤治疗心悸，并且至今仍广泛为临床所应用。

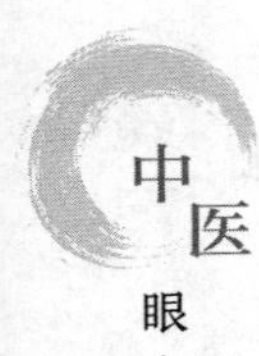

【病因病机】

1. 基本病因病机　久病体虚、外感风寒湿、忧思气结、饮食劳倦等均可导致心悸的发生。心悸的病位主要在心，由于心神失养，心神动摇，以致悸动不安。但其发病与脾、肾、肺、肝四脏功能失调相关。如脾不生血，心血不足，心神失养则动悸。脾失健运，痰湿内生，扰动心神，心神不安而发病。肾阴不足，不能上制心火，或肾阳亏虚，心阳失于温煦，均可发为心悸。肺气亏虚，不能助心以主治节，心脉运行不畅则心悸不安。肝气郁滞，气滞血瘀，或气郁化火，致使心脉不畅，心神受扰，都可引发心悸。

2. 思虑过度状态心悸的病机　在诸多致病因素中，因思虑过度导致心悸的患者逐日增加，思虑过度心悸的患者多平素心虚胆怯，易受情绪及突发事情的刺激，导致心神动摇，不能自主而心悸。分而言之，导致心悸的病理途径主要有以下几方面。

（1）心脾两虚，心神耗伤：长期忧思不解，思则气结。气结，脾气郁结之意。思为脾之志，思考本是人的正常生理活动，若思虑太过，则可导致气结于中，思发于脾而成于心，思虑太过，不但伤脾，也可伤心血，使心血虚弱，神失所养，邪气趁虚攻之，而致心悸、怔忡、失眠、健忘、多梦等。《素问·五脏生成》曰“思虑而心虚，故邪从之”，当发展严重之时，如《素问·痹论》所述“淫气忧思，痹聚在心”，淫邪之气引起忧愁思虑，痹聚在心，更有甚者，心脏因惊悸和过分思虑而伤神，神气被伤，心无主宰，时常流露出恐惧的神态，心气大伤，血不能营运周身，所以形消肉脱，皮毛憔悴，色泽晦暗，死于冬季。如《灵枢·本神》所言“心怵惕思虑则伤神，神伤则恐惧自失，破䐃脱肉，毛悴色夭，死于冬”，这体现了思虑过度可累及于心，并体现了情志致病的作用。

（2）心血亏虚，气虚痰结：忧思过度，耗伤心血，心血亏虚，心宫失养，又气血一体，心血既亏，心气亦耗散，气虚则运化无力，又脾主运化而居中焦，为气机升降的枢纽、气血生化之源。脾主运化水谷及水湿，心脾气虚，运化无力，致痰湿郁结，停滞于中焦，兼以生冷硬物损伤脾阳，使阴阳不得交通升降，发为心悸。正如窦材《扁鹊心书·怔忡》所说“忧思太过，心血耗散，生冷硬物损伤脾胃，致阴阳不得升降，结于中焦，导致心悸”，将心悸主要归于心和脾胃损伤。王肯堂在《证治准绳·惊悸恐》亦言：“人之所主者心，心之所养者血，心血一虚，神气失守，失守则舍空，舍空而痰入客之，此惊悸之所由发也。”

（3）痰火互结，内扰心神：忧思不解则气机扰动而不循常道，进而气机郁滞，气留止而不行，气郁久则化火，火性燔灼，炼津而为痰，痰与火相互为因，互相搏结，上扰清空，内扰心神，心神失宁而致心悸。《丹溪心法·惊悸怔忡》说：“有思虑便动，属虚。时作时止者，痰因火动。”

【证候特点】

1. 心悸的基本证候特点　发作性心慌不安，心跳剧烈，不能自主，或一过性、阵发性，或持续时间较长，或一日数次发作，或数日一次发作。常兼见胸闷气短，神疲乏力，头晕喘促，甚至不能平卧，以至出现晕厥。其脉象表现或数或迟，或乍疏乍数，并以结脉、代脉、促脉、涩脉为常见。

2. 思虑过度状态心悸证候特点　思虑过度所致的心悸除表现为心慌、胸闷气短、心前区疼痛、面色苍白和全身乏力等，心理张力高，还可伴随容易激动、失眠、多汗、发抖、眩晕、多梦等表现。该病多呈阵发性，发作时心慌不安加重，心跳剧烈，不能自主，而且与情绪波动呈正相关，内心纠结，思虑过度时易加重；这与劳累、饮食等原因导致的心悸证候特点上有明显差别。而饭后出现的心悸多与饮食密切相关，与情绪无关；劳累等导致的心悸则与身体的疲劳有关，一般与情绪无关。

过度、持久的思虑情绪易造成患者心理障碍，进而导致机体整体调节功能减弱和抗病能力下降。现代疾病中，因思虑过度导致冠心病、心肌梗死的情况挺多。冠心病本身是一种心身疾病，过度的思虑等心理因素使神经系统发生改变，这种改变直接导致冠脉供血不足，机体整体调节能力下降，抗病能力降低，进而导致冠心病、心肌梗死的发生。另外，思虑情绪产生后会进一步影响到心肌梗死患者的病情变化，一方面使躯体症状加重，另一方面增加心理负担，患者思维面变得狭窄，更加关注自己的健康，特别是一些中年患者，往往是家庭的中坚，责任重大，因此思虑、担心情绪会更明显。

二、不寐

【定义】

不寐是以经常不能获得正常睡眠为特征的一类病证，主要表现为睡眠时间、深度的不足，轻者入睡困难，或寐而不酣，时寐时醒，或醒后不能再寐，重则彻夜不眠，常影响人们的正常工作、生活、学习和健康。失眠属中医“不寐”范畴。

【历史沿革】

不寐在《黄帝内经》中称为“目不瞑”“不得眠”“不得卧”。《黄帝内经》认为不寐原因主要有两种，一是其他病证影响，如咳嗽、泄泻、疼痛等，使人不得安卧；二是气血阴阳失和，使人不能入寐，如《素问·病能论》曰：“人有卧而有所不安者，何也？……脏有所伤，及情有所倚，则卧不安，故人不能悬其病也。”“不寐”这一病名，最早由《难经》提出，《难经·四十六难》指出老人不寐的病机为“血气衰，肌肉不滑，荣卫之道涩，故昼日不能精，夜不得寐也”。汉代张仲景在《伤寒论》及《金匮要略》中记载了用黄连阿胶汤及酸枣仁汤治疗不寐，至今临床仍有应用价值。《古今医统大全·不得卧》较详细地分析了不寐的病因病机，并对临床表现及其治疗原则做了较为详细的论述。张介宾《景岳全书·不寐》较全面地归纳和总结了不寐的病因病机及其辨证施治方法，即“寐本乎阴，神其主也，神安则寐，神不安则不寐。其所以不安者，一由邪气之扰，一由营气之不足耳”，还认为“饮浓茶则不寐，心有事亦不寐者，以心气之被伐也”“无邪而不寐者……宜以养营气为主治……即有微痰微火，皆不必顾，只宜培养气血，血气复则诸症自退，若兼顾而杂治之，则十曝一寒，病必难愈，渐至元神俱竭而不可救者有矣”“有邪而不寐者，去其邪而神自安也”。《医宗必读·不得卧》将不寐原因概括为气虚、阴虚、痰滞、水停、胃不和五个方面。阳入于阴，则人目闭而安卧；阳不入于阴，则人目开而不寐。导致阳不入于阴的原因可有阴虚不能纳阳，可有阳气亏虚，心神飞跃不得入于阴，可有邪热炽盛，扰乱神机，导致阳不入阴，可有心血亏虚，不涵阳神而不眠。

【病因病机】

1. 基本病因病机　不寐的病因有饮食不节、情志失调、劳逸失调、病后体虚等。不寐病位在心，但与肝、胆、脾、胃、肾关系密切。其基本病机以心血虚、胆虚、脾虚、肾阴亏虚进而导致心失所养，以及由心火偏亢、肝郁、痰热、胃失和降进而导致心神不安两方面为主。

2. 思虑过度状态不寐的病机　历代医家发现失眠与思虑过度有内在联系。《淮南子·说山训》曰："念虑者，不得眠；止念虑，则有为其所止矣。"葛洪在《抱朴子·极言卷十三》中说："寝思失时，伤也。"《问斋医案》中言："忧思抑郁，最损心脾，心主藏神，脾司智意，意无所主，神无所归，以故神摇意乱，不知何由，无故多思，通宵不寐。"《张聿青医案》中亦有"多思多虑"致失眠的论述。导致不寐的病理途径主要有以下几方面。

（1）志意定持，过度关注：无故多思，思维呆板、机械，性格偏执，思维面较狭窄，注意力易于劳定某一事物而不解，形成过度关注的状态。自己难以入睡的想法提前深入脑海当中，对睡眠形成一种优势观念，即志意定持在思索睡眠这件事上而困扰不解，久而久之，导致失眠。

（2）心脾两伤，心神不安：思虑劳倦太过，伤及心脾，阴血暗耗，营血亏虚，上不奉心，以致心神不安。《不居集·心经虚分阴阳》说："心经因使心费神，曲运神机，心血被耗，心气必亏，心包之火逆甚，则心神必不宁而荡散，心烦壮热，不寐怔忡……"该书称此状态为"思虑太过，烦热不寐""劳伤焦思，耗血损气，热渴不寐"。《严氏济生方》说"思虑过制，耗伤心血"；张介宾也认为"若思虑劳倦伤心脾，以致气虚精陷，而为怔忡、惊悸、不寐"，治疗宜益气补血，养心安神。

（3）心肾失交，心火独盛：素体虚弱、久病之人，肾阴耗伤，水不济火，心阳独亢及五志过极，心火内炽，不能下交于肾，心肾失交，心火亢盛，均可扰乱神明而致心神不宁，如郑寿全《医法圆通》所说："因忧思而致者，

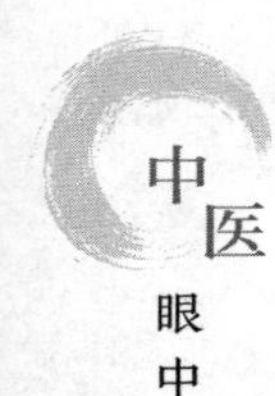

由过于忧思，心君浮躁不宁，元神不得下趋，以交于阴，故不得卧。”

（4）气机郁滞，痰浊内扰：思虑所致气机结滞，运行受碍，则机体失去正常化气行水的功能，水津代谢障碍，聚成痰浊阻于体内，蒙蔽心包，扰及心神，心神被蒙，神明主寤寐功能受阻而致失眠。诚如《严氏济生方》所说：“惊忧思虑，气结成痰，留蓄心包。”

（5）气机结滞，神气受阻：气机结滞导致神气不伸，故当寐而不寐，当寤而不寤。《儒门事亲》认为：“思则心有所存，神有所归，正气留而不行，故气结矣。王太仆云：‘系心不散，故气亦停留’。”“思气所至，为不眠，为嗜卧，为昏瞀，为中痞，三焦闭塞，为咽嗌不利，为胆瘅呕苦，为筋萎，为白淫，为得后与气，快然如衰，为不嗜食。”

总而言之，中医认为神志活动由心所主，精神、情志活动的失调，不仅伤心而且耗神。神安则寐，神不安则不寐。正如《景岳全书·不寐》篇中指出：“盖寐本乎阴，神其主也。神安则寐，神不安则不寐。”情志是一种心理活动，情志乃生来俱有，过则为病。善忧之人，一方面是气多消耗，《素问·举痛论》曰“悲则气消……”，气不足则精血虚，阴不敛阳，阴阳不交而失眠；另一方面，忧悲则心神不宁，导致躯体气机逆乱，脏腑失调而致失眠，如《灵枢·口问》说“……故悲哀愁忧则心动，心动则五脏六腑皆摇”；再者，忧则肝郁气滞，化火扰动心神而失眠，或伤及脾胃，“胃不和则卧不安”。思虑过度则伤脾，心脾血虚，神魂无主，而致失眠，《类证治裁》曰：“由思虑伤脾，脾血亏损，经年不寐。”思虑过度，可致痰热内扰而不眠，《景岳全书》引徐东皋说：“思虑过伤，火炽痰郁，而致不寐者多矣。”可见，“忧思”情志与失眠有着密切的关系。其病机与心、脾、肝、胆有关。思虑伤脾，心血不足。素体心血不足之人，若思虑过度，伤及心脾，则阴血亏虚，心失所养，神不守舍，而成不寐。故《景岳全书·不寐》指出：“劳倦思虑太过者，必致血液耗亡，神魂无主，所以不寐。”这种不眠常伴有心悸头晕、多梦易醒之症。

随着现代科技的飞速发展，人们赖以生存的自然环境和社会环境不断发生着急剧的变化。社会高速发展，信息流量倍增，生活节奏快，竞争激烈，人们的心理负担加重，在这种状况下，“忧思”致病因素也就相对显得更加突出。

【证候特点】

1. 不寐的基本证候特点　主要表现为睡眠时间不足，睡眠深度不够及不能消除疲劳、恢复体力与精力，其中睡眠时间不足者可表现为入睡困难，夜寐易醒，醒后难以再睡，严重者甚至彻夜不寐。睡眠深度不够者常表现为夜间时醒时寐，寐则不酣，或夜寐梦多。由于睡眠时间及深度质量的不够，致使醒后不能消除疲劳，表现为头晕、头痛、神疲乏力、心悸、健忘，甚至心神不宁等。

2. 思虑过度状态不寐证候特点　不寐大体可由两个方面原因引起，一是因为生活、工作不良事件导致睡眠质量下降，一是患者本身对睡眠的过度关注及错误认知，关注面过于狭窄，形成一种优势观念，导致睡眠障碍。思虑过度导致的不寐往往是长期的，短时间内很难改善，患者或过度关注睡眠的质量，或平素心胸狭窄，遇到难以解决的事情便萦绕心间，难以释怀，或平素即多思多虑，使阳气扩张于外，不得入阴，表现为眠浅易醒，或夜寐增多，严重者则彻夜不寐，醒后疲劳明显，可伴有头晕、头痛、心悸、乏力现象。这与其他原因导致的不寐证候特点上有明显差别，因咳嗽、呕吐、腹满等其他病症导致的不寐多是暂时的，也会表现为睡眠时间及深度、质量的不足，醒后有一定的疲劳、神疲乏力、心悸、健忘等症状，病理因素去除后，睡眠自然恢复正常，但因为长时间处于睡眠不足状态又会导致思虑过度，过度关注睡眠的质量，这样又会加重睡眠的不足；因心情愉悦等导致的失眠也是暂时的，整个大脑处于一种兴奋状态，不会形成心理及躯体的不适感觉，当兴奋心理状态缓解后，睡眠自然会改善。

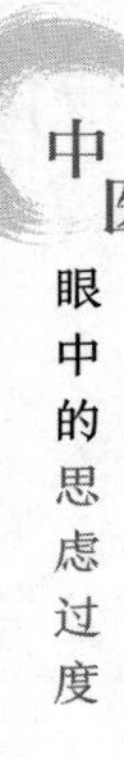

第三节 脑系病证

一、头痛

【定义】

头痛是临床常见的自觉症状，可单独出现，亦见于外感、月经不调等多种疾病过程中。通常是指局限于头颅上半部，包括眉弓、耳轮上缘和枕外隆突连线以上部位的疼痛。

【历史沿革】

我国对头痛病认识很早，可以追溯到《黄帝内经》时代，称本病为“脑风”“首风”；《素问·风论》认为其病因为外在风邪寒气犯于头脑而致，并在《素问·五脏生成》中提出“是以头痛巅疾，下虚上实”的病机。发展到隋唐时期，《诸病源候论》已认识到“风痰相结，上冲于头”可致头痛；至宋代，陈言的《三因极一病证方论》对内伤头痛已有较充分的认识，认为“有气血食饮厥而疼者，有五脏气郁厥而疼者”。金元以降，对头痛的认识日臻完善。《丹溪心法》认为头痛多因痰与火；《普济方》认为“气血俱虚，风邪伤于阳经，入于脑中，则令人头痛”；明代《古今医统大全·头痛大法分内外之因》对头痛病进行总结说：“头痛自内而致者，气血痰饮、五脏气郁之病，东垣论气虚、血虚、痰厥头痛之类是也；自外而致者，风寒暑湿之病，仲景伤寒、东垣六经之类是也。”另外，许多文献中记载有“头风”之名，对于头痛与头风的联系与区别，王肯堂分析得最为精彩，正如《证治准绳·头痛》所说：“医书多分头痛、头风为二门，然一病也，但有新久去留之分耳。浅而近者名头痛，其痛卒然而至，易于解散速安也；深而远者为头风，其痛作止不常，愈后遇触复发也。皆当验其邪所从来而治之。”至此，对于头痛的辨证论治逐渐形成体系。

【病因病机】

1. 基本病因病机　导致头痛的病因虽然众多，概而言之，不外乎外感和内伤两类，外感以风邪为主，夹寒、夹热、夹湿，其证属实。内伤头痛有虚有实，肾虚、气虚、血虚头痛属虚，肝阳、痰浊、瘀血头痛属实，或虚实夹杂。其病位虽在头，但与肝脾肾密切相关。风、火、痰、瘀、虚为致病之主要因素。邪阻脉络，清窍不利；精血不足，脑失所养，为头痛之基本病机。

2. 思虑过度状态头痛的病机　头为“诸阳之会”“清阳之府”，又为髓海之所在，居于人体之最高位，五脏精华之血，六腑清阳之气皆上注于头。若忧思过度，情志不遂，气机结滞，则肝失调达，气郁阳亢，气火上逆侵犯清窍可引发头痛。分而言之，导致头痛的病理途径主要有以下几方面。

（1）脾失健运，痰浊内生：脾胃为后天之本，气血生化之源，头窍有赖于精微物质的滋养，忧思太过，耗伤脾胃，脾失健运，无力运化水谷精微和水湿，痰浊内生，阻碍经络气血，浊阴不降，清窍被蒙而致头痛，如《丹溪心法·头痛》云：“头痛多主于痰，痛甚者火多，有可吐者，可下者。”“肥人头痛，是湿痰，宜半夏、苍术。”

（2）气郁化火，上扰清窍：忧思太过，气机郁结，升降出入失调，遂郁而化火，阳亢火升，上扰头窍而致头痛。

（3）瘀血停滞，脉络不通：思虑过度，久病入络，气血凝滞，脉络不通，可发生瘀血头痛，如《医林改错·头痛》所说：“查患头疼者，无表症，无里症，无气虚、痰饮等症，忽犯忽好，百方不效，用此方（血府逐瘀汤）一剂而愈。”

（4）肾水不足，虚火上扰：肾主骨，生髓充脑，脑为髓海，忧思难解，耗伤肝肾之阴，肾精亏虚，无以生髓，髓海空虚，清窍失养，发为头痛，如《石室秘录·偏治法》说：“如人病头痛者，人以为风在头，不知非风也，亦肾水不足而邪火冲入于脑，终朝头晕，似头痛而非头痛也。若止治风，则痛更甚，法当大补肾水，而头痛头晕自除。”

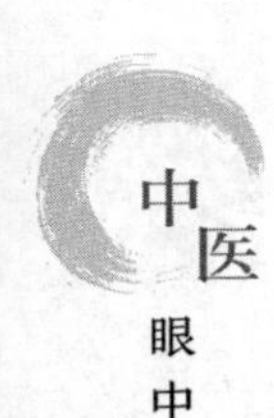

【证候特点】

1. 头痛的基本证候特点　患者自觉头部包括前额、额颞、顶枕等部位疼痛，为本病的证候特征。按经络循行部位有太阳、阳明、少阳，或在太阴、厥阴、少阴，或痛及全头的不同，但以偏头痛者居多。按头痛的性质有掣痛、跳痛、灼痛、胀痛、重痛、头痛如裂或空痛、隐痛、昏痛等不同。按头痛发病方式，有突然发作，有缓慢而病。疼痛时间有持续疼痛，痛无休止，有痛势绵绵，时作时止。根据病因，还有相应的伴发症状。如因情志郁怒导致的头痛可伴有烦躁不安、头目昏沉等症状。

2. 思虑过度状态头痛证候特点　思虑过度导致的头痛多以头部发紧、闷胀为主，同时伴有隐隐作痛，且以头两侧为主，情绪波动时明显加重，痛势绵绵，时作时止，且缠绵难愈易复发。这与痰浊、肾虚、瘀血等病因导致的头痛证候特点有明显差别，因痰浊停着导致的头痛多以重痛、昏痛为主，持续不解，涉及整个头部，常常伴有头部昏沉、胸闷不适等症状；因瘀血导致的头痛多以刺痛、掣痛、灼痛为主，多有固定位置，夜甚；因肾气亏虚导致的头痛多以空痛为主，常常伴有头部麻木不适、记忆力减退等症状；因肝阳上扰而致的头痛多以胀痛或灼痛为主，多以头两侧疼痛为主。

二、眩晕

【定义】

眩晕是由于情志失调、饮食内伤、体虚久病、失血劳倦及外伤、手术等病因，引起风、火、痰、瘀上扰清空或精亏血少，清窍失养为基本病机，以头晕眼花为主要临床表现的一类病证。眩是指眼花或眼前发黑，晕是指头晕甚或感觉自身或外界景物旋转。二者常同时并见，故统称为“眩晕”。轻者闭目即止，重者如坐车船，旋转不定，不能站立，或伴有恶心、呕吐、汗出，甚则晕倒等症状。

【历史沿革】

眩晕病证，历代医籍记载颇多。最早可以追溯到《黄帝内经》时代，对其涉及脏腑、病因方面均有记载。如《灵枢·口问》说："上气不足，脑为之不满，耳为之苦鸣，头为之苦倾，目为之眩。"《灵枢·海论》认为"脑为髓海"，而"髓海不足，则脑转耳鸣"，认为眩晕一病的病机以虚为主；到东汉时期，张仲景认为痰饮是眩晕发病的原因之一，为后世"无痰不作眩"的论述提供了理论基础，并且用泽泻汤及小半夏加茯苓汤治疗眩晕，为后世辨证论治提供了治疗思路。宋代以降，进一步丰富了对眩晕的认识。严用和《重订严氏济生方·眩晕门》中指出"所谓眩晕者，眼花屋转，起则眩倒是也，由此观之，六淫外感，七情内伤，皆能所致"，第一次提出七情内伤可以致眩说，丰富了眩晕的病因认识，将情志病因提升到一个崭新的层面，为后世眩晕的辨证论治拓展了思维。元代朱震亨倡导痰火致眩学说，如《丹溪心法·头眩》曰："头眩，痰，挟气虚并火，治痰为主，挟补气药及降火药。无痰则不作眩，痰因火动，又有湿痰者，有火痰者。"明代张介宾在"上虚则眩"的理论基础上，对下虚致眩做了详尽论述，在《景岳全书·眩晕》中说："头眩虽属上虚，然不能无涉于下。盖上虚者，阳中之阳虚也；下虚者，阴中之阳虚也。"张氏从阴阳互根及人体是一有机整体的观点认识与治疗眩晕，实是难能可贵，并认为眩晕的病因病机"虚者居其八九，而兼火兼痰者，不过十中一二耳"，详细论述了劳倦过度、焦思不释等皆伤阳中之阳，吐血、纵欲等皆伤阴中之阳而致眩晕。徐春甫《古今医统大全·眩晕宜审三虚》认为："肥人眩运，气虚有痰；瘦人眩运，血虚有火；伤寒吐下后，必是阳虚。"至清代对本病的认识更加全面，逐渐形成了一套完整的理论体系。

【病因病机】

1. 基本病因病机　导致眩晕的原因有饮食不节、情志郁怒、焦思不解、外伤手术、体虚劳倦等。眩晕的病位在清窍，由脑髓空虚、清窍失养及痰火、瘀血上犯清窍所致，与肝、脾、肾三脏功能失调有关，其发病以虚证居多。其基本病机是脑海空虚，清窍失养，清阳受扰，瘀血阻络。

2. 思虑过度状态眩晕的病机　忧思积郁，导致气机郁滞，气机郁久化火，虚火内生，耗伤阴液，阴液亏虚，无以濡养脏腑，则气机有失调达，风阳易动，

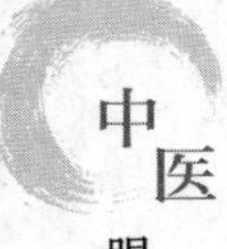

挟虚火、痰浊、瘀血等诸多病理因素，阻塞气血运行，清窍被扰，眩晕乃生。分而言之，导致眩晕的病理途径主要有以下几方面。

（1）脾失健运，痰浊上蒙：忧思安逸，过食肥甘，损伤脾胃，脾胃居中焦而司运化水谷精微及水湿，脾胃亏损，气机不畅，以致健运失司，水湿内停，积聚生痰，痰阻中焦，清阳不升，浊阴不降，头窍被蒙，发为眩晕，《丹溪心法·头眩》中指出并强调“无痰不作眩”。

（2）气机郁结，风阳上扰：素多忧多思，气机有失调达，脾气郁结，气郁化火，风阳易动，上扰清窍，发为眩晕，正如《类证治裁·眩晕》所言：“或由身心过动，或由情志郁勃……以至目昏耳鸣，震眩不定。”

（3）忧思气郁，瘀血停滞：忧思恼怒，阻碍气机畅达，气留而不行则血留结而为瘀，瘀血停留，阻滞经脉，而致气血不能上荣于头目，故眩晕时作。

（4）脾胃虚弱，气血亏虚：素体虚弱，难堪重负，又兼以忧思难解，损伤脾胃，脾胃虚弱，气血化源亏乏，清阳不升，头窍失养，亦可致眩。张介宾在《景岳全书·眩晕》一文中提出“无虚不作眩”的观点。

（5）忧思耗神，髓海失充：肾藏精生髓，脑为髓海，长年忧思耗神，虚火燔灼精髓，髓海空虚，亦可致眩晕，如《灵枢·海论》所言：“髓海不足，则脑转耳鸣，胫酸眩冒，目无所见，懈怠安卧。”亦如《类证治裁·眩晕》所言：“或由高年肾液已衰，水不涵木……以至目昏耳鸣，震眩不定。”由此可见，年高之人，阅历甚多，若平素多有思虑，耗伤阴精、肾液，遂致肾水亏损，髓海不充，头脑无所营养而致眩晕。

【证候特点】

1. 眩晕的基本证候特点　头晕与目眩，轻者仅眼花，头重脚轻，或摇晃浮沉感，闭目即止；重则如坐车船，视物旋转，甚则欲仆。或兼目涩耳鸣，少寐健忘，腰膝酸软；或恶心呕吐，面色苍白，汗出肢冷等。发作间歇期长短不一，可为数月发作一次，亦有一月数次。常可有情志不舒的诱因，但也可突然起病，并可逐渐加重。眩晕若兼头胀而痛，心烦易怒，肢麻震颤者，应警惕发生中风，正如清代李用粹《证治汇外·卷一·中风》所说：“平人手指麻木，不时眩晕，乃中风先兆，须预防之。”

2. 思虑过度状态眩晕证候特点　思虑过度等情志改变导致的眩晕多以头晕头胀，视物摇晃，恶心欲吐，心烦易怒为主，常突然发病，发病时常常伴有胸闷心慌、头重脚轻、烦躁不安等症状，常随情志变化而病情波动。这与饮食劳伤、失血劳倦等原因导致的眩晕证候特点上有明显差别：饮食劳伤导致的眩晕多以头晕沉为主，有摇晃浮沉感，伴有明显的恶心欲吐及反酸症状；因失血劳倦等导致的眩晕多以头部昏蒙、眼前发黑为主，常常伴有全身乏力、目涩耳鸣、腰膝酸软等症状。

第四节　脾胃系病证

一、胃痛

【定义】

胃痛是由于胃气阻滞，胃络瘀阻，胃失所养，不通则痛导致的以上腹胃脘部近心窝处发生疼痛为主症的一种病证。

【历史沿革】

《黄帝内经》首先记录了胃病，如《素问·六元正纪大论》有“……民病胃脘，当心而痛”之说，到了东汉，张仲景提出了寒热错杂胃脘痛的辨治方法，并为后世提供了有益借鉴，《伤寒论·辨厥阴病脉证并治》曰：“厥阴之为病……心中疼热，饥而不欲食，食则吐蛔，下之，利不止。”其中的“心中疼”即是胃痛。至金元时期，胃脘痛被单独列出，如《兰室秘藏》立“胃脘痛”一门，论其病机，则多系饮食劳倦而致脾胃之虚，又为寒邪所伤导致。论其治法，大旨不外益气、温中、理气、和胃等。《丹溪心法·心脾痛》谓：“大凡心膈之痛，须分新久，若明知身受寒气，口吃寒物而得病者，于初得之时，当与温散或温利之药；若曰病之稍久则成郁，久郁则蒸热，热久必生火……”胃痛亦有属热之说，至朱震亨而畅明。至于胃痛与心痛

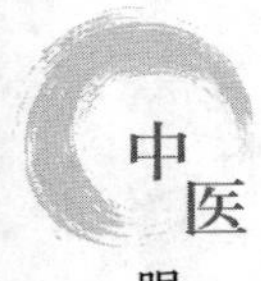

的混淆，历来分辨不清、不全面，至明代，医家们方明确关注，如明代王肯堂《证治准绳·心痛胃脘痛》中写道："或问丹溪言心痛即胃脘痛，然乎？曰心与胃各一脏，其病形不同，因胃脘痛处在心下，故有当心而痛之名，岂胃脘痛即心痛者哉。"其后，张介宾在《景岳全书·心腹痛》里对胃痛的病因病机、辨证论治进行了较为系统的总结。到了清代，许多医家提出瘀血滞阻致胃痛，如叶桂《临证指南医案·胃脘痛》提出"久痛入络"之说；对瘀血滞于中焦，胀满刺痛者，《医林改错》采用血府逐瘀汤治疗。

【病因病机】

1. 基本病因病机　导致心悸的原因有久病体虚、饮食劳倦、七情失调、感受风寒湿邪等。本病的病位在胃，与肝、脾关系密切，也与胆、肾有关。基本病机为胃气阻滞，胃络瘀阻，胃失所养，不通则痛或不荣则痛。肝为刚脏，性喜条达而主疏泄，若忧思恼怒，气郁伤肝脾，则气机阻滞，横逆犯胃。

2. 思虑过度状态胃痛的病机　在诸多导致胃痛的因素中，思虑过度导致者亦有许多。《素问·举痛论》谓"思则气结"，思虑太过，最伤脾气，使之困顿无力，失于健运，而致胃气壅阻，发为胃痛。分而言之，导致胃痛的病理途径主要有以下几方面。

（1）中焦不运，化湿生痰：脾气不伸，营血郁滞，阻塞胃络；思虑过度，气机结滞，阻于中焦，脾胃受困，运化不及，化生湿痰，壅滞胃气，胃气不伸，胃络不通而痛。

（2）气机郁结，胃络血瘀：因思虑过度而致气机郁结，气滞日久或久痛入络，可致胃络血瘀，如《临证指南医案·胃脘痛》说："胃痛久而屡发，必有凝痰聚瘀。"胃痛日久不愈，脾胃受损，可由实证转化为虚证，正气将难以恢复。就临床所见，思虑过度导致胃痛，往往是上述病理变化兼杂出现，但常表现为脾胃气虚、脾胃虚寒，或兼有痰、湿、瘀，可见不思饮食、食滞难消、胃脘饱胀等症状。

（3）思虑伤脾，脾气不足：愁思不解，耗伤中气，中气耗损，则化源不足，致使胃体失养。清代程曦《医家四要》言"意外过思则劳脾"，思为脾之志，善思为正常特点，但过度思虑易耗伤脾气，脾胃受损，气机不畅而致胃痛。

（4）思虑伤阴，胃失所养：思虑过度，致气机不畅，郁久化火，虚火内灼，耗伤胃阴，胃津分泌减弱，进而胃失所养，胃脘枯槁，导致胃脘灼痛不适。

【证候特点】

1. 胃痛的基本证候特点　疼痛的部位在上腹部胃脘处，俗称心窝部。其疼痛的性质为胀痛、隐痛、刺痛、灼痛、闷痛、绞痛等，常因病因病机的不同而异，其中尤以胀痛、隐痛、刺痛常见。可有压痛，按之其痛或增或减，但无反跳痛。其痛有呈持续性者，也有时作时止者。其痛常因寒暖失宜、饮食失节、情志不舒、劳累等诱因而发作或加重。

2. 思虑过度状态胃痛证候特点　思虑过度导致的胃痛部位较弥漫，以隐痛或胀痛为主，疼痛多呈持续性，按之其痛可有减轻，情绪激动、遇事着急时疼痛明显加重。这与因寒暖失宜、饮食失节、劳累等原因导致的胃痛证候特点上有明显差别。寒暖失宜、劳累等导致的胃痛部位多呈弥漫性，以胃脘部为主，或胀痛或胀痛或绞痛，一般无反跳痛，疼痛多以时作时止为特点；饮食失节而致的胃痛多在胃脘部，较局限，多以胀痛或灼痛为主，按之不舒，一般多呈持续性，与饮食密切相关。

消化性溃疡是典型的心身疾病之一。实验研究发现，心理因素可影响胃液分泌、黏膜血管的充盈程度和胃壁蠕动的变化。当心理因素如不同程度的思虑、担心与各种体质因素联合作用时，就有可能产生溃疡。现代医学认为机体的应激状态、物理和化学因素的刺激、某些病原菌的感染都可以引发胃溃疡病。一方面由于精神紧张，或过分忧虑对大脑皮质产生不良的刺激，削弱了大脑皮质的正常功能，使丘脑下中枢的调节作用减弱或丧失，引起自主神经功能紊乱，从而使胃黏膜组织血管痉挛而引起缺血，造成营养障碍，此时胃酸及胃蛋白酶分泌也增加；另一方面，过度的思虑情绪还可引起内分泌功能改变，也会加速溃疡的形成。由此可见胃溃疡是一种典型的心身疾病。

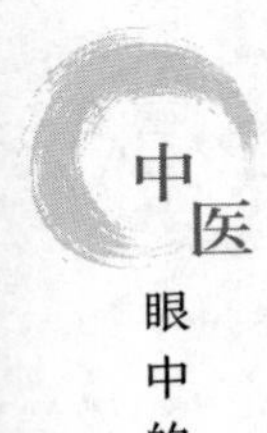

二、痞满

【定义】

痞满是由表邪内陷、饮食不节、痰湿阻滞、情志失调、脾胃虚弱等导致脾胃功能失调，升降失司，胃气壅塞而成的以胸脘痞塞满闷不舒，按之柔软，压之不痛，视之无胀大之形为主要临床特征的一种脾胃病证。本证按部位可划分为胸痞、心下痞等，心下即胃脘部，故心下痞又可称为胃痞。本节主要讨论胃痞。

【历史沿革】

痞满在《黄帝内经》称为痞、满、痞满、痞塞等，《素问·五常政大论》的“备化之纪……其病痞”“卑监之纪……其病留满痞塞”等都是这方面的论述；并最早提出思虑、忧愁会导致气机闭塞而致满闷，如《灵枢·本神》说：“愁忧者，气闭塞而不行。”隋唐时期，《诸病源候论·痞噎病诸候》具体提出“八痞”“诸痞”之名，包含胃痞在内，论其病因有风邪外入、忧恚气积等，概其病机有营卫不和、血气壅塞等，并对痞做了初步的解释“痞者，塞也”，言腑脏痞塞不宣通也。对于痞满与胀满的区分，丹溪论述甚详，《丹溪心法·痞》说：“处心下位中央，䐜满痞塞者，皆土之病也，与胀满有轻重之分。痞则内觉痞闷，而外无胀急之形。”《类证治裁·痞满》将痞满分为伤寒之痞和杂病之痞，把杂病之痞又分为胃口寒滞停痰、饮食寒凉伤胃、中气久虚、脾虚失运、胃虚气滞等若干证型，分寒热虚实之不同而辨证论治，为现代临床提供了很好的借鉴意义。

【病因病机】

1. 基本病因病机　导致痞满的原因很多，表邪内陷、饮食不节、痰湿阻滞、情志失调、脾胃虚弱等均可导致脾胃功能失调，升降失司，胃气壅塞而成痞满。痞满的病位在胃，与肝脾有密切关系。基本病机为脾胃功能失调，升降失司，胃气壅塞。

2. 思虑过度状态痞满的病机　历代许多医家认为痞满的产生多与思虑过度有关，思虑过度则伤脾，脾气郁结，运化失司，脾失健运则中气不守，脾胃升降失职，上下不相交通，故生痞满，如《杂病源流犀烛》曰："痞满，脾病也，本有脾气虚，及气郁运化，心下痞塞满。"《证治汇补·痞满》说："大抵心下痞闷，必是脾胃受亏，浊气夹痰，不能运化为患。""暴怒伤肝，气逆而痞。"分而言之，导致痞满的病理途径主要有以下几方面。

（1）气机郁结，中焦不运：脾为土脏，运化水谷，升散精微。一旦思虑太过，气机郁结，而土忌壅塞，气结则水谷不能运化，精微不能升清，浊气不得下降，以致积滞中焦，而形体无气所滋，故而出现不思饮食、脘腹胀满、四肢乏力等症状。

（2）思则气结，痰浊内生：素体脾胃虚弱，遇事多思，愁忧难解，久久不能放松心情，导致中气郁滞不伸，脾胃气化不力，升降失职，痰湿夹痰，壅塞中焦，痞满乃生。如《杂病源流犀烛》曰："痞满，脾病也，本由脾气虚，及气郁不能运行，心下痞塞填满。"《证治汇补·痞满》说："大抵心下痞闷，必是脾胃受亏，浊气夹痰，不能运化为患……填塞痞满，皆湿土之为病也。"《景岳全书》引朱震亨说："脾气不和，中央痞塞，皆土邪之所谓也。"由此可见，思虑过度，致气机郁结，中焦痞塞，脾胃受困，运化失常，遂聚湿生痰，进一步困阻中焦，形成痞满。

（3）心脾两伤，运化无力：忧思不解，思则气结，最易伤脾。如思伤脾，思虑劳神过度，常损伤心脾，导致心脾气血两虚，运化无力，胃腑失和，气机不畅，遂致痞满，如《诸病源候论·痞噎诸病》所说："痞者，塞也，言腑脏痞塞不宣通也。由忧恚气积，或坠堕内损所致。其病腹内结气胀满，时时壮热是也。"陈言在《三因极一病证方论》说"思伤脾者，气留不行，积聚在中脘，不得饮食，腹胀满，四肢怠惰，故经曰：思则气结。"

【证候特点】

1. 痞满的基本证候特点　自觉胃脘痞塞，满闷不舒，其痞按之柔软，压之不痛，视之无胀大之形。常伴有胸膈满闷，饮食减少，得食则胀，嗳气稍舒，大便不调，消瘦等症。发病和加重常与诸如暴饮暴食，恣食生冷粗硬，嗜饮浓茶烈酒，过食辛辣等饮食因素，以及情志、起居、冷暖失调等诱因有关。多为慢性起病，时轻时重，反复发作，缠绵难愈。《儒门事亲》

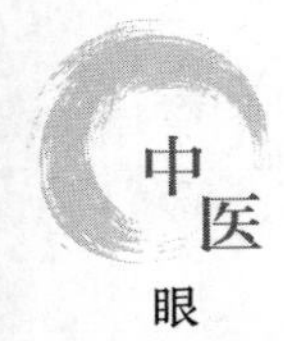

概括描述为："思气所至，为不眠，为嗜卧，为昏瞀，为中痞，三焦闭塞，为咽嗌不利……为不嗜食。"

2.思虑过度状态痞满证候特点　因思虑过度导致的痞满主要表现为腹部满闷不舒，与饮食多少、生活起居无关，心情烦躁、紧张时痞满加重，多为慢性发病，时轻时重，缠绵难愈且易复发。这与冷暖、起居、饮食等原因导致的痞满证候特点上有明显差别，因饮食因素诸如暴饮暴食、恣食生冷粗硬、嗜饮浓茶烈酒、过食辛辣等导致的痞满多与饮食情况密切相关，得食则胀，嗳气、减少饮食及矢气则舒，因冷暖、起居不适导致的痞满多与节令、个人生活习惯相关，去除这些因素后，痞满自然消除，而且不会缠绵难愈。

三、噎膈

【定义】

噎膈是由于食管干涩，食物不能通过食管、贲门，甚则不能下咽到胃，食入即吐为主要临床表现的一类病证。噎即梗塞，指吞咽食物时梗塞不顺；膈即格拒，指食管阻塞，食物不能下咽到胃，食入即吐。噎属噎膈之轻证，可以单独为病，亦可为膈的前驱表现，故临床统称为噎膈。

【历史沿革】

噎膈之名首见于《黄帝内经》，其认为本病证与津液及情志有关，如《素问·阴阳别论》曰："三阳结谓之膈。"《素问·通评虚实论》曰"膈塞闭绝，上下不通，则暴忧之病也"，并指出本病病位在胃，如《灵枢·四时气》曰："食饮不下，膈塞不通，邪在胃脘。"对于思虑过度等情志影响噎膈的论述甚多，宋代《太平圣惠方·治五膈气诸方》认为："寒温失宜，食饮乖度，或恚怒气逆，思虑伤心，致使阴阳不和，胸膈痞塞，故名膈气也。"明代《景岳全书·噎膈》曰"噎膈一证，必以忧愁思虑，积劳积郁，或酒色过度，损伤而成"，并指出"少年少见此证，而惟中衰耗伤者多有之"，均对其情志病因进行了精确的描述。对于噎膈的病机，清代医家程国彭论述最为精辟，其在《医学心悟·噎膈》中指出："凡噎膈症，不出胃脘干槁四字。"

【病因病机】

1. 基本病因病机　导致噎膈的原因有多种，主要为七情内伤、饮食所伤、年老肾虚、脾胃肝肾功能失调等，噎膈的病位在食管，属胃气所主，与肝脾肾也有密切关系。基本病机是脾胃肝肾功能失调，导致津枯血燥，气郁、痰阻、血瘀互结，而致食管干涩，食管、贲门狭窄。

2. 思虑过度状态噎膈的病机　历代许多医家认识到噎膈的发生与思虑过度有密切关系。早在《黄帝内经》时代，就已经认识到忧思与噎膈的产生有很大关系。隋代巢元方将噎膈分为气、忧、食、劳、思五噎；忧、恚、气、寒、热五膈。宋代严用和《济生方·噎膈》认为："倘或寒温失宜，食饮乖度，七情伤感，气神俱忧……结于胸膈，则成膈，气流于咽嗌，则成五噎。"由此可以看出，忧思过度是导致噎膈的原因，而忧思首伤脾胃，如明代张介宾在《景岳全书·噎膈》里提出："惟中衰耗伤者多有之。"分而言之，导致噎膈的病理途径主要有以下几方面。

（1）忧思伤脾，痰浊中阻：脾主思，主运化水湿，忧思不解则伤脾，脾伤则气结，水湿失运，滋生痰浊，壅遏中气，胃失和降。气机上下不通，阻碍道路，饮食难进，形成噎膈。如《临证指南医案·噎膈反胃》徐大椿所评注说："噎膈之证，必有瘀血、顽痰、逆气阻膈胃气，其已成者，百无一治。其未成者，用消瘀祛痰降气之药，或可望通利"。《医宗必读·反胃噎膈》认为噎膈："大抵气血亏损，复因悲思忧恚，则脾胃受伤，血液渐耗，郁气生痰，痰则塞而不通，气则上而不下，妨碍道路，饮食难进，噎塞所由成也。"《医学津梁》在论述噎膈时指出："由忧郁不升，思虑太过，急怒不伸，惊恐变故，以致血气并结于上焦，而噎膈多起于忧郁，忧郁而气结，气结于胸，臆而生痰，久者痰结块胶于上焦，通络窄狭，不能宽畅，饮或可下，食则难入而病成矣。"

（2）精血亏虚，食道失养：思虑过度，耗伤真阴，伤阴则下元亏虚，无以滋养经脉气道，又津以载气，津血亏虚，则气亦不行，饮食不下，形成噎膈。明代张介宾认为精血不足与噎膈形成密切相关："噎膈一证，必以忧愁，思虑，积劳，积郁或酒色过度，损伤而成……伤阴则精血枯涸，气不行则噎膈病于上，精血枯涸则燥结病于下。”《古今医统大全》引朱震亨亦说：“大率属血少气虚有痰，血液枯槁，则痰涎凝滞，咽喉窒塞，食不能下，或食下则胃脘当心而痛。此皆血少痰凝之明验也。”

【证候特点】

1. 噎膈的基本证候特点　胸骨后不适，烧灼感或疼痛，食物通过有滞留感或轻度梗阻感，咽部干燥或有紧缩感。

2. 思虑过度状态噎膈证候特点　思虑过度导致的噎膈与情绪波动关系密切，抑郁不舒、心情焦躁时，食管干涩、狭窄，食物滞留感加重，胸骨后烧灼样感及疼痛感也明显加重。这与饮食等原因导致的噎膈证候特点有明显差别，因饮食等原因导致的噎膈多有暴饮暴食或恣食辛辣等饮食不节诱因。

西医学的食管癌属于中医学“噎膈”范畴，食管癌的发生与思虑过度等不良应激心理情绪有密切联系。应激反应是机体的一种非特异性防御反应，它可以是生理现象，也可以是病理现象。平时有多思多虑的人格特征的患者，免疫功能会降低，机体内、外环境的各种刺激（如心理伤害、疼痛、手术损伤等）通过多种途径导致下丘脑—垂体—肾上腺皮质轴和交感—肾上腺髓质系统产生大量应激物质，如糖皮质激素分泌增加，从而影响机体重要脏器的功能，使机体调节功能及抗病能力均有所降低，更易导致食管癌的发生。

四、便秘

【定义】

便秘是指粪便在肠内滞留过久，闭结不通，排便周期延长，或周期不长，但粪质干结，排出艰难，或粪质不硬，虽有便意，但便而不畅的病证。便秘既是一种独立的病证，也是一个在多种急慢性疾病过程中经常出现的症状，本部分仅讨论前者。

【历史沿革】

便秘的病因早在《黄帝内经》就已明确提出，认为便秘与脾胃受寒、肠中有热及肾病相关，如《素问·厥论》曰：“太阴之厥，则腹满䐜胀，后不利。”《素问·举痛论》曰：“热气留于小肠，肠中痛，瘅热焦渴，则坚干不得出，故痛而闭不通矣。”《灵枢·邪气脏腑病形》曰：“肾脉……微急为……不得前后。”到了东汉，张仲景对便秘已有了较全面的认识，提出了寒、热、虚、实不同的发病机制，设立了苦寒泻下（三大承气汤）、养阴润下（麻子仁丸）、理气通下（厚朴三物汤），以及蜜煎导而通之诸法，从而为后世医家辨证治疗本病确立了基本原则，大多数方药至今仍为现代临床治疗便秘所常用。直至金元时期，李杲开始强调饮食、劳逸与便秘的关系，并指出治疗便秘不可妄用泻药，当根据具体导致便秘的原因选用不同的治法，或清热凉血，或养阴润燥，或补中益气等，如《兰室秘藏·大便结燥门》谓“若饥饱失节，劳役过度，损伤胃气，及食辛热厚味之物，而助火邪，伏于血中，耗散真阴，津液亏少，故大便燥结”；对于便秘的分型，清代程国彭分析得较为全面，并分别列出各类的症状、治法及方药，《医学心悟·大便不通》将便秘分为“实秘、虚秘、热秘、冷秘”四种类型，这对临床有一定的借鉴意义。

【病因病机】

1. 基本病因病机　便秘的病因是多方面的，其中主要的有外感寒热之邪、内伤饮食情志、病后体虚、阴阳气血不足等。本病病位在大肠，并与脾胃肺肝肾密切相关。便秘的基本病机是邪滞大肠，腑气闭塞不通或肠失温润，推动无力，导致大肠传导功能失常。

2. 思虑过度状态便秘的病机　思则气结，气机不畅则郁而不通，壅塞谷道，以致大便干燥而坚。思虑过度便秘的患者多平素无故时多疑虑；或常人因为工作、生活和社会诸方面的不顺利，导致情绪跌宕起伏，久久气郁不舒，不能宣达，于是通降失常，传导失司，糟粕内停，不得下行，而致大便闭结。分而言之，导致便秘的病理途径主要有以下几方面。

（1）气机结滞，传导失职：忧愁思虑，思则气结，导致气机郁滞不畅，脾伤气结，脾气转运无力而致大肠动力不足，不能传导糟粕，形成便秘。其中，抑郁忧思，气机郁结，肝疏泄不及，气机瘀滞；或久坐少动，气机不利，均可导致腑气郁滞，通降失常，传导失职，糟粕内停，不得下行，或欲便不出，或出而不畅，或大便干结而成气秘，如《金匮翼·便秘》曰："气闭者，气内滞而物不行也。"

（2）忧思耗气，传导乏力：忧思耗气，导致气虚阳衰，兼以饮食劳倦，脾胃受损，脾失健运。气虚则大肠传导无力，阳虚则肠道失于温煦，阴寒内结，便下无力，使排便时间延长，形成便秘，如《景岳全书·秘结》曰："凡下焦阳虚，则阳气不行，阳气不行则不能传送，而阴凝于下，此阳虚而阴结也。"

（3）阴血亏虚，大肠失润：思虑过度，耗伤阴血，阴亏血少，兼以素体阴虚，津亏血少，血虚则大肠不荣，阴亏则大肠干涩，肠道失润，大便干结，便下困难，而成便秘。如《医宗必读·大便不通》说："更有老年津液干枯，妇人产后亡血，及发汗利小便，病后血气未复，皆能秘结。"

【证候特点】

1. 便秘的基本证候特点　大便排出困难，排便时间或排便间隔时间延长，粪质多干硬。其表现或粪质干硬，排出困难，排便时间、排便间隔时间延长，大便次数减少，常三五日、七八日，甚至更长时间解一次大便，每次解大便常需半小时或更长时间，常伴腹胀腹痛、头晕头胀、嗳气食少、心烦失眠等症；或粪质干燥坚硬，排出困难，排便时间延长，常由于排便努挣导致肛裂、出血，日久还可引起痔疮，而排便间隔时间可能正常；由于燥屎内结，可在左下腹扪及质地较硬的条索状包块，排便后消失。本病起病缓慢，多属慢性病变过程，多发于中老年和女性。

2. 思虑过度状态便秘证候特点　思虑过度导致的便秘多随情绪波动而时轻时重，多表现为粪质并不干硬，虽有便意，但排便无力且排出不畅，或排便时间延长，常伴有自汗、气短乏力、心悸头晕等症状。这与脾胃寒热导致的便秘证候特点有明显差别，因脾胃虚寒而致的便秘多是头干后稀，色泽发暗，一般无臭味，常伴腹冷痛或冷胀不适感，因肠胃有热导致的便秘多表现为粪质干结，臭味较重，排便不流畅，常伴有口气重、腹部硬胀，甚则头晕头胀、嗳腐吞酸等症状。

第五节 肝胆系病证

一、胁痛

【定义】

胁痛是指以一侧或两侧胁肋部疼痛为主要表现的病证，是临床上比较多见的一种自觉症状。胁，是指侧胸部，为腋以下至第十二肋骨部的总称。如《医宗金鉴·胸骨》所说："其两侧自腋而下，至肋骨之尽处，统名曰胁。"《医方考·胁痛门》又谓："胁者，肝胆之区也。"肝胆经脉布于两胁，故"胁"现代又指两侧下胸肋及肋缘部，肝胆胰所居之处。胁痛是临床的常见病证，可见于西医学的多种疾病之中，如急慢性肝炎、胆囊炎、胆系结石、胆道蛔虫病、肋间神经痛等。

【历史沿革】

本病证最早记载于《黄帝内经》，如《素问·刺热》谓："肝热病者，小便先黄……胁满痛。"《素问·热论》曰："三日少阳受之，少阳主胆，其脉循胁络于耳，故胸胁痛而耳聋。"此外，历代许多医家认识到胁痛多与忧思、抑郁、恼怒有密切关系。如严用和《济生方·胁痛评治》所言："夫胁痛之病……多因疲极嗔怒……谋虑惊忧，致伤肝脏。肝脏既伤，积气攻注，攻于左，则左胁痛；攻于右，则右胁痛；移逆两胁，则两胁俱痛。"《赤水玄珠》将胁痛病因分为风寒、食积、痰饮、死血、虚、气郁、火数种。《医宗必读·心腹诸痛》中认为以左胁痛多留血，右胁痛多痰气。肾亏气虚亦可致胁痛，如《医碥·胁肋痛》曰："房劳伤肾，气虚血滞，胸胁多有隐隐作痛。"《证治汇补·胁痛》对胁痛的病因和治疗原则进行了较为全面系统地描述，曰："因暴怒伤触，悲哀气结，饮食过度，风冷外侵，跌仆伤形……或痰积流注，或瘀血相搏，皆能为痛。至于湿热郁火，劳役房色而病者，间亦有之。”对于胁痛日久，转入络者，叶桂在《临证指南医案·胁痛》中善用辛香通络、甘缓补虚、辛泄祛瘀等法，立方遣药，颇为实用，对后世医家影响较大。

【病因病机】

1. 基本病因病机　胁痛主要责之于肝胆。因为肝位居于胁下，其经脉循行两胁，胆附于肝，与肝呈表里关系，其脉亦循于两胁。肝为刚脏，主疏泄，性喜条达；主藏血，体阴而用阳。若情志不舒，饮食不节，久病耗伤，劳倦过度，或外感湿热等病因，累及于肝胆，导致气滞、血瘀、湿热蕴结，肝胆疏泄不利，或肝阴不足，络脉失养，即可引起胁痛。其病位在肝胆，基本病机为气滞、血瘀、湿热蕴结，肝胆疏泄不利，不通则痛，或肝阴不足，络脉失养，不荣则痛。

2. 思虑过度状态胁痛的病机　因情志所伤，或抑郁忧思不解，思则气结，阻滞气机运行，可使肝失调达，疏泄不利，气阻络痹，痹阻于胁下，导致胁痛。其主要病脏在肝、脾。分而言之，导致胁痛的病理途径主要有以下几方面。

（1）忧思气郁，胁下痹阻：性善忧思，气机郁结，气血有失调达，气血结滞胁下而致胁痛，正如《杂病源流犀烛·肝病源流》说“气郁，由大怒气逆，或谋虑不决……以致胠胁肋痛。”《丹溪心法·胁痛》云：“有气郁而胸胁痛者，看其脉沉涩，当作郁治。”肝郁胁痛如久延不愈，或治疗不当，日久可致气滞血瘀，转化为瘀血胁痛。

（2）瘀血停滞，痹阻胁下：忧思不解，气机郁滞，气郁日久，血行受阻，瘀血停着，痹阻胁络，不通则痛，如《临证指南医案·胁痛》说“久病在络，气血皆窒。”《类证治裁·胁痛》谓：“血瘀者，跌仆闪挫，恶血停留，按之痛甚。”

（3）思虑伤脾，湿热蕴结：思虑过度，损伤脾胃，脾居中焦而主运化水湿，脾气不健，化生痰湿，气结郁而化火，湿热相互蕴结，气机不畅而致胁痛。湿热蕴结，胁痛日久不愈，热邪伤阴，可转化为肝阴不足胁痛。

（4）阴津亏耗，经络失养：思耗阴津，肝阴不足，络脉失养，不荣则痛。虚证胁痛兼以情志失调，或重感湿热之邪，也可转化为阴虚气滞，或阴虚湿热之虚实并见证。若失治误治，久延不愈，个别病例也可演变为积聚，甚者转为臌胀重证。

【证候特点】

1. 胁痛的基本证候特点　以胀痛为主，走窜不定，疼痛每因情志变化而增减，胸闷而胀，疼痛游走不定，饮食减少，嗳气频频，苔薄，脉弦，为气机郁结；如胁痛以刺痛为主，痛有定处，入夜更甚，胁下或见痞块，舌紫暗，脉沉涩，为瘀血内停；如胁痛伴有恶心呕吐，口苦，舌红，苔黄腻，脉弦滑数，为湿热内郁。

2. 思虑过度状态胁痛证候特点　思虑过度状态胁痛多以胸胁隐隐作痛，满闷气短为特点，情绪波动时加重，与时间及体位关系不大，叹息及嗳气后胁痛可有不同程度的减轻。这与瘀血、痰饮等直接导致的胁痛证候特点有明显差别：瘀血停着胸胁导致的胁痛多以刺痛为主，夜甚，部位固定，揉按胸胁有时可见硬块为特点；因痰饮停聚胸胁而致的胁痛多以钝痛为主，甚至仅有隐隐作痛，但伴有憋闷不舒感，因体位变换胁痛可有轻重不同，常伴有咳吐痰涎、胸部满闷不舒、双肺部听诊有呼吸音粗等特点。

二、气瘿

【定义】

气瘿是甲状腺肿大性疾病。其特征是颈部漫肿，皮色不变，肿块柔软无痛，可随喜怒而消长。古医籍中对它的概念、症状、分类、诱因、治疗等均有记载，如关于瘿瘤病症的记载主要为颈粗、心慌、手抖、易激动、汗多等。

【历史沿革】

早在公元前三世纪，我国已有关于瘿病的记载，战国时期的《庄子·德充符》即有“瘿”的病名。《肘后备急方》首先提出用昆布、海藻治疗瘿病。《诸病源候论·瘿候》指出瘿病的病因主要是情志内伤及水土因素，并首次指出气瘿的病因主要是忧思等七情变化，谓：“瘿者，由忧恚气结所生，亦曰饮沙水，沙随气入于脉，搏颈下而成之，初作与瘿核相似，而当颈下

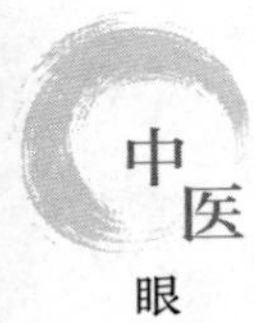

也，皮宽不急，垂捶捶然是也。”“诸山水黑土中，出泉流者，不可久居，常食令人作瘿病，动气增患。”《圣济总录·瘿瘤门》从病因的角度提出了“五瘿”，即石瘿、泥瘿、劳瘿、忧瘿、气瘿，并且指出忧思、劳倦、恚怒等七情变化与气瘿有关。《三因极一病证方论·瘿瘤证治》提出：“随忧愁消长者，名气瘿”，《医学入门·外科脑颈门·瘿瘤》又将瘿病称之为瘿气或影囊，即，“原因忧恚所生，故又曰瘿气，今之所谓影囊者是也”，更明确地阐明了导致气瘿的原因主要是忧思、恚怒等情志变化。《外科正宗·瘿瘤论》在前人论述基础上又提出瘿瘤的主要病理是气、痰、瘀壅结的观点，“夫人生瘿瘤之症，非阴阳正气结肿，乃五脏瘀血、浊气、痰滞而成”，并提出相应的治疗法则，即“行散气血”“行痰顺气”“活血消坚”，该书所载的海藻玉壶汤等方，至今仍是临床常用方剂。《杂病源流犀烛·瘿瘤》说“瘿瘤者，气血凝滞，年数深远，渐长渐大之症。何谓瘿，其皮宽，有似樱桃，故名瘿，亦名瘿气，又名影袋”，指出瘿多因气血凝滞，日久渐结而成。至此，关于气瘿的辨证论治渐趋完善。

【病因病机】

1. 基本病因病机　导致气瘿的因素众多，其中，忿郁恼怒、忧愁思虑、饮食及水土失宜、体质虚弱等均可导致气瘿的发病，其病变部位在颈部，气滞痰凝壅结颈前是气瘿的基本病机，日久引起血脉瘀阻，以致气、痰、瘀三者合而为患。部分病例由于痰气郁结化火，火热耗伤阴津，而导致阴虚火旺的病理变化，其中尤以肝、心两脏阴虚火旺的病变更为突出。临床上多表现为气、痰、瘀、火、虚等病变。气者，肝气郁结，如《济生方·瘿瘤论治》之云“夫瘿瘤者，多由喜怒不节、忧思过度而成斯疾焉”，临床多表现为多虑忧思、烦躁易怒、夜寐不宁等。痰者，痰浊壅结之症，由气滞饮停使然，临床表现为甲状腺轻、中度弥漫性肿大或伴有眼球突出等症。瘀者，因气滞痰结日久导致脉络运行不畅或瘀阻，除以上症状外，尚有胸痛、女性闭经、脉促结代或涩滞等。火者，因气滞痰结日久，致郁火炽盛内亢，而见烦闷心悸、多汗易饥、面色潮红、脉数等。虚者，乃郁火久亢致阴精亏虚或气阴两亏，症见体弱消瘦、舌及手指震颤、低热口干、男子阳痿、脉细数等。常发生于青春期或青春期以后的女性，离海较远的缺碘山区的居民最为常见。

2. 思虑过度状态气瘿的病机　气瘿的发生与思虑过度等情志因素密切相关，多因情志不畅，忧思、恚怒无节，气化失调，营运阻塞，湿痰凝聚，留滞于颈部而发为本病。分而言之，导致气瘿的病理途径主要有以下几方面。

（1）气机郁结，脾困湿聚：思虑过度，气机郁结，升降失司，又脾胃为气机升降之枢纽，气闭塞不通，则脾胃中焦失运，致使气血运化、痰湿运化、谷气运行均受阻滞，进而湿痰凝聚，上则留滞于颈部，发为气瘿；中则停滞于中焦，变为痞满等；下则流注于二阴，发为白带、泄泻等。

（2）精气亏虚，外邪入侵：妊娠及产后脏腑功能低下，正气相对虚弱，卫外不固，同时伴有情志不畅，多思多虑，以致使正气更亏，肾气既损，冲任则失养，外邪乘虚侵袭使人体脏腑组织经络官窍功能紊乱，引发本病。《素问·评热病论》说："邪之所凑，其气必虚。"《灵枢·百病始生》也说："此必因虚邪之风，与其身形，两虚相得，乃客其形。"

【证候特点】

1. 气瘿的基本证候特点　女性发病率较男性略高。一般多发生在青春期，在流行地区常见于入学年龄的儿童。初起时无明显不适感，甲状腺呈弥漫性肿大，腺体表面较平坦，质软不痛，皮色如常，腺体随吞咽动作而上下移动。如肿块进行性增大，可呈下垂，自觉沉重感，可压迫气管、食管、血管、神经等而引起各种症状。

2.思虑过度状态气瘿证候特点　思虑过度导致的气瘿多以甲状腺轻、中度弥漫性肿大或伴有眼球突出为主症，常常伴有胸闷气短、善太息，女性可有闭经等症状。这与水土失宜、体虚等原因导致的气瘿证候特点上有明显差别：水土失宜所致气瘿患者多久居山区内，与饮用当地水有密切关系。

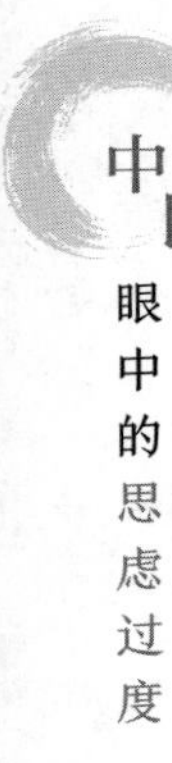

第六节 肾系病证

水肿

【定义】

水肿是指因感受外邪，饮食失调，或劳倦过度等，使肺失宣降通调，脾失健运，肾失开合，膀胱气化失常，导致体内水液潴留，泛滥肌肤，以头面、眼睑、四肢、腹背，甚至全身水肿为临床特征的一类病证。

【历史沿革】

本病早在《黄帝内经》中即有论述，将其称为“水”，《灵枢·水胀》对其症状做了详细的描述，如“水始起也，目窠上微肿，如新卧起之状，其颈脉动，时咳，阴股间寒，足胫瘇，腹乃大，其水已成矣。以手按其腹，随手而起，如裹水之状，此其候也”。关于其发病原因，《素问·水热穴论》认为：“故其本在肾，其末在肺。”可见在《黄帝内经》时代，对水肿病已有了较明确的认识。至元代，对水肿的分类有了显著进展，《丹溪心法·水肿》将水肿分为阴水和阳水两大类，指出“若遍身肿，烦渴，小便赤涩，大便闭，此属阳水……若遍身肿，不烦渴，大便溏，小便少，不涩赤，此属阴水”，这一分类方法沿用至今，对临床辨证治疗仍有指导意义。清代，许多医家在前人论述基础上，提出许多治疗水肿行之有效的方法，如《证治汇补·水肿》归纳总结了前贤关于水肿的治法，认为治水肿之大法，“宜调中健脾，脾气实，自能升降运行，则水湿自除，此治其本也”，同时又列举了水肿的分治六法：治分阴阳、治分汗渗、湿热宜清、寒湿宜温、阴虚宜补、邪实当攻，分别为完善水肿的病因学说和辨证论治做出了各自的贡献。

【病因病机】

1. 基本病因病机　导致水肿的因素众多，如外感风寒湿热之邪、水湿浸渍、疮毒浸淫、饮食思虑劳倦、久病体虚等，水肿的病位主要在肺、脾、肾三脏，基本病机为肺失宣降通调，脾失健运，肾失开合，以致体内水液潴留，泛滥肌肤，而成本病，其中以肾脏为本。

2. 思虑过度状态水肿的病机　思则气结，气郁而不行，结滞不得通达，又水升而化气，气降而成水，气机结滞，水湿运化受阻，潴留体内，泛溢肌肤，发为水肿。分而言之，导致水肿的病理途径主要有以下几方面。

（1）思虑过度，水湿泛溢：思虑过度与水肿的发生有密切关系。忧思不解，思则气结，气机郁滞不行，损伤脾胃，脾胃居中州而司运化水湿，脾胃功能衰弱，脾失健运，则水湿无以运化，津液无以化生，而水湿上犯清窍，中阻气化，下滞腰股及二阴，形成水肿。

（2）气机郁结，三焦失调：思虑过度，气机不畅，气血不循常道，上逆于肺则肺失宣肃之职，下不温肾则肾失蒸化水气之能。肺居上焦，为水之上源，肾居下焦，为水之下源，脾胃居中焦，为水湿运化之机关。气机不畅，肺脾肾失其行水、化水、蒸化之能，导致水液代谢失常，引起水液潴留体内，泛滥肌肤，而成水肿。正如《景岳全书·肿胀》曰："凡水肿等证，乃肺、脾、肾三脏相干之病。盖水为至阴，故其本在肾；水化于气，故其标在肺；水惟畏土，故其制在脾。今肺虚则气不化精而化水，脾虚则土不制水而反克，肾虚则水无所主而妄行。"三者以肾为本，以肺为标，以脾为制，为水肿病机的要害。

【证候特点】

1. 基本证候特点　水肿初起多从眼睑开始，继则延及头面、四肢、腹背，甚者肿遍全身，也有的水肿先从下肢足胫开始，然后及于全身。轻者仅眼睑或足胫水肿，重者全身皆肿，肿处皮肤绷急光亮，按之凹陷即起，或皮肤松弛，按之凹陷不易恢复，甚则按之如泥。如肿势严重，可伴有胸腹水而见腹部膨胀，胸闷心悸，气喘不能平卧，唇黑，脐突，背平等症。

2. 思虑过度状态水肿证候特点　思虑过度等内伤所致的水肿，病位多在脾肾，以下肢肿胀为主，常伴有纳差、胃脘痞满、腹部膨胀，情志改变时躯体症状加重。这与外感风寒湿热、饮食劳倦等导致的水肿证候特点上有明显差别，因外邪、疮毒、湿热所致的水肿，病位多在肺脾，以眼睑、颜面水肿为主，常常伴有烦渴、尿少、胸闷、心慌、气短等症状。

在西医学中，肾炎属于水肿范畴，其发生及发展与过度思虑等不良情绪有密切关系。随着医疗模式的转变，患者的心理状态越来越受到重视。由于自身平素关注面较狭窄，易产生思虑、担心、忧愁等情绪，使气血不得调达，但又无向外宣发的途径，容易向内攻陷于泌尿系统，引发肾炎等疾病，尤其临床常见的特发性水肿与思虑、忧愁等不良情绪关系密切。特发性水肿是一种原因未明的水盐代谢紊乱综合征，是临床常见病，常常反复发作，经久不愈，给广大患者带来疾苦。气化功能失调是导致本病发生的病机关键，本病属于中医“水肿”范畴，由于个体差异，临床表现不尽一致，发病以女性多见，年龄多在中老年，且多发生于肥胖患者，发病前多有思虑过度等情志不畅史，临床多伴见心烦、失眠、胸胁不适等气机不畅症状，该病的发生或加重均与情绪和月经周期有关，心情舒畅，则气机调畅，水液升降上下有度，人则安宁。反之则气机郁结，水液因之滞留体内而致水肿，故曰：气行则水行，气滞则水停。吴鞠通治水之旨“善治水者，不治水而治气”，正说明了气与水的生理和病理关系。

第七节 气血津液病证

一、郁病

【定义】

郁病是由于情志不舒、气机郁滞所致，以心情抑郁、情绪不宁、胸部满闷、胁肋胀痛，或易怒喜哭，或咽中如有异物梗塞等症为主要表现的一类病证。本病临床甚为常见，以女性发病居多，并多有郁怒、多虑、悲哀、忧愁等情志所伤史。可兼有精神不振、胸闷胁胀、善太息、不思饮食、失眠多梦等多种症状。本病相当于现代医学的神经症、癔病等。

【历史沿革】

早在古代，医家们即认识到思虑过度及抑郁不舒是产生郁病的主要原因。如《素问·举痛论》说："思则心有所存，神有所归，正气留而不行，故气结矣。"《素问·本病论》说："人忧愁思虑即伤心。"《金匮要略·妇人杂病脉证并治第二十二》记载了脏躁和梅核气两种病证，并观察到这两种病证以女性多见，提出的方药沿用至今，效果甚佳。元代《丹溪心法·六郁》提出"六郁"之说，创立了六郁汤、越鞠丸等相应的治疗方剂。自明代之后，已逐渐把情志之郁作为郁病的主要内容。如《古今医统大全·郁证门》说："郁为七情不舒，遂成郁结，既郁之久，变病多端。"《景岳全书·郁证》将情志之郁称为因郁而病，着重论述了怒郁、思郁、忧郁三种郁病的证治。至清代，叶桂针对郁病提出相应的治疗方法，其《临证指南医案·郁》所载的病例，均属情志之郁，治则涉及疏肝理气、苦辛通降、平肝息风、活血通络、益气养阴等法，用药轻清灵巧，对临床启发甚有裨益，并且敏锐地观察到精神及心理治疗对郁病具有重要意义，提出"郁证全在病者能移情易性"。综上可知，郁有广义、狭义之分。广义的郁，包括外邪、情志等因素所致的郁在内。狭义的郁，即单指情志不舒为病因的郁。明代以后的医籍中记载的郁病，多单指情志之郁而言，临床可见心情抑郁、情绪不宁、胸胁胀满疼痛等症状。

【病因病机】

1. 基本病因病机　导致郁证的因素有情志失调、体质虚弱等，其中以忧思恼怒最易致病，郁病的病位在肝，但可涉及心、脾、肾。郁病的基本病机是气机郁滞导致肝失疏泄，脾失健运，心失所养，脏腑阴阳气血失调。

2. 思虑过度状态郁病的病机　思则气结，是产生郁病的基本病机，正如《诸病源候论·结气候》所说"结气病者，忧思所生也。心有所存，神有所止，气留而不行，故结于内"，指出忧思会导致气机郁结，心神不能外展，郁闭于内可导致郁病。郁病的发病与肝密切相关，涉及心、脾。分而言之，导致郁病的病理途径主要有以下几方面。

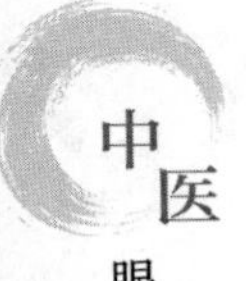

（1）脾失健运，痰蒙心神：忧思伤脾，思则气结，气机结滞，脾气不运，水湿不化，日久气郁生痰，痰蒙心神，心神不能外展，发为郁病。

（2）思虑过度，气血不调：忧愁思虑过度，导致气机不畅。长期忧思抑郁不解，情怀不畅，可引起五脏气血失调，气血不能上养心神，心神失养而致心气郁闭，导致郁病。

（3）心肾阴亏，虚火扰神：忧思不解，气郁化火，火郁伤阴，心失所养，肾阴被耗，而致阴虚火旺或心肾阴虚，虚火上扰心神，心神不宁，烦躁郁闷。

（4）气血两虚，心神失养：思虑过度，耗伤脾胃，气血生化无源，气血不足，而致心脾两虚或心神失养，进而导致心神无法舒展，形成郁病。

【证候特点】

1. 基本证候特点　忧郁不乐貌，胸胁胀满疼痛，易怒易哭，或咽中如有炙脔，吞之不下，咯之不出等症状。

2. 思虑过度状态郁病证候特点　思虑过度所致的郁病多以咽中如有炙脔，胸胁胀满不舒，默默不喜言语为主。这与肝火旺盛、体质虚弱导致的郁病证候特点上有明显差别，肝火旺盛所致郁病多以暴急易怒、情绪激动为主；因体质虚弱导致的郁病多以心情郁闷，忧愁不解，易哭为主。

二、消渴

【定义】

消渴病是由于先天禀赋不足，复因情志失调、饮食不节等原因所导致的以阴虚燥热为基本病机，以多尿、多饮、多食、乏力、消瘦，或尿有甜味为典型临床表现的一种疾病，如《外台秘要·消中消渴肾消》引《古今录验》说“渴而饮水多，小便数……甜者，皆是消渴病也”，又说“每发即小便至甜”“焦枯消瘦”，对消渴的临床特点做了明确的论述。

【历史沿革】

历代许多医家对消渴做了相关论述。《黄帝内经》认为五脏虚弱、过食肥甘、情志失调是引起消渴的原因，而内热是其主要病机。《金匮要略》立专篇讨论，并最早提出肾气丸等治疗方药。消渴病后易引发诸多并发症，许多医家很早以前就认识到这个问题，并对其做了形象阐述，如《诸病源候论·消渴候》论述其并发症说“其病变多发痈疽”；《黄帝素问宣明论方·消渴总论》说消渴一证“故变为雀目或内障”；《儒门事亲·三消论》说“夫消渴者，多变聋盲、疮癣、痤痱之类”“或蒸热虚汗，肺痿劳嗽”。到了明代，王肯堂在前人论述的基础上首先对消渴的临床分类做了明确阐述，《证治准绳·消瘅》说：“渴而多饮为上消（经谓膈消），消谷善饥为中消（经谓消中），渴而便数有膏为下消（经谓肾消）。”明清以后，对消渴的治疗原则及方药，有了更为全面深入的探索研究。

【病因病机】

1.基本病因病机　导致消渴的因素有先天禀赋不足、情志失调、饮食不节、劳欲过度等，其中以先天禀赋不足，兼以忧思不解最易导致本病发病，其病位主要与肺、胃（脾）、肾有关，尤与肾的关系最为密切。基本病机是阴津亏损，燥热偏盛，而以阴虚为本，燥热为标。

2.思虑过度状态消渴的病机　消渴的发生与思虑过度有密切关系。营谋强思，劳心竭虑，往往导致气机不畅，郁久化火，火热内灼，耗伤肺胃阴津，精血暗耗，水不济火而发为消渴，正如《临证指南医案·三消》所说：“心境愁郁，内火自燃，乃消症大病。”《灵枢·五变》曰：“怒则气上逆，胸中蓄积……血脉不行，转而为热，热则消肌肤，故为消瘅。”与西医学认为消渴病与精神紧张，神经—内分泌—免疫功能失调有关。

素体禀赋不足，是引起消渴病的重要内在因素，《灵枢·五变》说“五脏皆柔弱者，善病消瘅”，阴虚体质者最易罹患此病。又素善忧思，劳心竭虑或郁怒伤肝，肝气郁结，以致气郁化火，内灼肺胃阴津，而发为消渴。分而言之，导致消渴的病理途径主要有以下几方面。

（1）气郁化火，气阴两伤：素体虚弱，阴亏体质，思虑过度，心气郁结，气郁化火，上灼肺胃阴津，下灼肾液，津液匮乏，不能上呈于咽喉而致消渴。消渴病日久，病情失控，则阴损及阳，热灼津亏血瘀，而致气阴两伤，阴阳俱虚，络脉瘀阻，经脉失养，气血逆乱，脏腑器官受损而出现疖、痈、眩晕、胸痹、耳聋、目盲、肢体麻痛、下肢坏疽、肾衰水肿、中风昏迷等兼证。

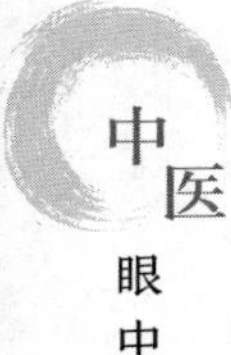

（2）脾失健运，化热伤津：过食肥甘，醇酒厚味，兼以思虑伤脾，致脾胃运化失职，积热内蕴，化燥伤津，消谷耗液，发为消渴。如《素问·奇病论》说："此肥美之所发也，此人必数食甘美而多肥也，肥者令人内热，甘者令人中满，故其气上溢，转为消渴。"

（3）思虑过度，虚火内灼：思虑过度，脾胃受困，不能运化水谷精微，久而久之，后天亏乏，损及先天元气，耗伤肾精，阴不敛阳，虚火内生，则火因水竭益烈，水因火烈而益干，终致肾虚、肺燥、胃热俱现，发为消渴。

【证候特点】

1. 基本证候特点　起病缓慢，病程漫长，以多尿、多饮、多食、倦怠乏力、形体消瘦，或尿有甜味为其证候特征。但患者"三多"症状的显著程度有较大的差别。消渴病的多尿，表现为排尿次数增多，尿量增加。有的患者是因夜尿增多而发现本病。与多尿同时出现的是多饮，喝水量及次数明显增多。多食易饥，食量超出常人，但患者常感疲乏无力，日久则形体消瘦。但现代的消渴病患者，有的则在较长时间内表现为形体肥胖。

2. 思虑过度状态消渴证候特点　思虑过度所致的消渴多表现为倦怠乏力，形体消瘦，口渴多饮，情绪波动时诸症加重。这与饮食不节、劳欲过度等导致的消渴在证候特点上有明显差别，因饮食不节导致的消渴多表现为多食易饥，食量超出常人但易疲乏无力；因劳欲过度导致的消渴多表现为神疲乏力，排尿增多，口渴多饮，形体消瘦。

现代疾病中的糖尿病属于"消渴"范畴，其发生、发展、转归不仅与生物因素有关，同时与心理社会因素密切相关。易患糖尿病的人群多具有多思多虑等不良情绪的人格特征，这些不良情绪可降低患者的免疫力，影响胰岛素的分泌，使胰岛素的分泌减少，导致血糖升高，诱发或加重糖尿病，甚至发生酮症酸中毒。相反，当过度的思虑、担心情绪消除，心理障碍排除后，血糖会降低，胰岛素需要量也减少。

第八节 肢体经络病证

腰痛

【定义】

腰痛又称“腰脊痛”，是指腰部感受外邪，或因忧思劳伤，或由肾虚而引起气血运行失调，脉络绌急，腰府失养所致的以腰部一侧或两侧疼痛为主要症状的一类病证。

【历史沿革】

古代文献中对腰痛早有论述，《素问·脉要精微论》指出“腰者，肾之府，转摇不能，肾将惫矣”，阐明了肾虚腰痛的特点。到了东汉时期，张仲景在《金匮要略》中已开始对腰痛进行辨证论治，创立肾气丸以治疗肾虚腰痛、甘姜苓术汤以治疗寒湿腰痛，两方一直沿用至今，临床疗效甚佳。对于腰痛病因学的认识，到隋代始有充实，巢元方在《诸病源候论》中描述了“坠堕伤腰”“劳损于肾”等病因，分类上分为卒腰痛与久腰痛。金元时期，对腰痛的认识已经比较充分，如《丹溪心法·腰痛》指出腰痛病因有“湿热、肾虚、瘀血、挫闪、痰积”，并强调肾虚的重要作用。清代，对腰痛病因病机和辨证论治已有系统的认识和丰富的临床经验。许多医家认为腰痛的产生多与气血不通郁滞有关，如清代李用粹《证治汇补·腰痛》指出：“治惟补肾为先，而后随邪之所见者以施治，标急则治标，本急则治本，初痛宜疏邪滞，理经隧，久痛宜补真元，养血气。”《杂病源流犀烛》《张氏医通》总结历代医家对腰痛的论述，归纳为寒湿腰痛、肾虚腰痛、气滞腰痛、瘀血腰痛等，使腰痛的辨证论治成为一个系统。

【病因病机】

1. 基本病因病机　导致腰痛的病因有情志内伤、外感、跌仆损伤等，

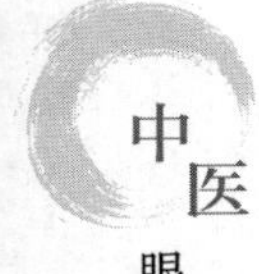

这些致病因素均可导致筋脉闭阻，腰府失养。腰痛的病位在腰部，肾虚是发病关键所在，风寒湿热的痹阻不行，常因肾虚而客，否则虽感外邪，亦不致出现腰痛。

2. 思虑过度状态腰痛的病机　腰痛与忧思恼怒、情志不舒有密切联系。《三因极一病证方论·腰痛病论》说："夫腰痛虽属肾虚，亦涉三因所致；在外则脏腑经络受邪，在内则忧思恐怒，以至房劳坠堕，皆能致之。"《景岳全书·杂证谟·腰痛》亦说："腰痛之虚证十居八九，但察其既无表邪，又无湿热，而或以年衰，或以劳苦或以酒色斫丧，或七情忧郁所致者，则悉属真阴虚证。"分而言之，导致腰痛的病理途径主要有以下几方面。

（1）气机不畅，腰部痹阻：素善忧思，气机不畅，气机郁滞于腰部，不通则痛，如《医宗必读·腰痛》言："《内经》言'太阳腰痛者……有寒，有湿，有风，有热……有滞气……'"

（2）精气亏虚，腰部失温：素体虚弱，禀赋不足，加之忧思难解，耗伤精气，致使气虚不充，腰部失于温煦而致腰痛。如《景岳全书·腰痛》说："腰痛证，凡悠悠戚戚，屡发不已者，肾之虚也……忧愁思虑而痛者，气之虚也。"

（3）气血亏虚，腰部失养：思虑日久，耗伤气血，气血亏虚，损及根本，肾精亦亏，肾阳亦亏，腰部失去滋养而疼痛。《灵枢·五癃津液别》说："虚，故腰背痛而胫酸。"《临证指南医案·腰腿足痛》在治法上认为："夫内因治法，肾脏之阳有亏，则益火之本以消阴翳；肾脏之阴内夺，则壮水之源以制阳光。"由此可见，肾为一身阴阳之本，腰为肾之府，思虑日久，耗伤阴精，阴损及阳，阳气渐亏，气血阴阳两亏，腰部失养而致腰痛。

【证候特点】

1. 基本证候特点　腰部一侧或两侧疼痛，因病理性质的不同，而有种种表现。多缓慢发病，病程较久，或急性起病，病程较短。疼痛性质有隐痛、胀痛、酸痛、濡痛、绵绵作痛、刺痛、腰痛如折；腰痛喜按、腰痛拒按；冷痛，得热则解，热痛，遇热更甚；酸胀痛，生气或忧思难解时加重。腰痛与气候变化有关、腰痛与气候变化无关。腰痛劳累加重，休息缓解。腰痛影响功能活动，腰“转摇不能”“不可以俯仰”。腰痛固定，腰痛放射至其他部位，引起腰脊强、腰背痛、腰股痛、腰尻痛、腰痛引少腹等。

2. 思虑过度状态腰痛证候特点　思虑过度导致的腰痛多以腰两侧酸胀痛为主，与气候变化及时间无关，腰痛喜按，生气或思虑过度时腰痛症状明显加重。这与外感、跌仆损伤而致的腰痛证候特点上有明显差别：因外感六淫等邪所致的腰痛或以冷痛或以重浊酸痛为主，得热则缓，天气变化时明显加重；因跌仆损伤等导致的腰痛多以刺痛为主，夜甚，疼痛拒按，与气候变化无关，腰痛可以放射到其他部位，可引起腰脊强、背痛等症。

第九节　妇科病证

月经不调

【定义】

月经不调的含义有广义与狭义之分，广义的月经不调，泛指一切月经病；狭义的月经不调仅指月经的周期、经色、经量、经质出现异常改变，并伴有其他症状。本篇以月经周期的异常作为本病的主要症状介绍，而经期的异常往往伴有经量、经色、经质的异常，临证时当全面分析。

【历史沿革】

战国时代成书的我国现存的第一部医学巨著《黄帝内经》确定了中医学的理论基础，同时提出了女性的解剖、月经生理、妊娠诊断等基本理论，还初步论述了一些女性疾病的病理，如月事不来、带下、肠覃等。《黄帝内经》的理论为中医妇产科学的发展奠定了基础。据《史记·扁鹊仓公列传》记载，太仓公淳于意首创“诊籍”，其中“韩女内寒月事不下”等是妇产科最早的病案。魏晋时期，主要是脉学和病源证候学的成就，推动了妇产科的发展。晋代王叔和著成的《脉经》使诊脉的理论与方法系统化、规范化，其中在妇产科方面提出了“居经”“避年”之说。隋代巢元方等编著了《诸病源候论》，书中有妇人病8卷，前4卷论妇科病，其中月水不调候5论，逐项讨论了病因、病机及临床所见，内容颇为丰富。宋代陈自明著《妇人大全良方》，全书分调经、求嗣、胎教等8门，对月经不调论述甚广，是我国著名的妇产科专著，一直风行300多年，对后世医家也有巨大影响。到了金元时期，百家争鸣，其中以金元四大家最具代表性，例如李杲著《兰室秘藏》所论“妇人血崩，是肾水阴虚，不能镇守包络相火，故血走而崩也”，对今天月经病的治疗是有指导意义的。朱震亨在理论上提出“阳常有余，阴常不足”之说，治疗上重视保存阴精。明代李明珍著《奇经八脉考》和《濒湖脉学》，其对月经理论和奇经八脉的论述，对中医月经理论的发展做出了重要贡献。

【病因病机】

1. 基本病因病机　导致月经不调的因素有外感寒邪、忧思抑郁、忿郁恼怒、饮食失节等。如《医学心悟》所云：“经，常也，一月一行，循乎常道，以象月盈则亏也，经不行，则反常而灾沴至矣。　以方书前为热，退后为寒，其理近似，然亦不可尽拘也。”其中因忧思抑郁导致月经不调者逐年增多，其病位在胞宫，与肝、肾、脾关系密切。肾气旺盛，肝脾调和，冲任脉盛，则月经按时而下。

2. 思虑过度状态月经不调的病机　随着生活节奏的加快，社会压力的加剧，女性不但积极地参与到社会的各项工作当中，并且在某些领域十分出色甚至超过了男性，在取得这些成就、生活工作压力增大的同时，气机不舒、思虑过度的情况越来越多，进而身体也出现了月经不调等症状。分而言之，导致月经不调的病理途径主要有以下几方面。

（1）思虑伤脾，金水失养：中医认为，思为脾志，人的思虑主要是通过脾来表达的。思是精神高度集中的思考、谋虑的一种情志。当人在思考或焦虑时，往往会出现饮食无味，食欲下降；有的妇女可以因为工作紧张，思虑过度导致月经量少、经期紊乱等，这与脾主统血的功能相一致。思虑过度，耗伤脾气，脾胃运化及统血功能受损，母病及子，则肺金失养，又血不循常道，无以滋养胞宫，以致经血渐亏，月经量少而不流畅。正如萧埙的《女科经纶·月经门》所说：“徐春甫曰：心属阳而主血，脾裹血以行气。若月经不通，未必不由心事不足，思虑伤脾，有所劳倦，谷气不输，肺金失养，肾水无滋，经血枯涸，以致三五不调，渐致闭绝。”

（2）沉思积郁，冲任失和：思为脾志，正常思考思索为必不可少的一种生理活动，但遇事不顺，欲念不遂人意，导致沉思积郁，困阻脾气。脾胃乃气血生化之源，冲任依赖之本，脾胃功能受制，无力运化气血精微灌注冲任二脉，导致冲任气血失养，经血枯闭，遂致月经三五不调，或迟或早，甚至闭经。张介宾在《景岳全书·妇人规》中说“凡欲念不遂，沉思积郁，心脾气结，致伤冲任之源”“凡妇人血虚者，或迟或早，经多不调”，即是言此。

【证候特点】

1. 基本证候特点　月经先期，后期或先后不定期。月经之色、质、量等亦随之出现异常。或伴面色苍白，口唇色淡，头晕耳鸣，神疲，纳差，畏寒肢冷，小腹冷痛，倒经，子宫肌瘤，胸胁、乳房胀痛。此外，月经不调还可表现为伴有躁动、情绪不稳、容易激动、胸部或腹部肿胀、体重增加、身体局部水肿、食欲改变、口腔溃疡、痤疮、头痛等。这些情况通常在月经前出现，月经开始后的 24 小时内结束，不过具体情况因人而异。除此，女性在月经期还可能伴有下腹部胀痛、腰酸背痛等异常表现。严重的痛经、经前期综合征也属此范畴。

2. 思虑过度状态月经不调证候特点　思虑过度导致的月经不调多以经期紊乱，或提前或拖后，淋漓不断为主，常常伴有小腹隐隐作痛、喜揉喜按、胸闷嗳气等症状，叹息及嗳气、矢气后觉舒畅。这与外感、饮食失节等导致的月经不调在证候特点上有明显差别，因外感寒邪等导致的月经不调多表现为月经突然闭塞、经期延长等；因饮食不节导致的月经不调多表现为经期紊乱、经量过多或淋漓不断。

综上所述，思虑过度状态疾病形态万千，各种躯体症状纷繁复杂。思虑过度，扰乱气机运行，思则气结。人体是一个浑圆之体，全赖一气周流，方能生生不息。若气机结滞，则气运行受阻，进而影响到血的循行，从而衍化出不同的病机特点，如痰浊内扰、瘀血痹阻、水饮上泛、湿热下注等，若进一步发展，气血结滞于不同部位，便会派生出不同的疾病，如咳嗽、心悸、失眠及头痛、肩背痛等各种痛症。但总括之，因思虑过度这一根本病因所致，给我们提供了一个崭新的思路，即治病当须追根溯源，审证求因，抓住主要矛盾后，一切形态复杂的疾病便可迎刃而解，因历代各位医家虽零星记载了些许思虑过度致病的病案及理论，但均未进行系统阐述。在当前社会环境下，因思虑过度而致的疾病越来越多，所以在此提纲挈领地列举了 16 种较典型的疾病进行论述，以期在临床上对因思虑过度所致疾病的诊治起到借鉴作用。

参考文献

［1］周仲瑛．中医内科学［M］.7 版．北京：中国中医药出版社，2007.

［2］商鸣宇，刘双，梁瑛，等．心理因素导致哮喘发作 2 例报告［J］．首都医科大学学报，2002，23（2）：178–179.

［3］王晓静，郝春艳．急性心肌梗死患者心理及个性表现特征［J］．中国临床康复，2004，8（6）：1044.

［4］王志敏，王震．胃溃疡与心理社会因素相关性的分析研究［J］．现代预防医学，2009，36（15）：2898–2899.

［5］刘松，姚盛来，张跃，等．心理行为干预对食道癌患者术前应激反应的影响［J］．中国行为医学科学，2003，12（1）：68–69.

［6］张鲁豫．特发性水肿 80 例临床观察［J］．中国实用神经疾病杂志，2010，13（4）：98.

［7］王勇．糖尿病合并心理障碍的研究［J］．长春中医药大学学报，2010，26（1）：32–33.

第四章 思虑过度状态的临床辨证治疗

思虑为病多端，其机在气结，其病位在心脾，久思不解，可以导致多种疾病的发生，正如张介宾所说："思则气结，结于心而伤于脾也，及其既甚，则上连肺胃而为咳喘，为失血，为膈噎，为呕吐；下连肝肾，则为带浊，为崩淋，为不月，为劳损。"古今医家虽已认识到上述诸端，但在进行思虑为病的临床治疗时，仍然是"有是证便用是方"，全然忽略了"思则气结"的病机基础与在气结基础上所发生的病机衍化，若按照"有是证便用是方"的思路治疗思虑为病，仅可见暂时之效，却非长久之计。

因此，在总结前人理论的基础上，并结合我们在思虑致病的理论和临床治疗方面积累的认识和经验，提出：思虑不仅是一种病因，也是一种病理结果。当应激性思虑迟迟得不到解除并持续存在时，思虑便由一种应激性的情绪转化为一种紊乱的心理状态—思虑过度状态。"思则气结"，气结在中焦，气结日久，郁而化热、化火、阳亢、生风；气结则气化不利，气血津液不归正化，则血瘀、湿生、痰聚、水停；气血津液不归正化，则必气虚、营亏、血耗，进而产生一系列的病证。在治疗时，不能仅仅着眼于对病证的治疗，而是要把治疗的重心放在对基本病机气结和因气结而产生的衍化病机上，并参察《失眠症思虑过度状态评定量表》中的五个因子进行有针对性地辨证治疗。

然古人有云"有药医病，无药医性"。药物治疗虽然可以暂时解除因思虑而导致的各种病证，但如果患者思虑的个性没有改变或者思虑过度的诱发事件没有消除，再上等的医术亦是无济于事。因此，对思虑过度状态的治疗，我们主张药物疗法与情志疗法相结合，两种方法使用得当，方可相得益彰，以使治疗效果更臻明显。

第一节 中医治疗法则

一、治疗总则

中医学治疗疾病在调整机体阴阳平衡的基础上，重视审证求机论治和把握病情的动态变化。

（一）病机层次的划分

病机是疾病发生、发展与变化的机制，反映疾病或疾病在某一阶段的本质。疾病的存在涉及全身或局部的各个层次，因此病机的划分亦当从不同的角度和层面进行。根据历年来我们对思虑过度状态的认识，将对思虑过度状态的病机进行划分并在这种病机层次下的中医治法和用药。

中医学所谓的病机，即疾病发生、发展与变化的机制，亦即病因作用于人体，机体某一部位或层次的生理状态遭到破坏，产生或形态、或功能、或代谢等方面的某种失调、障碍或损害，且自身又不能一时自行康复的内在根据。病机是临床表现的内在基础，亦是疾病发展、转归和诊断治疗的内在依据。

疾病过程极其复杂，牵涉局部和全身的各个层次，对病机的研究也可以从不同的层面和角度进行，从而形成多层次的病机理论。在划分病机基本层次时，要考虑以下三个基本要素：对疾病发生、发展、变化过程与规律的把握；疾病的表现纷繁复杂、变化多端，要透过现象看本质，抓主证，理清思路，注意对证候属性的判断与把握；注意对治病求本的理解与把握。第一层次为基本病机。病邪作用于人体，正气奋起抗邪，形成正邪相争，破坏了人体阴阳的相对平衡，必然引起人体生命活动的基本物质—精气血津液的病变，从而产生全身或局部的多种多样的病理变化。

根据上述的病机理论，思虑过度状态划分为三个层次，即三位病机理论：原发病机、衍化病机、具体病机。其中原发病机是思虑过度状态的第一位病机，是指思虑致病发生的最根本的机制。思虑过度状态的原发病机为气机结滞。思则气滞或气结，使内脏气机升降失调，气血功能紊乱。如《素问·举痛论》曰："思则心有所存，神有所归，正气留而不行，故气结矣。"《医门补要》亦云："思则气并于脾。"

衍化病机是思虑过度状态的第二位病机，是结合患者的体质、个性及事件本身的严重程度、持续时间等因素，在原发病机的基础上，导致病机发生的延展性变化，如性格急的则阳亢，阴虚者则内热，痰湿重者则出现痰热。思虑过度状态以"气结"为先，气结日久，郁而生热、化火；气结于某部，则气盛，气盛则阳亢，阳亢则化风，或热极生风；气结则湿不化，湿郁则生痰，以致痰气郁结；气结日久，由气及血而致血郁；气结则气化不利，气血津液不归正化，以致气虚、营亏、精耗，但以上诸端病机衍化，皆以气结为先。

第一、二位病机虽然对于气血津液的各种状态能够辨明虚实，但仍太过于笼统，不能明确临床用药的具体靶向。因此，我们从思虑过度状态的评定量表中抽提出五个因子，然后将量表所显示的因子与基本病机和衍化病机相结合并综合分析，即为具体病机，为第三位病机。这五个因子分别为"心理行为改变""头面部不适""咽喉部不适""胃肠中焦不适""颈肩部及四肢不适"，这样便明确了思虑过度状态下常见的躯体不适部位，确定了思虑过度状态导致的各种具体病机，从而精确地指导临床辨证治疗。

（二）治疗原则

在进行临床药物治疗时，根据"治病必求于本"的根本原则，以治疗原发病机——气结为首务，调气散结，解除致病之机；然后根据衍化病机和病变部位确定思虑过度状态的具体病机，在辛散气结的前提下兼顾衍化病机。依此，阴霾自散。

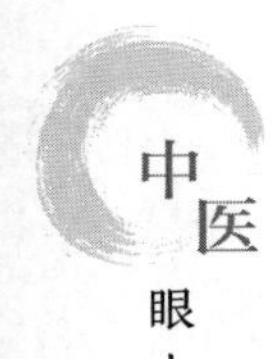

二、辨证治疗

（一）散气调神，解除致病之机

思虑过度状态的发病基础在于思虑的个性或应激性的思虑事件，原发病机为气机结滞，故散气调神，解除致病之机当为思虑过度状态治疗的首务。我们通过对古代治疗情志类疾病的方剂进行筛选和临床试验发现，《金匮要略》之半夏厚朴汤不仅直接作用于思虑过度状态之气结，而且对于调节这种紊乱状态下的不良心境也有很好的作用，是为治疗思虑过度心理紊乱状态的有效经验方剂。

基于近年来的研究，我们发现中医心理紊乱状态下的病证表现不仅有人格、情绪和认知方面的障碍，还表现为更多的躯体化症状和体征。但由于患者对自身疾病认知能力的障碍，由患者主诉的症状和体征多不能反映疾病的真实情况。因此，在临证时，要充分调动医生望闻问切的四诊能力，运用中医心理学的内容和知识，透过患者躯体化的症状和体征，拨开层层迷雾，找寻患者的心理紊乱背景和疾病的内在症结，然后用药物治疗或者心理疏导的方法直接干预疾病发生的内在“扳机”，才是治疗中医心理紊乱状态的最有效的治疗方法，也是中医心理紊乱状态的“克星”。思虑过度状态下，患者在心理及思想认识上存在某种持定状态。该持定状态是指患者注意力及思维关注面狭窄，将自己的思想持定在与自己身心相关联的某些事物上，如总是怀疑自己得了某些疾病，或自己身体的某个部位长了肿瘤，或睡眠认知障碍，并且会出现与其怀疑的疾病相关的症状和体征，但在体格检查、实验室检查及其他检查中，均无阳性结果出现。此时我们应用中医的心理辨证体系，摒弃患者主观的不适，从心理层面上对患者采取相应的治疗措施，是治疗思虑过度状态的有效方式。

半夏厚朴汤出自《金匮要略·妇人杂病脉证并治第二十二》，文曰：“妇人咽中如有炙脔，半夏厚朴汤主之。”《医宗金鉴》对该方的主治和作用机制做出了解释：“咽中如有炙脔，谓咽中有痰涎，如同炙肉，咯之不出，咽之不下者，即今之梅核气病也。此病得于七情郁气，凝涎而生。故用半夏、厚朴、生姜，辛以散结，苦以降逆；茯苓佐半夏，以利饮行涎；紫苏芳香，以宣通郁气，俾气舒涎去，病自愈矣。此证男人亦有，不独妇人也。”在历代医家的论述中，半夏厚朴汤虽主治梅核气，但其辛苦调气散结，开气之郁结，能直接针对思虑过度状态的原发病机，是治疗思虑过度状态之气结的针对性方剂。

基于以上对半夏厚朴汤的认识，经过反复临床验证和筛选，我们发现在半夏厚朴汤基础上进行加减，治疗思虑过度状态的效果更为显著。据此，我们研制出一个治疗思虑过度状态的固定经验方——绿美安方，并通过思虑过度状态失眠症患者应用该方的临床试验结果表明：绿美安方能改善患者日间的心理、情绪及认知等方面存在的问题，是高效、无毒、安全的治疗思虑过度状态的中药成方。

（二）理燮衍化，截断病机发展

对第二位病机—衍化病机的治疗，采取的基本原则是“虚则补之，实则泻之”。实者当祛其邪气，气郁者解其郁，郁热、郁火者辛散清解，阳亢者潜其阳，生风者息其风，痰聚者化其痰，湿盛者燥其湿，水停者利其水。虚者当扶助正气，根据气血阴阳亏虚的不同，以益气、养血、滋阴、温阳。对于虚实夹杂者，又当兼顾之。随病理因素的不同加减药味。

1. 胃肠中焦不适　六腑以通为用，以降为顺。思虑过度状态下，“思则气结”，气结于胃脘，胃气失于和降，郁滞而上逆，则为胃脘撑胀、满闷不适感，为反酸，为呃逆，为呕恶，治疗宜半夏厚朴汤合平胃散加减，以解气结、降气逆、和胃腑；气结于大肠，大肠传导失职，则见腹胀，排气后腹部不适减轻，大便不畅，大便成形，但粪条细，治疗宜半夏厚朴汤加槟榔、枳实疏解大肠气结，解除因气结而致的肠道痉挛；气结于中焦，脾气运化失常，不能分散水精，水湿停于中焦，三焦不利，水道不通，则见小便短少，水湿泛溢肌肤，则见肤肿，且以下半身为重，治疗当半夏厚朴汤合苓桂术甘汤。

2. 咽喉部不适　思虑过度状态下，气机不畅，痰气凝滞于喉中，导致咽喉部不适，诸如“咽中如有炙脔，咳之不出咽之不下，或见患者颈部下段粗肿，或患者自述平素不能耐受高领衣服，一穿高领衣服即觉喘息不畅、憋闷感”。此症状多见于女性，与古代所论述的“梅核气，咽中如有炙脔”相似，始见于《金匮要略·妇人杂病脉证并治二十二》，“妇人咽中如有炙脔，半夏厚朴汤主之”。治疗上遵《金匮要略》之法，以半夏厚朴汤为基础方，加用调气化痰、畅达气机之品，如陈皮、香附、白芥子、莱菔子等。若痰气郁而化热，而见声音嘶哑、咽部发痒、咽喉疼痛等症，治疗在上方的基础上加牛蒡子、黄芩等物。

3. 颈肩四肢不适　气为血之帅，血在脉中流行，实赖于气之率领和推动，气行则血行，气止则血止，正如《仁斋直指方论》所说“气有一息之不运，则血有一息之不行”，《临证指南医案》曰“初为气结在经，久则血伤入络”“大凡经主气，络主血，久病血瘀”。思虑过度状态最直接最根本的病机在于气滞或气结，思虑日久，气结不通，血滞于经，气凝血滞，瘀血应之而生。又因颈肩背部为诸阳经与督脉交汇之处，“思伤脾”，脾主四肢，气血不畅，瘀血阻络，督脉循行不畅，经络阻滞，“不通则痛”。多表现为四肢麻木不适，沉重感，手脚冰凉，颈肩部或背部拘急、紧缩、僵硬感，常感觉影响呼吸。治疗上应采用调气散结、活血化瘀之法，在半夏厚朴汤的基础上，加伸筋草、路路通、桑枝、防己、石楠叶之类。

4. 头面部不适　思虑过度状态下头面部的不适，多是由于思虑过久耗伤阴血或者气机不畅，郁而化火，火性冲逆，上亢于头面部所致。临床多表现为头晕、头胀、头紧、头昏沉不适、耳鸣、眼睛干涩、眼睛出现血丝或充血、呕恶等，另外临床还会伴随出现胸闷、失眠等。治疗上应辨明虚实，在辛散气结的基础上，辅以滋阴降逆或重镇清热泻火之法，滋阴降逆者用半夏厚朴汤合镇肝熄风汤，重镇清热泻火用半夏厚朴汤合羚角钩藤汤。

5. 心理行为改变　思虑过度状态下心理行为的改变，多表现为入睡困难，睡眠表浅，易醒，多梦，清醒后头脑昏沉，不清亮，无故担心害怕，过分担忧，总是处于忧愁之中，做事不如以前积极主动，做事效率下降，越来越缺乏耐心，半途而废难以坚持到底，过度关注某些事情，不能自已，自觉很累，不愿与别人交谈，遇事顽固，爱钻牛角尖，心中烦乱难以平静，不愿被外界打扰。诸如此类，多是“思则气结，结于心而伤于脾也”，治疗上应多注意心理辅导、心理治疗，药物在半夏厚朴汤的基础上，适当加用具有愉悦心情、畅达情志的药物，如郁金、合欢、菖蒲、远志之类。

（三）思虑过度状态心脾两虚证治疗举隅

本团队结合脏腑辨证以及心理辨证两方面，通过对古今文献研究分析和长期的临床实践积累，总结出针对思虑过度状态心脾两虚证的经验方。

治法：养心健脾，解思定虑。

推荐方药：养心健脾定虑方。

具体如下：炙黄芪 30 g，党参 18 g，白术 12 g，龙眼肉 18 g，酸枣仁 15 g，清半夏 9 g，厚朴 12 g，防风 12 g，紫苏叶 15 g，茯神 15 g，当归 15 g，白芍 20 g，远志 12 g，木香 9 g，炙甘草 6 g。

养心健脾定虑方为归脾汤合半夏厚朴汤加减方。归脾汤原方出自南宋代严用和《济生方》，有益气补血、健脾养心之功。半夏厚朴汤原方出自《金匮要略》，有行气散结、降逆化痰之功。本方为原方基础上改人参为党参，加用白芍、防风而成。

炙黄芪为君，黄芪解思定虑，为补肺脾二脏之气的股肱之品，肺魄得安，则人遇事果敢，虑有所安；脾意稳固，使得人思维迅捷，思有所定；调节思虑过度的心理紊乱状态，思虑一消，结气得散，心血脾气来复，郁病得以痊愈。《灵枢·本神》有云：“魄伤则狂，狂则意不存人。”均说明肺魄、脾意对情绪心理的调节作用。黄芪补中益气，补脾气之虚，气能生血，亦可滋养心血，调整心脾两虚的脏腑紊乱状态。

党参、白术、龙眼肉、酸枣仁、半夏、厚朴为臣，助君药解思定虑、敛定神志之效，补脾意不足、肺魄偏失、心神之伤，以缓解情绪之郁，思虑之深。方选党参补益脾肺之气，益气养血，生津。契合心脾气血两虚之脏腑衰弱状态。白术被尊为“脾脏补气健脾第一要药”，大补脾意之不足，使人意志持定，思虑有度；党参、白术与君药黄芪相伍，张扬其补益中气之效。龙眼肉安志强魄作用极佳，长于调节神志，安神以解情绪之郁。酸枣仁有补养血海，宁心安神之效。龙眼肉与酸枣仁两药相合，安神志之力更强，使心血速生。清半夏、厚朴，此二药气味辛苦，辛开苦降可使气机运动趋于正常，消散郁结之气。旨在肃清“思虑过度”的病理状态，气机一畅，截断了中医心理紊乱状态导致脏腑紊乱及精气血津液乖戾的通路，一定程度上缓解思虑过度状态，且针对心脾两虚易于衍生出的气机郁滞、痰涎内生等病理倾向可达未病先防之功。

防风、紫苏叶、茯神、当归、白芍、远志、木香为佐药。防风、紫苏叶，此二药为“风药”，《日华子本草》认为防风有“安神定志”之效，而且可以调节气机，使脉得平。两药可使得情志有序、思虑有常，配合党参、黄芪，共奏调理情志、梳理气机之效，有缓解患者过度关注、消沉低落情绪的作用。茯神有宁心、安神、利水之效。《药品化义》认为此品可“温养心神”，调节魂魄不能安定的状态，对“神不守舍”“惊悸怔忡”等症有良好效果。本品外避诸事之纷扰，内理神魂之紊乱，平权衡思虑，安神机之所。当归、白芍，此二药补血活血，补而不滞，亦可养血安定神志，解情绪之郁。远志有安神益智、祛痰、消肿之效，本品可愉悦心情、畅达情志。志强则神有所归，虑有所从，思考纷纭得止。木香有行气止痛、健脾消食之效，解诸药之滋腻，气机更宜条畅。炙甘草为使药，可调和诸药，诸药得安，气机得平。

诸药合用，不仅可以调补心脾之虚，补气生血，还可以用于抑郁障碍、睡眠障碍等病辨为思虑过度状态的，在“中医心理紊乱状态”辨治理论体系的指导下多靶点、多层次治疗疾病，以更好地实现直捣病机、治病求本的目的。

第二节　方药辑要

一、古今中药辑要

通过检阅总结古代本草、医案及其他医籍，我们查找出很多散在于古代文献中与治疗思虑过度有关的中药。熟练掌握这些相关中药的药性、功用以及鉴别、炮制、煎煮法，是我们有效治疗思虑过度状态的前提。

1. 兰花参（《滇南本草》）

［**简述**］为桔梗科植物兰花参 *Wahlenbergia marginata* 的根或带根全草。夏季采收，晒干。

［**性味归经**］甘、微苦，平。归脾、肺经。

［**功效应用**］益气健脾，止咳祛痰，止血。

用于虚损劳伤，自汗，盗汗，小儿疳积，妇女白带，感冒，咳嗽，衄血，疟疾，瘰疬。

［**用量用法**］内服：煎汤，15~30 g，鲜品 30~60 g。外用：适量，捣敷。

［**历代论述**］《滇南本草》曰："味甘、微苦，性平。入心、脾二经，甘入脾、苦入心。补虚损，止自汗、盗汗，除虚热。盖烦劳则心家虚热生焉。以参之甘益元气，而虚热自除也。夜多不寐，睡卧不宁。心生血、脾统血，心脾血虚，神不敛志，所以自汗、盗汗也。能生血，使脾健而统血。心神散乱者，服之最良……（单方）治勤苦劳心、产后失血过多、虚损劳伤、烦热，自汗、盗汗，妇人白带。兰花参（五钱） 笋鸡（一只去肠） 将药入鸡腹内煮，共和一处，煮滥食之。或猪净膂肉亦可。"

［**药理研究**］花参根中含三萜化合物：羽扇烯酮（lu-penone），另外含甾醇，β-谷甾醇（β-sitosterol），β-谷甾醇苷（β-sitos-terol glucoside），甲基-9，12-十八碳二烯酸酯（methyl-9，12-oc-tadecadienoate），蔗糖（sucrose）和葡萄糖（glucose）。

2. 龙眼肉（《神农本草经》）

［**简述**］本品为无患子科植物龙眼 *Dimocarpus longan* Lour. 的假种皮。夏、秋二季采收成熟果实，干燥，除去壳、核，晒至干爽不黏。

［**性味归经**］甘，温。归心、脾经。

［**功效应用**］补益心脾，养血安神。

用于心脾虚损，气血不足的心悸、失眠、健忘等。能补益心脾，养血安神，为性质平和的滋补良药。单用即有效，亦常配黄芪、人参、当归、酸枣仁等同用，如归脾汤。其他如老弱体衰、产后、大病后，见气血不足者，用以和白糖蒸熟，开水冲服，名玉灵膏（代参膏），可补益气血。

［**用法用量**］煎汤，10~15 g，大量 30~60 g。

［**历代论述**］

《神农本草经》曰："味甘，平。主治五脏邪气，安志厌食。久服强魂，聪明，轻身，不老，通神明。"

《本草纲目》曰："食品以荔枝为贵，而资益则龙眼为良。盖荔枝性热，而龙眼性和平也。严用和《济生方》治思虑劳伤心脾有归脾汤，取甘味归脾，能益人智之义。"

《本草乘雅半偈》曰："鳞虫木属为龙，肝木根窍为眼。久服强魂。魂者，肝藏之神识也。魂强，肝木之体具；体具，肝木之用行；用行，升出中降入五气；行各有次而五志安，五邪治，三虫去，蛊毒除，身轻根净，皆得所欲。"

《雷公炮制药性解》曰："味甘，性温，无毒，入心、脾二经。主补血气，养肌肉，益虚羸，美颜色，除健忘，治怔忡，增智慧，明耳目。"

《本草分经》曰："甘平而润，补心脾，安神，治一切思虑过度，劳伤心脾及血不归脾诸症。"

《本草撮要》曰："味甘平润。入足太阴厥阴经，功专补心长智，悦胃培脾，疗健忘与怔忡，能安神而熟寐，一切思虑过度，劳伤心脾，血不归脾诸症。凡受风寒者忌。"

《本草求真》曰："龙眼（夷果）补心脾气血。龙眼（专入心脾），气味甘温，多有似于大枣，但此甘味更重，润气尤多，于补气之中（温则补气）又更存有补血之力，（润则补血）故书载能益脾长智（脾益则智长），养心保血（血保则心养），为心脾要药……思虑而气既耗，则非甘者不能以补，思虑而神更损，则非润者不能以济，龙眼甘润兼有，既能补脾固气，复能保血不耗，则神气自尔长养，而无惊悸健忘之病矣！按古归脾汤有用龙眼肉以治心脾伤损，义实基此。非若大枣力专补脾，气味虽甘，其性稍燥，而无甘润和柔，以至于极之妙也。"

《要药分剂》曰："龙眼味甘，性平，无毒。禀稼穑之化而生，升也，阳也……治思虑劳伤心脾，及肠风下血。”

［**使用禁忌**］甘能作胀，凡中满气膈之症，均忌。

［**评述**］龙眼肉为补养心脾阴血之要药，主要用于心脾血虚之不寐、心悸等。

3. 韭子（《本草经集注》）

［**简述**］本品为百合科植物韭菜 *Allium tuberosum* RottL.ex Spreng. 的干燥成熟种子。秋 季果实成熟时采收果序，晒干，搓出种子，除去杂质。

［**性味归经**］辛、甘，温。归肝、肾经。

［**功效应用**］补益肝肾，壮阳固精。

用于肾虚阳痿，腰膝酸软，遗精，尿频，尿浊，带下清稀。

［**用量用法**］内服：煎汤，6~12 g；或入丸、散剂。

［**历代论述**］《要药分剂》曰："味辛甘，性温，无毒，升也，阳也。主治：主补肝肾，治命门，暖腰膝，治筋痿，遗尿，泄精，溺血，白带，白淫，小便频数。（备要）治鬼交甚效……时珍曰：《素问》云，足厥阴病则遗尿，思想无穷，入房太甚，发为筋痿，及白淫。男随溲而下，女子绵绵而下。韭子之治遗精漏泄，小便频数，女人带下者，能入厥阴补下焦不足，命门者，藏精之府，故同治云。"

［**药理研究**］韭子含硫化物、苷类、维生素 C 等。其所含皂苷大量口服可引起红细胞溶解，且皂苷能刺激胃黏膜反射引起呼吸道黏膜纤毛运动，显示祛痰作用，本品所含大蒜氨酸受大蒜脂的作用转化成大蒜素后有强大抗菌作用。

4. 黄柏（《神农本草经》）

［**简述**］本品为芸香科植物黄皮树 *Phellodendron chinense* Schneid.（关黄柏）和 Phellodendron amuren se Rupr.（川黄柏）的干燥树皮。剥取树皮后，除去粗皮，晒干。

［**性味归经**］苦，寒。归肾、膀胱、大肠经。

［**功效应用**］清热燥湿，泻火解毒，退热除蒸。

用于下焦湿热证，长于清下焦湿热。用于湿热带下、黄浊秽臭，常与

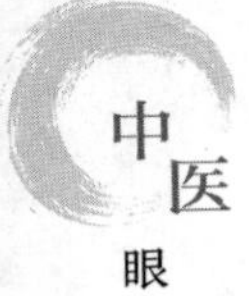

山药、芡实、车前子等同用，如易黄汤；用治膀胱湿热，小便淋漓涩痛，多配伍车前子、滑石、木通等清热利尿通淋之品同用；与苍术、牛膝配伍，又用治湿热下注之足膝肿痛，如三妙丸。

用于湿热泻痢，可配白头翁、黄连、秦皮等清热燥湿解毒之品同用，如白头翁汤，治湿热黄疸尿赤，常与栀子、甘草同用，如栀子柏皮汤。

用于肾阴不足，肾火偏亢之骨蒸潮热、盗汗、遗精。常与知母相须为用，并配熟地黄、山茱萸等同用，方如知柏地黄丸。

用于热毒疮疡、痈肿、疔疮、丹毒、烧伤等。内服常与黄连、栀子等清热解毒药同用。外用，研末外敷，或煎汤外洗。

［**用法用量**］水煎服，2~12 g，或入丸、散剂。外用适量。清热燥湿解毒多生用，泻火除蒸退热多盐水炙用，止血多炒炭用。

［**历代论述**］

《名医别录》曰："主治惊气在皮间，肌肤热赤起，目热赤痛，口疮。久服通神。"

《要药分剂》曰："黄柏：味苦，性寒，无毒，禀至阴之气，而得清寒之性以生，降也，阴也，恶干漆……切庵曰，诸病之中，火症为多。有本经自病者，如忿怒生肝火，焦思生心火之类是也；有子母相克者，如心火克肺，肝火克脾是也；有脏腑相移者，如肺火咳嗽，久则移热于大肠而泄泻，心火烦焦，久则移热于小肠而淋闭是也，又有别经相移者，有数经合病者，当从重者治之。"

［**药理研究**］

抗病原微生物作用。黄柏有广谱抗菌作用。水煎剂或醇浸剂在体外对金黄色葡萄球菌、白色葡萄球菌、溶血性链球菌、肺炎球菌、脑膜炎双球菌、炭疽杆菌、霍乱弧菌、白喉杆菌、大肠埃希菌、铜绿甲单胞菌、伤寒杆菌、副伤寒杆菌等均有不同程度抑制作用；对弗氏、宋内氏、志贺氏痢疾杆菌有较强的抑制作用；对一些致病性皮肤真菌亦有不同程度的抑制作用。本品对阴道滴虫有杀灭作用。

降压作用。黄柏提取物对麻醉猫、肾性高血压犬、切除睾丸高血压大鼠均有降压作用。

［**使用禁忌**］本品苦寒易伤胃气，脾胃虚寒者忌用。

［**评述**］本品能健身清热而益阴，故能清热降火，常配合滋阴药用于清阴虚阳亢所致的虚火，如知柏地黄丸和大补阴丸。

5. 沉香（《名医别录》）

［**简述**］本品为瑞香科植物白木香 *Aquilaria sinensis*（Lour.）Gilg 含有树脂的木材。全年均可采收，割取含树脂的木材，除去不含树脂的部分，阴干。

［**性味归经**］辛、苦，温。归脾、胃、肾经。

［**功效应用**］行气止痛，温中止呕，温肾纳气。

用于寒凝气滞，胃脘胀闷作痛之证。本品能祛除胸腹阴寒，常与乌药、木香、槟榔配伍，即沉香四磨汤；治脾胃虚寒之脘腹冷痛，常配伍肉桂、干姜、附子等同用，如沉香附桂丸。

用于胃寒呕吐、呃逆。本品能温胃散寒，辛开苦降，常配丁香、白豆蔻、柿蒂等药，用于胃寒呕逆之证。

用于下元虚冷，肾气不纳之虚喘证。本品既能温肾纳气，又能降逆平喘，常与肉桂、附子等同用，如黑锡丹；若治上盛下虚之痰饮喘嗽，常与紫苏子、半夏等同用，如苏子降气汤。

［**用量用法**］1~1.5 g，研末冲服，亦可用原药磨汁服。

［**历代论述**］

《本草述钩元》曰："沉香，辛苦微温，体重，气厚味薄，可升可降。入胃脾肾，兼入心肝……治思虑伤心，心气郁结不舒者，心神不足，火不降，水不升，健忘惊悸。朱雀丸，用沉香五钱。茯神二两，为末，炼蜜和丸小豆大。每食后，人参汤服三十丸，日二服。"

《本草经解》曰："沉香，气微温，味辛，无毒。疗风水毒肿。去恶气。沉香气微温。禀天初春之木气，入足少阳胆经、足厥阴肝经……制方：沉香同人参、菖蒲、远志、茯神、枣仁、生地、麦冬。治思虑伤心。"

［**药理研究**］含挥发油，对家兔离体小肠运动有抑制作用，有促进消

化液分泌及胆汁分泌等作用。

6. 芡实（《神农本草经》）

［**简述**］本品为睡莲科植物芡 *Euryale ferox* Salisb. 的干燥成熟种仁。秋末冬初采收成 熟果实，除去果皮，取出种子，洗净，再除去硬壳（外种皮），晒干。

［**性味归经**］甘、涩，平。归脾、肾经。

［**功效应用**］益肾固精，补脾止泻，祛湿止带。

用于梦遗滑精，遗尿尿频，脾虚久泻，白浊，带下。

［**用量用法**］煎服 9~15 g。

［**历代论述**］《本草述钩元》曰："芡实，味甘涩，气平。入足太阴少阴经。主治益精气强志，开胃助气，益脾实肠……一味捣烂曝干，再捣筛末，熬金樱子膏和丸，服之补下元，益人。四精丸，治思虑色欲过度，损伤心气，小便数，遗精。用秋石、白茯苓、芡实、莲肉各二两，为末，蒸枣和丸，梧子大，每服三十丸，空心盐汤下。"

［**药理研究**］芡实能明显地消除慢性肾小球肾炎所致尿蛋白。

7. 菟丝子（《神农本草经》）

［**简述**］本品为旋花科植物南方菟丝子 *Cuscuta australis* R.Br. 或菟丝子 *Cuscuta chinensis* Lam. 的干燥成熟种子。秋季果实成熟时采收植株，晒干，打下种子，除去杂质。

［**性味归经**］甘，温。归肝、肾、脾经。

［**功效与应用**］补肾固精，缩尿止带，养肝明目，温阳止泻，安胎。

用于肾虚腰痛、阳痿遗精、尿频、带下等。治肾虚腰痛，常配伍杜仲；治阳痿遗精，常合五味子、覆盆子、枸杞子等，如五子衍宗丸；治小便频数或不禁，常配伍桑螵蛸、附子、五味子、鹿茸等；治带下，常配伍莲子、芡实、茯苓等。

用于肝肾不足，目暗不明。本品滋补肝肾，为明目要药。常配伍枸杞子、熟地黄、车前子等同用，如驻景丸。

用于脾肾两虚之便溏腹泻。本品补肾暖脾，有止泻之功。常与茯苓、山药、莲子、白术等同用。

用于肝肾不足之胎漏下血、胎动不安。常与阿胶、桑寄生、续断等配伍，如寿胎丸。

此外，本品可用于消渴，单用即效。

［**用量用法**］煎服，10~15 g。

［**历代论述**］

《本草述钩元》曰："菟丝子，火焰草，俗呼黄丝草，即菟丝子，阳草也。"

《本草纲目》曰："菟丝子（思虑伤心肾，白浊遗精，同茯苓、石莲丸服。又同麦门冬丸服。）……癫痫狂乱，归神丹：治一切惊忧，思虑多忘，及一切心气不足，癫痫狂乱。豮猪心二个，切，入大朱砂二两、灯心三两在内，麻扎，石器煮一伏时，取砂为末，以茯神末二两，酒打薄糊丸梧子大。每服九丸至十五丸、至二十五丸，麦门冬汤下。甚者，乳香、人参汤下。"

［**药理研究**］本品能增强心肌收缩力，抑制肠运动，兴奋离体子宫，延缓大鼠半乳糖性白内障的发展，增强非特异性免疫力等。

8. 香附（《名医别录》）

［**简述**］本品为莎草科植物莎草 *Cyperus rotundus* L. 的干燥根茎。秋季采挖，燎去毛须，置沸水中略煮或蒸透后晒干，或燎后直接晒干。

［**性味归经**］辛、微苦、微甘，平。归肝、脾、三焦经。

［**功效与应用**］疏肝理气，调经止痛。

用于肝气郁滞所致的胁肋作痛、脘腹胀痛及疝痛等证。本品为疏肝解郁，行气止痛之要药。治肝气郁结之胁肋胀痛，多与柴胡、川芎等药同用，如柴胡疏肝散；治寒凝气滞、肝气犯胃之胃脘胀痛，可配高良姜同用，如良附丸；治寒疝腹痛，多与小茴香、乌药等同用。

用于月经不调、痛经及乳房胀痛等证。香附为妇科常用之品，常配伍当归、川芎、白芍、柴胡治疗肝气郁结所致的月经不调；如乳房结块，经前作胀，可配伍柴胡、当归、瓜蒌等药，以行气和营、疏肝散结。

［**用法用量**］煎服，6~12 g。醋炙止痛力增强。

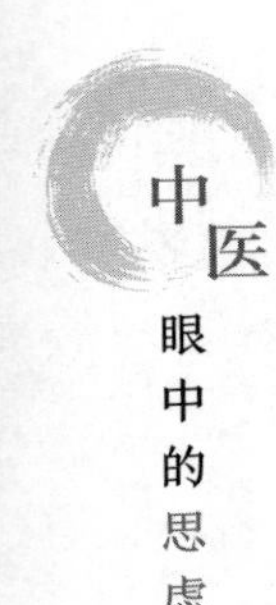

［**历代论述**］

《本草新编》曰："香附解郁者，解易舒之郁也；香附开胃者，开未伤之胃也。相思之病，必得其心上之人，而郁乃解；断肠之症，必得其意外之喜，而胃乃开。区区香附，固自无功，即益之以大料之芍药、厚味之当归，亦有无可如何者矣。""或疑香附性燥，故易入肝，肝气既郁，而肝木必加燥矣，以燥投燥，又何解郁之有？曰：香附之解郁，正取其燥也。惟燥，故易入于燥之中，惟燥，故不可单用于燥之内，和之以芍药、当归，则燥中有润而肝舒，燥中不燥而郁解也。"

《本草易读》曰："香附，甘，苦，微寒，无毒。足厥阴、手少阴药也。理一切气血，止诸般疼痛。解情思之结郁，除胸腹之客热，霍乱吐泻之疾，痰饮痞满之疴。"

《本草求真》曰："（芳草）入肝开郁散滞活血通经，香附米（专入肝胆。兼入肺），辛苦香燥。据书备极赞赏，能入肝胆二经开郁（郁有痰郁火郁气郁血郁湿郁食郁）散滞，活血通经，兼行诸经气分，（张子和谓圣人啬气，如持至宝；庸人役物，反伤太和。又曰，气本一也。因有所触而怒喜悲恐寒热惊思劳九气于焉而分。盖怒则气上，喜则气缓，恐则气下，寒则气收，热则气泄，惊则气乱，思则气结，劳则气耗。此九气之至也，须分虚实以治。）"

［**药理研究**］本品含挥发油。此外，尚含生物碱、黄酮类及三萜类等。香附油对金黄色葡萄球菌有抑制作用。水煎剂有降低肠管紧张性和拮抗乙酰胆碱的作用。总生物碱、苷类、黄酮类及酚类化合物的水溶液有强心及降低血压的作用。

9. 柴胡（《神农本草经》）

［**简述**］本品为伞形科植物柴胡 *Bupleurum chin* ense DC. 或狭叶柴胡 *Bupleurum scorzonerifolium* Willd. 的干燥根。按性状不同，分别习称"北柴胡"和"南柴胡"。春、秋二季采挖，除去茎叶和泥沙，干燥。

［**性味归经**］苦、辛，微寒；归肝、胆经。

［**功效应用**］和解退热，疏肝解郁，升阳举陷。

用于寒热往来，外感发热。本品尤善于疏散少阳半表半里之邪，为治少阳证之要药，常与黄芩同用，如小柴胡汤；疟邪不离少阳，本品可退热截疟，为治疗疟疾寒热的常用之品；外感表证，恶寒发热头痛，常与防风、陈皮、生姜同用，如《景岳全书》正柴胡饮。

用于肝郁气滞证，胸胁胀满。本品善入肝经，疏肝调经，治胸胁胀痛、月经不调，常与当归、白芍同用，如逍遥散；或与香附、川芎等药配伍，如柴胡疏肝散。

用于气虚下陷，久泻脱肛。本品长于升举脾胃清阳之气，治疗气虚脱肛、子宫下垂、胃下垂等症，常与黄芪、升麻等同用，如补中益气汤。

［**用量用法**］煎服，3~10 g。和解退热宜生用，疏肝解郁宜醋炙，骨蒸劳热当用鳖血拌炒。

［**历代论述**］《本草新编》曰："论妇女思男子而不可得之脉，肝脉必大而弦出于寸口。然其怀抱既郁，未用柴胡之前，肝脉必涩而有力，一服柴胡，而涩脉必变为大而且弦矣。郁开而火炽，非柴胡之过，正柴胡之功，仍用柴胡，而多加白芍、山栀，则火且随之而即散矣。"

［**药理研究**］本品主要含柴胡皂苷、柴胡醇、挥发油、芸香苷、生物碱等。有明显的解热、镇静、镇痛、镇咳、保肝、利胆、降血脂作用；柴胡及柴胡皂苷有抗炎作用；柴胡皂苷能降低血浆胆固醇；挥发油还有抗感冒病毒作用。

10. 萱草（《本草注》）

［**简述**］百合科萱草属植物萱草 *Hemerocallis fulva* L. 和黄花菜 *H. flava* L.，以根入药。夏秋采挖，除去残茎、须根，洗净泥土，晒干。

［**性味归经**］甘，凉。

［**功效应用**］清热利尿，凉血止血。

用于腮腺炎、黄疸、膀胱炎、尿血、小便不利、乳汁缺乏、月经不调、衄血、便血。外用治乳腺炎。

［**用量用法**］2~4 钱，外用适量，捣烂敷患处。

［**历代论述**］诸瘘疥癣，以酒浸。炙令热，敷贴疮上，冷即易（《嘉祐本草》）。清酒炙食，治瘘疮。作羹臛食之，令人肥丽。夫妇不和者，

私与食之，即相爱怜（孟诜）。炙食，治梦寐思慕者（孙思邈）。

［**药理研究**］含有生物碱、黄酮类。据测定每 100 g 干制品中含蛋白质 9.14 g，脂肪 0.4~0.25 g，糖分 50~60.2 g，钙 300~463 mg，并含有维生素 A、B、C 及多种微量元素。萱草属有些种的根具有毒性，服过量可致瞳孔扩大，呼吸抑制，甚至失眠和死亡，因此必须加以谨慎，要在医师指导下使用，以免发生事故。

11. 半夏（《神农本草经》）

［**简述**］本品为天南星科植物半夏 *Pinellia ternata*（Thunb.）Breit. 的干燥块茎。夏、秋二季采挖，洗净，除去外皮和须根，晒干。

［**性味归经**］辛，温；有小毒。归脾、胃、肺经。

［**功效应用**］内服燥湿化痰，降逆止呕，消坚散结；外用消肿止痛。

用于湿痰、寒痰证。本品为治痰湿证要药。治痰湿蕴肺之咳嗽气喘、痰多，常与陈皮、茯苓等同用，如二陈汤；兼见寒象，多痰而稀，可加配细辛、干姜；若见热象，痰稠色黄者，则需与黄芩、知母、瓜蒌同用；湿浊上犯清阳，致头昏目眩者，常配白术、天麻等，如半夏白术天麻汤。

用于胃气上逆呕吐，常与生姜同用；胃虚呕吐，配人参、白蜜，名大半夏汤；胃热呕吐，则可配黄连、竹茹等；妊娠呕吐，可与紫苏梗、砂仁等理气安胎、和胃止呕之品同用。

用于胃脘痞闷，梅核气。治痰热互结所致的胸腹痞闷、呕吐，常与黄连、瓜蒌同用，如小陷胸汤；治气郁痰结、咽中如有物阻的梅核气，可与厚朴、紫苏叶、茯苓等同用，如半夏厚朴扬。

用于瘿瘤痰核，痈疽发背及乳疮。治瘿瘤痰核，可与昆布、浙贝母等软坚散结药同用；治痈疽，可将生半夏研末，用鸡蛋清调敷患处。此法也可用于治疗毒蛇咬伤。

［**用法用量**］水煎服，3~10 g。外用，生品适量，研末调敷。

［**历代论述**］

《本草求真》曰：“半夏能和胃气而通阴阳。”

《本草新编》曰：“……痰之中更有吐黑痰者，其故何也？吾观其人则甚健，谓是火而口不渴，谓是虚而肾不亏，又可以半夏治之乎？此乃邪结于肾之中，非痰塞于肺之窍也。此症本起于久旷之夫，思女色而不可得，又不敢御外色以泄精，于是邪入于肾中，精即化痰，而若吐有如墨之黑者矣。宜用于降火之药，佐之白芥子以消痰，而更用于荆芥之类，以散其火于血分之中。否则，必有失血之患，温疟之苦矣。数剂之后，身必畏寒，然后用于加味逍遥散，大用于半夏，以清于其表里之邪，则寒热乃除去，而黑痰又乃以渐愈矣也。此等之病症，尝实亲试之，而往往有效验也，故敢论之于书也。"

［**药理研究**］半夏能使大鼠和犬的血压一过性下降。对离体蛙心和兔心具有抑制作用。半夏煎剂对犬的室性心动过速及室性期前收缩有抗心律失常的作用。

［**使用禁忌**］其性温燥，对阴亏燥咳、血证、热痰等证当忌用或慎用。反乌头。

［**评述**］半夏性温燥，可燥湿化痰，对于诸痰作祟之病变具有良效，故痰扰清窍或痰热内盛所致之不寐均可应用半夏；半夏还具有和胃气、降胃逆、除痞胀的作用，对"胃不和"所致之"卧不安"，亦可应用。

12. 黄连（《神农本草经》）

［**简述**］本品为毛茛科植物黄连 *Coptischin ensis* Franch.、三角叶黄连 *Coptis deltoidea* C.Y.Cheng et Hsiao 或云连 *Coptis teeta* Wall. 的干燥根茎。以上三种分别习称"味连"、"雅连"、"云连"。秋季采挖，除去须根和泥沙，干燥，撞去残留须根。

［**性味归经**］苦，寒。归心、肝、胃、大肠经。

［**功效应用**］清热燥湿，泻火解毒。

用于湿热泻痢、呕吐。本品清热燥湿之力强，尤长于清中焦湿热，为治湿热泄泻、痢疾之要药。兼气滞腹痛较甚者，可与行气止痛之木香配伍，加香连丸；如见身热，可与葛根、黄芩同用，如葛根芩连汤；若下利脓血，可配伍当归、大黄、白芍等同用，如芍药汤；如湿热中阻，气机不畅，脘腹痞满，恶心呕吐，常与黄芩、干姜、半夏等同用，如半夏泻心汤。

用于火热炽盛、高热烦躁。本品长于清心经实火。可用于温热病邪热炽盛，高热心烦，常配伍栀子、黄芩同用，如黄连解毒汤；心火亢盛，阴血不足之心烦不眠，可与阿胶、白芍药同用，如黄连阿胶汤；心火上炎，口舌生疮，可单用内服，或与细辛等分研末。

用于胃火牙痛、胃热呕吐。治胃火牙痛，可与生地黄、升麻、石膏等同用，以消胃热、清胃火，如清胃散；用于胃热呕吐，腹痞不舒，可与半夏、竹茹止呕之品等同用，为治胃热呕吐常用药；如为肝火犯胃之呕吐吞酸，可与吴茱萸同用，如左金丸；胃火炽盛，消谷善饥，烦渴多饮之消渴，可配伍天花粉、地黄等清热生津。

用于热毒痈肿、湿疮。本品清热燥湿，泻火解毒，尤善疗疔毒。可与黄芩、大黄、连翘等清热解毒药同用，也可配伍其他药物外用。

［**用法用量**］水煎服，2~5 g；研末吞服，0.5~1 g；外用，适量。黄连酒炒，清上焦火；姜汁及吴茱萸炒，缓和苦寒之性，增强降逆止呕作用；猪胆汁炒，泻肝胆实火。

［**历代论述**］

《日华子本草》曰："治五劳七伤，益气，止心腹痛、惊悸、烦燥、润心肺、长肉、止血、并疮疥，盗汗，天行热疾。猪肚蒸为丸，治小儿疳气。"

《药类法象》曰："泻心火，除脾胃中湿热，治烦燥恶心，郁热在中焦，兀兀欲吐。治心不痞满必用药也。"

《本草经解》曰："黄连，气寒，味苦，无毒。主热气目痛眦伤泪出，明目，肠澼腹痛下痢。妇人阴中肿痛，久服令人不忘……入心清火，火清则心明，能记忆也。［制方］……治思想所致白淫。同木香丸，名香连丸。"

《本草纲目》曰："小便白淫：因心肾气不足，思想无穷所致。黄连、白茯苓等分，为末，酒糊丸梧子大，每服三十丸，煎补骨脂汤下，日三服。"

［**药理研究**］近年来研究表明，小檗碱有明显的抗心律失常作用。能防治因氯化钙、乌头碱、氯化钡、肾上腺素、电刺激及冠状动脉结扎所诱发的动物室性心律失常，并有明显的量效关系。临床也证实小檗碱对多种

原因引起的室性及房性心律失常有效，表明其具有广谱的抗心律失常作用。其抗心律失常的机制初步认为是延长动作电位时程和有效不应期。使期前冲动不易引起折返激动和中止折返激动持续进行。

［**使用禁忌**］本品大苦大寒，易伤脾胃阳气，脾胃虚寒者忌用。苦燥伤阴，阴虚津伤者慎用。

［**评述**］黄连主要有清泻心胃火热、凉肝胆、解热毒的作用。并且有燥湿的作用。心热亢盛而致的失眠、口干舌红、尿黄脉数等证，可以本品配栀子、生地黄、当归、甘草、朱砂、豆豉等同用。

13. 松化石（《图经本草》）

［**简述**］为松树干的化石。

［**性味归经**］甘，寒。入肺经。

［**功效应用**］清热止咳，消肿止痛。

用于肺热咳嗽，咽喉肿痛。

［**用量用法**］内服：煎汤，9~12 g；或煅后研末冲服。

［**历代论述**］《本草纲目拾遗》曰："服之令人忘情绝想。治相思症，凡男女有所思不遂者，服之，便绝意不复再念。敏按：松化石乃有情化无情，为阳极反阴之象，男女爱慕，结想成病，致君相二火虚磨妄动，铄耗真阴，魂狂魄越，神不守舍。非此反折之使入和平不可，正取其贞凝之气以释妄缘也。濒湖石部不灰木后附松石云：松久所化，不入药用，殆未深悉其奥妙耳。"

14. 肉苁蓉（《神农本草经》）

［**简述**］本品为列当科植物肉苁蓉 *Cistanche deserticola* Y.C.Ma 或管花肉苁蓉 *Cistanche tubu* losa（Schenk）Wight 的干燥带鳞叶的肉质茎。春季苗刚出土时或秋季冻土之前采挖，除去茎尖。切段，晒干。

［**性味归经**］甘、咸，温。归肾、大肠经。

［**功效应用**］补肾阳，益精血，润肠通便。

用于肾阳不足、精血亏虚之阳痿、不孕、腰膝酸软、筋骨无力等。治肾虚阳痿，常伍熟地黄、菟丝子、五味子等同用；治宫冷不孕，常配巴戟天、杜仲等同用。

用于肠燥便秘。本品质地滋润，又无燥性，是治疗老年体弱、血虚及产后、病后津液不足而致肠燥便秘的常用药，对老人肾阳不足、精血亏虚者尤宜。可大剂量煎汤服，或配伍火麻仁、沉香，如润肠丸。

［**用量用法**］煎服，10~15 g，单用可至 30 g。

［**历代论述**］《本草崇原》曰："肉苁蓉，气味甘，微温，无毒。主五劳七伤，补中，除茎中寒热痛，养五脏，强阴，益精气，多子，妇人癥瘕。久服轻身……五劳者，志劳、思劳、烦劳、忧劳、恚劳也。七伤者，喜、怒、忧、悲、思、恐、惊，七情所伤也。水火阴阳之气，会归中土，则五劳七伤可治矣。得太阴坤土之精，故补中。得少阴水火之气，故除茎中寒热痛。阴阳水火之气，归于太阴坤土之中，故养五脏。强阴者，火气盛也。益精者，水气盛也。多子者，水火阴阳皆盛也。"

［**药理研究**］本品含微量生物碱及结晶性中性物质。有抗衰老作用及抗家兔动脉粥样硬化作用，水浸液能降低实验动物血压。能促进小鼠唾液分泌，提高小鼠小肠推进度，缩短通便时间，同时对大肠的水份吸收有明显抑制作用。

15. 桑白皮（《神农本草经》）

［**简述**］本品为桑科植物桑 *Morus alba* L. 的干燥根皮。秋末叶落时至次春发芽前采挖 根部，刮去黄棕色粗皮，纵向剖开，剥取根皮，晒干。

［**性味归经**］甘，寒。入肺、脾经。

［**功效应用**］泻肺平喘，利水消肿。

用于肺热咳喘等。本品甘寒性降，主入肺经，以泻肺热、平喘咳为专长。治肺热咳喘，常配地骨皮同用，如泻白散；若水饮停肺，胀满喘急，可配麻黄、杏仁、葶苈子等宣肺逐饮之药同用。

用于水肿实证。本品能清降肺气，通调水道而利水。故全身水肿、面目肌肤水肿、胀满喘急、小便不利者用之，常配茯苓皮、大腹皮等，如五皮饮。

［**用量用法**］煎服，5~15 g。泻肺清热宜生用，肺虚咳嗽宜蜜炙用。

［**历代论述**］

《名医别录》曰：“去肺中水气，止唾血，热渴，水肿，腹满，胪胀，利水道。”

《药性论》曰：“治肺气喘满，水气浮肿，主伤绝，利水道，消水气，虚劳客热，头痛，内补不足。”

《本草纲目》曰：“桑白皮，长于利小水，及实则泻其子也，故肺中有水气及肺火有余者宜之。”

《本草崇原》曰：“桑根白皮，气味甘寒，无毒。主治伤中，五劳六极，羸瘦崩中，绝脉，补虚，益气。五劳，志劳、思劳、烦劳、忧劳、恚劳也。六极，气极、血极、筋极、骨极、肌极、精极也。”

［**药理研究**］桑根白皮中含多种黄酮衍生物，如桑皮素、桑皮色烯素、桑根皮素等。本品有利尿、降压作用，对神经系统有镇静、安定、抗惊厥、镇痛、降温作用，对兔离体肠和子宫有兴奋作用。

16. 补骨脂（《药性论》）

［**简述**］本品为豆科植物补骨脂 *Psoralea corylifolia* L. 的干燥成熟果实。秋季果实成 熟时采收果序，晒干，搓出果实，除去杂质。

［**性味归经**］苦、辛，温。归肾、脾经。

［**功效应用**］补肾助阳，固精缩尿，温脾止泻。

用于肾虚阳痿，腰膝冷痛。治阳痿，可伍菟丝子、沉香、胡桃肉等，如补骨脂丸；治腰膝冷痛，可配杜仲、胡桃肉同用，即青娥丸。

用于肾虚遗精、滑精及遗尿、尿频。治遗精、滑精，可与青盐等分同炒，为末服用；治肾气虚冷、小便无度，可与茴香等分为丸服。

用于脾肾阳虚之泄泻。常伍肉豆蔻、五味子、吴茱萸同用，即四神丸。

此外，本品可治虚寒喘咳，外用可治白癜风。

［**用量用法**］煎服，5~15 g，亦可入丸、散剂。外用适量。

［**历代论述**］《本草求真》曰：“（芳草）温肾逐冷涩气止脱，补骨脂（即破故纸，专入肾。）辛苦大温，色黑。何书皆载能敛神明，使心胞之火与命门之火相通，因而元阳坚固，骨髓充实。以其气温味苦，涩以止脱故也。

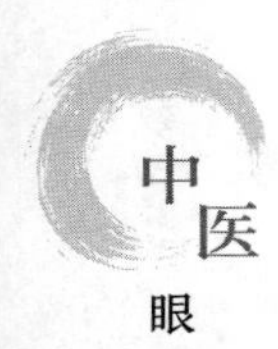

时珍曰，按白飞霞方外奇方云，破故纸属火，收敛神明，能使心胞之火与命门之火相通，故元阳坚固，骨髓充实，涩以止脱也。胡桃属木，润燥养血，血属阴恶燥，故油以润之，佐破故纸，有水火相生之妙……凡五痨（五痨曰志痨、心痨、思痨、忧痨、瘦痨。）七伤（七伤曰阴寒、阴痿、里急精枯、精少、精清、下湿小便数、临事不举。）因于火衰而见腰膝冷痛，肾冷流精，肾虚泄泻，及妇人肾虚胎滑，用此最为得宜。"

［**药理研究**］本品含脂肪油、树脂、补骨脂素等。能抑菌、杀虫、强心、扩张冠脉、抗肿瘤、抗衰老，收缩子宫，有致光敏及雌激素样作用。

17. 紫石英（《神农本草经》）

［**简述**］本品为氟化物类矿物萤石族萤石，主含氟化钙（CaF_2）。采挖后，除去杂石。

［**性味归经**］甘，温。归心、肺、肾经。

［**功效应用**］镇心安神，降逆气，暖子宫。

用于失眠多梦，心悸易惊，肺虚咳喘，宫寒不孕。

［**用法用量**］9~15 g，打碎，先煎。

［**历代论述**］

《本草从新》曰："甘辛而温，重以去怯，湿以去枯。心神不安，肝血不足，女子血海虚寒，不孕者宜之。"

《本草述钩元》曰："紫石英（太平御览）味甘辛，气温，味厚于气，阳中之阴，降也。主心腹咳逆邪气，疗上气心腹痛，寒热邪气结气，治女子风寒在子宫，绝孕十年无子，补心气不足，定惊悸，安魂魄，填下焦，止消渴，除胃中久寒，散痈肿，久服温中……又如惊悸劣弱泄泻思虑过度浊证，皆不足所见之虚象，此品悉由坎离交会之元以为化，以为生，故能治之。"

［**药理研究**］紫石英有兴奋中枢神经和促进卵巢分泌功能的作用。

［**评述**］紫石英上可重镇安神，下能益肝。心主血，肝藏血，其性暖而补，故心神不安、肝血不足及女子血海虚寒不孕者宜之。

18. 人参（《神农本草经》）

［**简述**］本品为五加科植物人参 *Panax ginseng* C. A. Mey. 的干燥根和根茎。多于秋季采挖，洗净经晒干或烘干。栽培的俗 称“园参”；播种在山林野生状态下自然生长的称“林 下山参 ”，习称“籽海 ” 。

［**功效应用**］大补元气，补脾肺气，生津止渴，安神益智。

用于气虚竭脱证。大病、久病或大出血、大吐泻后气短神疲、脉微欲绝、虚极欲脱之证，可单用人参大量煎浓汁服，即独参汤；如气脱兼汗出肢冷等亡阳之象者，可与附子同用，名参附汤。

用于脾虚证。脾气不足之倦怠乏力、食欲不振、上腹痞满、泄泻等，以及各种原因所致的气虚体弱之证，常与白术、茯苓、炙甘草同用，即四君子汤。

用于肺气亏虚之咳喘、气短无力，脉虚自汗。多与胡桃肉、五味子、蛤蚧等同用，加人参胡桃汤、人参蛤蚧散；若虚劳咳嗽，痰中带血，可与紫菀、知母、阿胶等同用，如紫菀汤。

用于津伤口渴，消渴证。热病气津两伤之口渴、汗多、气短、脉虚微弱之证，常与麦冬、五味子配伍，如生脉散，现多制成注射剂用于抢救休克；用于消渴之口渴多尿，常与生地黄、玄参、麦冬、天花粉等同用。

用于气血不足，心神失养之心神不安、失眠多梦，惊悸健忘，身倦乏力；又能补心气，安心神，常与当归、酸枣仁、龙眼肉等配伍，如归脾汤。

用于气血两虚或血虚，常与熟地黄同用，如两仪膏；用于血虚证，可与当归等补血药同用。

此外，以本品配伍补阳药，可用于肾虚阳痿；在治体虚外感或体虚不耐攻下方中配用本品，可增强抗病能力，扶正祛邪。

［**历代论述**］

《神农本草经》曰：“味甘，微寒。主补五脏，安精神，定魂魄，止惊悸，除邪气，明目，开心益智。”

《名医别录》曰：“微温，无毒。主治肠胃中冷，心腹鼓痛，胸胁逆满，霍乱吐逆，调中，止消渴通血脉，破坚积，令人不忘。”

《药性论》曰：“主五脏气不足，五劳七伤，虚损瘦弱，吐逆，不下食，止霍乱烦闷呕哕，补五脏六腑，保中守神。又云马蔺为之使，消胸中痰，主肺痿吐脓及痫疾，冷气逆上，伤寒不下食，患人虚而多梦纷纭，加而用之。”

《海药本草》曰：“味甘，微温。主腹腰，消食，补养脏腑，益气，安神，止呕逆，平脉，下痰，止烦躁，变酸水。”

《本草述钩元》曰：“（东垣）人参补五脏之阳，沙参补五脏之阴。虽补五脏，亦须各用本脏药，佐使引之。（海藏）用黄柏佐人参……心下结气，（由思虑过多，气不以时行而结滞）……劳倦饮食，损伤气分，固有阴气阳气之分；而思虑色欲，损伤血分，又有阴血阳血之异。盖血阴气阳者。分阴分阳之义，而气血各有阴阳者，阴阳互根之理也。大法阳气虚者，宜桂附兼参芪峻补。阴气虚者，参术甘草缓而益之。阴分血虚者，生地玄参龟板知柏补之。阳分血虚者，茯苓参归远志之类补之。此实前人之所未发也，统治诸证。”

［**药理研究**］本品可加强大脑兴奋与抑制过程，调节紧张造成的兴奋与抑制过程紊乱使其恢复正常。对中枢系统的作用与成分和用量有关。人参皂苷 Rg 类有兴奋作用，Rb 类有抑制作用。Rb_1、Rb_2、Rc 混合皂苷有安定作用。人参皂苷小剂量主要表现为中枢兴奋作用，可增加小鼠和大鼠的自主活动，缩短戊巴比妥钠催眠剂量睡眠时间，大剂量则转为抑制。

［**用法用量**］水煎服，5~10 g，入汤剂宜文火另煎，将煎液兑入其他药液中服。或研末吞服，1~2 g。如挽救虚脱，应增量至 15~30 g 煎汁，分次服用。

［**使用禁忌**］实证、热证而正气不虚者忌服。服药期间不宜吃萝卜、喝茶，以免影响补力。反藜芦，畏五灵脂。

［**评述**］人参“能入五脏六腑，无经不到，非仅入脾、肺、心而不入肝、肾也。五脏之中……其入心者十之八，入肝者十之五，入肾者十之三耳”。

19. 滑石（《神农本草经》）

［**简述**］本品为硅酸盐类矿物滑石族滑石，主含含水硅酸镁［$Mg_3(Si_4O_{10})(OH)_2$］。采挖后，除去泥沙和杂石。

［**性味归经**］甘、淡，寒。归膀胱、肺、胃经。

［**功效应用**］利尿通淋，清解暑热，收湿敛疮。

用于小便不利，淋沥涩痛。本品性寒滑利，寒凉清热，滑能利窍，能清膀胱热结，通利水道，为治疗湿热淋证的常用药。如滑石散，即用木通煎汤送服滑石粉治热淋。若用于石淋，可与海金沙、金钱草、木通等配用，如二金排石汤。

用于暑湿，湿温。本品甘寒，既能利水，又解暑热，是治暑湿之常用药。若暑热烦渴，小便短赤，可与甘草同用，即六一散；若湿温，胸闷，气机不畅，可与薏苡仁、白蔻仁、杏仁等配用，如三仁汤。

用于湿疮、湿疹、痱子等皮肤病，外用有收湿敛疮作用。可单用，或与石膏、炉甘石、枯矾等配伍。

［**用量用法**］煎服，10~20 g。外用适量。

［**历代论述**］《本草述钩元》曰："益元散（又名六一散、天水散、太白散）解中暑伤寒疫疠，饥饱劳损，忧愁思虑，惊恐悲怒，传染并汗后遗热劳复诸疾……白滑石水飞过六两，粉甘草一两，为末，每服三钱，蜜少许，温水调下，实热，用新汲水调下，解利……病因阴精不足而内热，致小水短赤不利，或烦或渴，身热由于阴虚火炽者，皆禁。脾肾俱虚者，虽作泻。弗服。中气虚陷宜升者，所宜致慎。多服使人小便多，精窍滑。（士材）"

［**药理研究**］本品含硅酸镁、氧化铝、氧化镍等。具有保护皮肤黏膜、抗菌等作用。

20. 厚朴（《神农本草经》）

［**简述**］本品为木兰科植物厚朴 *Magnolia officinalis* Rehd.et Wils. 或凹叶厚朴 *Magnolia officinalis* Rehd.et Wils.var.biloba Rehd.et Wils. 的干燥干皮、根皮及枝皮。4~6 月剥取，根皮和枝皮直接阴干；干皮置沸水中微煮后，堆置阴湿处，"发汗"至内表面变紫褐色或棕褐色时，蒸软，取出，卷成筒状，干燥。

［**性味归经**］苦、辛，温。归脾、胃、肺、大肠经。

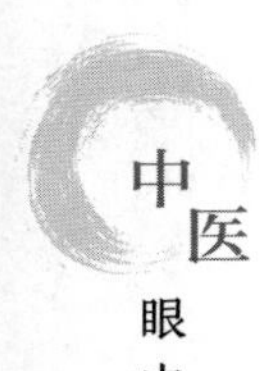

［**功效应用**］行气，燥湿，消积，降气平喘。

用于湿阻、食积、气滞所致的脾胃不和，脘腹胀满。厚朴苦燥辛散温通，长于行气，燥湿，消积。本品为消胀除满之要药，凡湿阻、食积、气滞所致的脘腹胀满均可适用，以治实胀为主。若湿阻中焦，可配苍术、陈皮，如平胃散；若热结便秘者，配大黄、芒硝、枳实，即大承气汤，以达峻下热结，消积导滞之效。

用于痰饮喘咳。本品能燥湿化痰，降逆平喘。对于宿有喘病，因外感风寒而发者，可与桂枝、杏仁等配伍，如桂枝加厚朴杏子汤；痰湿内阻，胸闷喘咳者，常与紫苏子、橘皮等同用，如苏子降气汤。

［**用量用法**］煎服，3~9 g。

［**历代论述**］《卫生易简方》曰："治思虑伤脾，脾不摄精，遂致白浊。用厚朴姜制二两，羊胫炭火煅通红、窨杀，研如粉一两，面糊丸如桐子大。每服百丸，空心米饮下。"

［**药理研究**］本品主要成分是厚朴酚、四氢厚朴酚、异厚朴酚和挥发油等。具有中枢抑制、肌肉松弛、抗溃疡、抗菌、抗病毒、抗癌、抗过敏等作用，对心血管系统有降压、抗血小板凝聚、拮抗钙调素作用。

二、古今方剂辑要

笔者通过研究古代医案中对思志致病的治疗发现，对脾气受损、运化乏力者，用"培中补土之法"；气机结滞者，用"益土泄木法"，或"苦降辛泄，少佐微酸"；气结日久、郁化火热者，用"介以潜之，酸以收之，味厚以填之"；心脾两虚、气血不足者，用"心脾两补法"；思虑化火者，用"甘寒养阴法"；思虑过度、心浮气乱者，用"敛摄神气法"；思虑伤阳、真元不足者，以"暖下柔剂和其阴阳"。不难看出，以上各种治法均是针对思志致病的病理结果而设，而不是对思虑过度的病因治疗，这与历代医家对该病机的诊断和治疗发展有关。我们通过文献检索研究，提炼出治疗思虑过度状态的相关方剂。

（一）气结

1. 四七汤（《易简方》）

［**组成**］半夏、茯苓各四两，厚朴（炒）三钱，紫苏二钱。

［**用法**］上锉入姜煎服。

［**功效**］化痰行气散结。

［**主治**］治喜怒不节，忧思兼并，多生悲恐，致脏气不平，心腹胀满。

［**评述**］四七汤乃《太平惠民和剂局方》引《易简方》治痰气互结，咽中如有物梗塞，咯之不出，咽之不下，状如炙脔；或中脘痞满不舒，痰盛气急，呕逆恶心；咳痰气逆，妇人恶阻等证之方。历史文献记载不尽相同，同名方组成、用法、用量、功用亦不相同，其衍化方主治也颇为复杂。经分析考证，方名至少有 8 种，即四七汤、厚朴半夏汤、半夏厚朴汤、大七气汤、七气汤、四七饮、四七益气汤、四七调气汤等。

各家记载四七汤的药味不同，《金匮要略》“半夏厚朴汤”有五味，半夏、厚朴、茯苓、生姜、紫苏叶；《太平惠民和剂局方》引《易简方》中四七汤药味有六味，加大枣；《百一选方》卷四有六味，人参、茯苓、半夏、厚朴、生姜、大枣；《治痧要略》有七味，桃仁、金银花、红花、五灵脂、香附、山楂、木通；《国医宗旨》卷二有七味，紫苏、厚朴、白茯苓、半夏、槟榔、生姜、乌梅；《普济方》卷三二一引《瑞竹堂经验方》药味有八味，半夏、厚朴、赤茯苓、紫苏叶、甘草、香附子、生姜、琥珀末；四七调气汤在《古今医鉴》卷五有十味，紫苏、厚朴、茯苓、半夏、枳实、砂仁、紫苏子、陈皮、甘草、生姜。从上述可以看出四七汤在原有方剂组成的基础上化裁比较灵活，应用相当广泛。

不同方书记载的四七汤中相同药物的药量也不同，这显示了方剂配伍的微妙之处，药量不同，其主治也不尽相同。如：①主治梅核气之痰气互结，见于《太平惠民和剂局方》引《易简方》《杂病源流犀烛》卷二十四《喉科枕秘》《杏苑》卷四的四七饮、《金匮要略》的“半夏厚朴汤”；②主治七种气，见于《百一选方》卷四；③主治妇人女子，小便不顺，甚者阴户疼痛，见于《普济方》卷三二一引《瑞竹堂经验方》；④主治七情所感，喉间梅核气，心腹痛，见于《国医宗旨》卷二；⑤主治痧因血滞而痛者，见于《治痧要略》方；⑥主治产后腹满而胀，兼治肿症，见于《医方简义》卷六的四七益气汤；⑦主治七情四气，以致噎膈翻胃，见于《古今医鉴》卷五的四七调气汤。

2. 升麻顺气汤（《医学入门·卷六》）

［**组成**］升麻一钱半，干葛、防风、白芷、黄芪、人参各一钱，白芍药六分，甘草、苍术各五分。

［**用法**］水二盏，姜一片，大枣一枚，煎七分，食远温服。

［**功效**］顺气解郁，和胃降逆。

［**主治**］忧思过度，饮食失节，面色黧黑，心悬如饥，不欲饮食，气短而促。

［**历代论述**］《医灯续焰·卷十八（补遗）·面·附方》曰："治忧思饮食失节，面色黧黑，心悬气促。"

［**评述**］升降同调，以升为主，气调则血和，血和则气顺，故诸证可愈。

3. 分心气饮（《寿世保元·卷三》）

［**组成**］青皮（去穰）二钱，陈皮二钱，半夏（姜炒）二钱，白茯苓（去皮）二钱，木通二钱，官桂五分，赤芍二钱，桑白皮三钱，大腹皮三钱，紫苏一钱，羌活二钱，甘草八分。

［**用法**］上锉作剂，生姜三片，枣一枚，灯心十茎，水煎，温服。

［**功效**］行气解郁，降逆止呕。

［**主治**］心胸痞闷，胁肋虚胀，噎塞不通，嗳气吞酸，呕哕恶心，头目昏眩，四肢倦怠，面色萎黄，口舌干枯，饮食减少，日渐消瘦，或大肠虚闭，或因病之后，胸中虚痞，不思饮食。

［**历代论述**］《寿世保元·诸气》曰："今之人不知忿怒惊恐悲哀而损其身，忧愁思虑以伤其气，故人之病，多从气而生。致有中满腹胀、积聚喘急、五膈五噎，皆由于气也。一论男子妇人一切气不和，多因忧愁思虑忿怒伤神，或临食忧戚，或事不随意，使抑郁之气，留滞不散，停于胸膈之间，不能流畅，致心胸痞闷、胁肋虚胀、噎塞不通、嗳气吞酸、呕哕

恶心、头目昏眩、四肢倦怠、面色痿黄、口舌干枯、饮食减少、日渐消瘦，或大肠虚闭，或因病之后，胸中虚痞，不思饮食，并皆治之。性急，加柴胡；多怒，加黄芩；食少，加砂仁、神曲；咳嗽，加桔梗、半夏；胸膈痞闷，加枳实、香附；三焦不和，加乌药；气闭，加萝卜子、枳壳；气滞腰疼，加木瓜、枳壳；上焦热，加黄芩；下焦热，加栀子；翻胃，加沉香磨服；水气面目浮肿，加猪苓、泽泻、车前、木瓜、葶苈、麦门冬；气块，加三棱、莪术。一方，去赤芍、羌活。加枳壳、桔梗、木香、槟榔、香附、莪术、藿香。治忧思郁怒诸气。”

［**评述**］此方适用于忧思比较重且有气结的病症，分心气饮在许多医籍中亦有论述，方名相同，然组成药物则有差别，其用药针对的病机基本相同，治疗大法亦同，所异者，药耳。

《太平惠民和剂局方・宝庆新增方》曰：“分心气饮治男子、妇人一切气不和，多因忧愁思虑，怒气伤神，或临食忧戚，或事不随意，使郁抑之气留滞不散，停于胸膈之间，不能流畅，致心胸痞闷，胁肋虚胀，噎塞不通，噫气吞酸，呕哕恶心，头目昏眩，四肢倦怠，面色萎黄，口苦舌干，饮食减少，日渐羸瘦，或大肠虚秘，或因病之后，胸膈虚痞，不思饮食，并皆治之。”

《普济方・诸气门・一切气》曰：“分心气饮（直指方）治忧思郁怒诸气，痞满停滞，通利大小便……昔日瘴疟经年，虚肿腹胀，食不知饱，以此药吞满百丸，初则小便数，次后则大便尽通。其病顿愈。”

《世医得效方・大方脉杂医科・诸气・分心气饮》曰：“男子妇人一切气不和。或因忧愁思虑，或因酒色过伤，或临食忧烦或事不遂意，以此不足，留滞不散，停于胸膈，不能流畅。致使心胸痞闷，胁肋胀满，噎塞不通，噫气吞酸，呕哕恶心，头目昏眩，四肢倦怠，面色微黄，口苦舌干，饮食减少，日渐羸瘦，或大肠虚秘，并皆疗之。常服，升降阴阳，调顺三焦，消化滞气，进美饮食。此方独清而疏快，常服大效。”

《丹溪心法・破滞气七十九》曰：“怒则气上，喜则气缓，惊则气乱，恐则气下，劳则气耗，悲则气消，思则气结，此七者皆能致疾，寒气郁于中作痛者，以七气汤、盐煎散、东垣升阳顺气汤。逆者抑之，以木香流气饮、降气汤。有热者须加凉剂抑之，所谓从阴引阳也。”

4. 半夏厚朴汤（《金匮要略·妇人杂病脉证并治第二十二》）

［**组成**］半夏一升，厚朴三两，茯苓四两，生姜五两，干苏叶二两。

［**用法**］以水七升，煮取四升，分温四服，日三夜一服。

［**功效**］行气散结，降逆化痰。

［**主治**］梅核气：咽中如有物阻，咯吐不出，吞咽不下，胸膈满闷，或咳或呕，舌苔白润或白腻，脉弦缓或弦滑。

［**历代论述**］《高注金匮要略·妇人杂病脉证并治第二十二》曰：“妇人心境逼窄，凡忧思愤闷，则气郁于胸分而不散。故咽中如有炙脔嗳之不得出，咽之不得下者，留气之上塞横据，而不降不散之候也。故以降逆之半夏为君，佐以开郁之厚朴。宣郁之生姜，加渗湿之茯苓，以去郁气之依辅，散邪之苏叶，以去郁气之勾结。则下降旁散，而留气无所容矣。”

［**评述**］本方为治疗思虑过度，情志不畅，痰气互结所致的梅核气之常用方。临床应用以咽中如有物阻，吞吐不得，胸膈满闷，苔白腻，脉弦滑为辨证要点。原方出自《金匮要略·妇人杂病脉证并治二十二》，“妇人咽中如有炙脔，半夏厚朴汤主之。”《医宗金鉴》对该方的主治和作用机制做出了解释，“咽中如有炙脔，谓咽中有痰涎，如同炙肉，咯之不出，咽之不下者，即今之梅核气病也。此病得于七情郁气，凝涎而生。故用半夏、厚朴、生姜，辛以散结，苦以降逆；茯苓佐半夏，以利饮行涎；紫苏芳香，以宣通郁气，俾气舒涎去，病自愈矣。此证男人亦有，不独妇人也。”现代半夏厚朴汤的临床研究，近年来多应用在治疗咽炎、食管炎、胃炎等方面。基础研究则显示本方具有抗抑郁和抗焦虑作用。我们在临床研究失眠症过程中，发现该方对思虑过度状态所导致的失眠有效，经过反复临床验证和筛选，我们发现加减变化后作用更加显著，取得了令人满意的效果。最后形成了一个固定的治疗思虑过度状态失眠症的经验方。

南京中医药大学相关学者对本方做了较为详细的研究，柴程芝、黄煌指出：目前该方被广泛应用于临床各科疾病。据我们观察，该方所治诸症多以精神应激为背景，患者多有明显的焦虑症或焦虑情绪，临床表现多种多样。我们将半夏厚朴汤加味方应用于修正的大鼠束缚水浸急性应激性胃溃疡模型，研究该方对不良应激的抑制及对应激不良反应的预防作用。二人还用数理统计学方法解析半夏厚朴汤加味方方证，取得了可喜的成果。傅强等采用小鼠强迫游泳、悬尾、育亨宾增强、高剂量阿扑吗啡拮抗等实验动物模型，评价半夏厚朴汤的抗抑郁作用。结果：半夏厚朴汤 200、500 mg/kg 能显著缩短小鼠强迫游泳、悬尾不动时间，50、200、500 mg/kg 能增强育亨宾对小鼠的毒性作用，500 mg/kg 能拮抗阿扑吗啡降低小鼠体温作用。结论：半夏厚朴汤具有显著的抗抑郁作用。

5. 顺气归脾丸（《外科正宗·卷二》）

［**组成**］陈皮一两，贝母一两，香附一两，乌药一两，当归一两，白术一两，茯神一两，黄芪一两，酸枣仁一两，远志一两，人参一两，木香三钱，甘草（炙）三钱。

［**用法**］上为末，以合欢树根皮四两，煎汤煮老米糊为丸，如梧桐子大，每服六十丸，食远白滚汤送下。

［**功效**］健脾解郁，理气安神。

［**主治**］思虑伤脾，致脾气郁结，乃生肉瘤，软如绵，肿似馒，脾气虚弱，日久渐大，或微痛或不痛者。

［**历代论述**］

《外科大成·不分部位大毒·内痈总论·瘿瘤主治方》曰：“顺气归脾丸，治思郁伤脾。结为肉瘤。”

《外科正宗·上部疽毒门·瘿瘤论第二十三·瘿瘤主治方》曰：“顺气归脾丸，治思虑伤脾，致脾气郁结乃生肉瘤，软如绵，肿似馒，脾气虚弱，日久渐大，或微疼或不疼者服。”

6. 流气饮子（《全生指迷方·卷三》）

［**组成**］紫苏叶半两，青皮（去白洗焙）半两，当归半两，芍药半两，乌药半两，茯苓半两，桔梗半两，半夏（汤洗）半两，川芎三分，黄芪半两，枳实（面炒）半两，防风半两，甘草（炙）三分，陈皮（去白）三分，

木香一分，连皮大腹子（共皮计，锉，姜汁浸一宿）一两。

［**用法**］上㕮咀，如麻子大，每服秤半两，水一大盏，生姜三片，枣一枚，擘破，同煎至七分，滤去渣，热服，不拘时。如病在心脾，入菖蒲五片同煎；妇人血气，入艾同煎；伤寒头疼，发热咳嗽，入连须葱白三寸同煎；五膈气，入陈皮少许同煎；心中怔忪，入麦门冬子数粒同煎；脏腑利，入粳米一撮。一方，加槟榔、枳壳。

［**功效**］通利三焦，行气消满。

［**主治**］治男子妇人，五脏不调、三焦气壅、心胸痞满、咽塞不通、腹胁膨胀、呕吐不食及上气喘急、咳嗽涎盛、面目虚浮、四肢肿痛、大便秘涩、小便不通、忧思太过，阴阳之气郁而不散，壅滞成痰，及腹才胀。

［**历代论述**］《普济方》曰："流气饮子（济生拔粹方）治男子妇人五脏不调，三焦气壅，心胸痞满，咽塞不通，腹胁膨胀，呕吐不食，及上气喘急，咳嗽涎盛，面目虚浮，四肢肿痛，大便秘涩，小便不通。忧思太过，阴阳之气，郁而不散，壅滞成痰，及腹才胀。速服此药，升降阴阳，汗出立愈。及脚气肿满疼痛，喘急腹胀，大便不通，及气滞肩背胁，走注疼痛……如病在心脾，入菖蒲五片同煎；妇人血气，入艾同煎；伤寒头疼，发热咳嗽，入连须葱白三寸同煎；五膈气，入陈皮少许同煎；心中怔忪，入麦门冬子数粒同煎；脏腑利，入粳米一撮，不拘时候，或粗捣筛亦可。一方，加槟榔枳壳。"

7. 小七香丸（《世医得效方·卷第三》）

［**组成**］甘松（炒）十两，甘草（炒）十五两，香附子（炒，去毛）十五两，丁香皮十五两，蓬莪术（煨，乘热，碎）二两半，缩砂仁二两半，益智仁（炒）七两半。

［**用法**］上为丸，每服五十丸，橘子一钱，盐少许煎汤，空心服，或用沉香降气汤打和匀气散。

［**功效**］行气解郁止痛。

［**主治**］治郁怒忧思，气滞腰痛。

［**历代论述**］《世医得效方·大方脉杂医科·诸疝·腰痛》曰："每

服五十丸，橘子一钱，盐少许煎汤，空心服。或用沉香降气汤打和匀气散。治郁怒忧思，气滞腰疼。”

8. 遂情汤（《辨证录·卷八》）

［**组成**］香附三分，白芍一两，荆芥五分，麦冬三钱，茯神三钱，白术三钱，生枣仁三钱，人参五分，神曲三分，甘草一分，柴胡五分，白芥子五分。

［**用法**］水煎服。十剂肝气开，又十剂心气开，又十剂脾胃之气大开矣。

［**功效**］行气解郁，健脾安神。

［**主治**］思结于心中，魂驰于梦寐，渐而茶饭懒吞，语言无绪，悠悠忽忽，终日思眠，面色憔悴，精神沮丧，因而畏寒畏热，骨中似痛非痛，腹内似馁非馁，乃相思之恶症。

［**历代论述**］《辨证录·痨瘵门（十七则）》曰："人有花前月下两相盟誓，或阻于势而不能合，或尽于缘而不能逢，遂思结于心中，魂驰于梦寐，渐而茶饭懒吞，语言无绪，悠悠忽忽，终日思眠，面色憔悴，精神沮丧，因而畏寒畏热，骨中似疼非疼，腹内如馁非馁，人以为痨病之已成也，谁知是相思之恶症乎。夫相思之症，原不必治，遇情人而郁开矣。然而情人何易急得，医道岂竟无他治哉。大约相思之病，先伤于心，后伤于肝，久则伤于脾胃，欲治相思之症，宜统心、肝、脾、胃四经治之，治此四经，多有得生者。未可信古人之言，以相思之症为不可治之病也。夫伤心之病，本不可治，如何相思之伤心，犹为可救，盖思其人而不得，必动肝火，火动生心，其实一线之延，正藉此肝木之火以生心也。用平肝解郁之品，佐之补心安神之味，益之开胃健脾之药，则肝气一舒，心火自发，不必去生脾胃之土，而相思病可逐渐而衰也。倘更加人事之挽回，何病之不可愈哉。方用遂情汤……十剂肝气开，又十剂心气开，又十剂脾胃之气大开矣。此方补多于散，贵在调和，不贵在争战也。倘作痨瘵治之，反无生机矣。"

［**评述**］五志七情的生理基础是五脏，他们之间是体与用的关系，五脏为体，五志七情为用，体与用相互作用，因此调体可影响用，调五脏可遂七情。

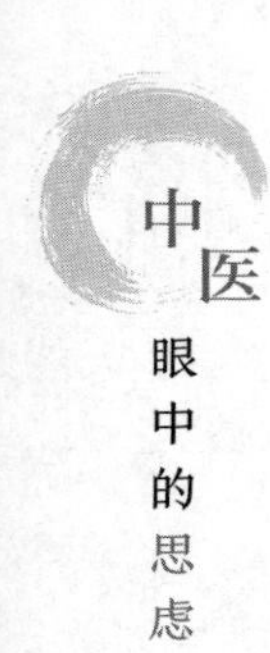

（二）化火

1. 瑞莲丸（《严氏济生方·卷四》）

［**组成**］白茯苓（去皮）一两，石莲肉（炒，去心）一两，龙骨（生用）一两，天门冬（去心）一两，麦门冬（去心）一两，远志（甘草水洗，去心）一两，柏子仁（炒，别研）一两，紫石英（火煅七次，研令极细）一两，当归（去芦，酒浸）一两，酸枣仁（炒，去壳）一两，龙齿一两，乳香（别研）半两。

［**用法**］上为细末，炼蜜为丸，如梧桐子大，朱砂为衣。每服七十丸，空心温酒、枣汤下。

［**功效**］养心安神，清火利尿。

［**主治**］思虑伤心，便下赤浊。

［**历代论述**］

《古今医统大全·便浊门·药方·赤浊诸方》曰："（《济生》）瑞莲丸，治思虑伤心，小便赤浊。"

《丹溪心法·赤白浊四十四》曰："瑞莲丸治思虑伤心，小便赤浊。"

《严氏济生方·小便门·白浊赤浊遗精论治·瑞莲丸》曰："瑞莲丸，治思虑伤心，便下赤浊。"

《冯氏锦囊秘录·杂症大小合参卷十四·阴窍漏气·瑞莲丸》曰："治思虑伤心，赤白二浊。"

［**评述**］本方贵在用药平和，不用苦寒败土之药，且加紫石英暖下元，助气机之流转，共达养心安神、清利小便之效。

2. 知柏四物汤（《成方便读·卷一》）

［**组成**］当归（酒炒）二钱，生地黄三钱，白芍二钱，川芎一钱半，知母、黄柏各一钱。

［**用法**］水煎服。

［**功效**］滋阴养血，引火归元。

［**主治**］治阴血虚滞，相火独旺，咳血等证。

［**历代论述**］

《疡医大全·唇口部·口糜门主论》曰："口者，五脏六腑所贯通也，为脾之窍，脏腑之气，皆由此出入，若门户也。脏腑有偏胜之邪，则口有偏胜之证。思烦太甚，多醒少睡，治以知柏四物汤加丹皮、肉桂”。

《医方集解·理血之剂第八》曰：“四物汤……加黄柏、知母，名知柏四物汤；再加玄参，名滋阴降火汤：治阴虚有火。知柏四物，蜜丸，名坎离丸：治阴虚嗽血（丹溪论劳瘵主乎阴虚，盖自子至巳属阳，自午至亥属阴，阴虚则热，在午后子前；寤属阳，寐属阴，阴虚盗汗，从寐时出；升属阳，降属阴，阴虚则气不降，痰涎上逆，吐出不绝；脉浮属阳，沉属阴，阴虚则浮之洪大，沉之空虚；宜用四物竹沥，加炒柏、龟板补阴降火之剂。又须远嗜欲，薄滋味，静心调养以助之。《准绳》云：丹溪论劳瘵，主乎阴虚，用四物加知柏主之，世医遵用，百无一效，何哉。盖阴虚火必上炎，芎归辛温，非滋虚降火之药；川芎上窜，非虚炎短乏者所宜；地黄泥膈，非胃弱痰多食少者所宜；知柏辛苦大寒，虽曰滋阴，其实燥血，虽曰降火，久而增气，反能助火，至其败胃，所不待言，不若用苡仁、百合、天冬、麦冬、桑皮、地骨、丹皮、酸枣、五味子、枇杷叶之类，佐以生地汁、藕汁、人乳、童便等。如咳嗽则多用桑皮、枇杷叶，有痰增贝母，有血增苡仁、百合、阿胶，热甚增地骨，食少增苡仁至七八钱，而麦冬当为之主，以保肺金而滋化源，无不辄效。又曰：虚劳之疾，百脉空虚，非黏滞之物填之，不能实也，精血枯涸，非濡湿之物滋之，不能润也，当用参芪、地黄、二冬、枸杞、五味之属，各煎膏，另用青蒿，以童便熬膏，合前诸汁，并麋角胶、霞天膏化服。”

［**评述**］四物汤加知母、黄柏各一钱，名知柏四物汤。蜜丸名坎离丸。丹溪治阴血虚滞，相火独旺，咳血等证。以地、芍壮水，知、柏退阳。有血证，故用当归，引诸血各归其所当归之经。川芎能行血中之气，自然气顺血调，不虚不滞矣。然毕竟阴虚火旺之病，川芎究属辛香之物，似又不宜，用者审之。

3. 二阴煎（《景岳全书·卷五十一》）

［**组成**］生地三钱，麦冬、枣仁各二钱，玄参、茯苓、木通各钱半，黄连一钱，生甘草五分，灯心、竹叶各十四片。

［**用法**］水煎服。

［**功效**］滋阴清火，养心安神。

［**主治**］水亏火盛，烦躁热渴而怔忡惊悸不宁，心经有热，水不制火，惊狂失志，多言多笑，或疡疹烦热失血。劳伤，心脾火发上炎，口舌生疮。

［**历代论述**］《喉舌备要秘旨·喉部·喉科辨症·论喉症治法》曰："阴虚喉痹。其症亦内热口渴喉干，或唇红颊赤，痰涎壅盛，然必六脉无神，或六脉虽数，浮软无力，但察其过于酒色，或素禀阴气不足，多倦少力者，是皆肾阴亏损，水不制火而然。火甚者滋阴八味煎、加减一阴煎之类主之。火微而不喜冷物及大便不硬，小便不热者，宜六味地黄汤、一阴煎之类主之。若思虑焦劳兼动心火者，宜用二阴煎主之。"

［**评述**］见火便清，乃下工所为，知火从来，详火所归处，上医应知，此方贵在苦寒直折的同时，用麦冬、枣仁等引气于下，毕竟苦寒易掳中宫，此方不宜久用。

4. 半夏茯苓汤（《圣济总录·卷四十二》）

［**组成**］半夏（汤洗七遍，去滑，焙干）、赤茯苓（去黑皮）、麦门冬（去心，焙）各三两，酸枣仁、桂（去粗皮）、黄芩（去黑心）、远志（去心）、人参各二两，甘草（炙锉）一两半。

［**用法**］上九味，粗捣筛，每服五钱匕，水一盏半，入生姜五片，秫米一匙头许，同煎至一盏，去滓温服，不拘时。

［**功效**］强志益胆，降气清热。

［**主治**］治谋虑不决，胆气上溢，虚热口苦，神思不爽。

［**历代论述**］《圣济总录·胆门·胆瘅》曰："治谋虑不决，胆气上溢，虚热口苦，神思不爽。论曰《内经》谓有病口苦，名曰胆瘅。夫胆为中正之官，清净之腑，十一脏之所取决，咽为之使，若数谋虑不决，则胆虚气上溢，而口为之苦，胆主藏而不泻。今数谋不断，则清净者浊而扰矣。故气上溢而其证为口苦也。经所谓是动则病口苦，以气为是动也。"

［**评述**］此方的妙处是不治而治，明白了此方的用意，也就明白了温胆汤的用意。多用治胃之品调胆气。

5. 地骨皮汤（《圣济总录·卷四十二》）

［**组成**］地骨皮、生干地黄（细锉）各五两，前胡（去芦头）二两半，茯神（去木）二两，麦门冬（去心焙）、知母各二两半，人参、甘草（炙，锉）各二两。

［**用法**］上八味，粗捣筛，每服五钱匕，水一盏半，入豉及粟米各少许，同煎至一盏，去滓温服不拘时。

［**功效**］清胆降火，安神定志。

［**主治**］治谋虑伤胆，胆气上溢，膈脘虚烦，常觉口苦。

［**历代论述**］《圣济总录·胆门·胆瘅》曰："治谋虑伤胆，胆气上溢，膈脘虚烦，常觉口苦。"

（三）痰结

1. 夏枯草膏（《医宗金鉴·卷六十四》）

［**组成**］京夏枯草一斤半，当归、白芍（酒炒）、黑参、乌药、浙贝母（去心）、僵蚕（炒）各五钱，昆布、桔梗、陈皮、抚芎、甘草各三钱，香附（酒炒）一两，红花二钱。

［**用法**］前药共入砂锅内，水煎浓汤，布滤去渣。将汤复入砂锅内，漫火熬浓，加红蜜八两，再熬成膏，瓷罐收贮。每用一二匙，滚水冲服。兼戒气怒、鱼腥。亦可用薄纸摊贴，瘰疬自消。

［**功效**］化硬消坚，行气化瘀。

［**主治**］男妇小儿，忧思气郁，肝旺血燥，瘰疬坚硬，瘿瘤坚硬。结核肿痛。痈疖肿毒。目珠夜痛等症。

［**历代论述**］《外科心法要诀·项部·瘰疬》曰："夏枯草膏：治男妇小儿忧思气郁，瘰疬坚硬，肝旺血燥，骤用迅烈之剂，恐伤脾气，以此膏常服消之。"

［**评述**］本方特点：可内服也可外用，治方备用，甚为方便。

2. 益气养荣汤（《吴氏医方汇编·第二册·蝼蛄串》）

［**组成**］人参、茯苓、陈皮、贝母、香附、当归、川芎、黄芪（盐炒）、熟地、白芍（炒）各一钱，炙草、桔梗各五分，白术（炒）二钱，柴胡六分，

姜一片。

［**用法**］水煎服。

［**功效**］益气养荣，行气消肿。

［**主治**］治怀抱抑郁，或气血损伤，四肢颈项等处患肿，不问软硬赤白、肿痛瘰疬马刀已溃未溃，或溃而不敛。

［**历代论述**］

《疡医大全·胸膺脐腹部·乳岩门主论》曰："陈实功曰：乳岩乃忧郁伤肝，思虑伤脾，积想在心，所愿不得志者，以致经络痞涩，聚结成核。初如豆大，渐若棋子，半年一年，三载五载，不疼不痒，渐长渐大，始生疼痛，痛则无解，日后肿如堆栗，或如覆碗，紫色气秽，渐渐溃烂，深者如岩穴，凸者如泛莲，疼痛连心，出血则臭，其时五脏俱衰，四大不救，名曰乳岩。凡犯此者，百人百死，如能清心静养，无挂无碍，不必勉治，尚可苟延，当以益气养荣汤主之。（《正宗》）"

《疡科心得集·方汇·卷中》曰："（景岳）益气养营汤治抑郁劳伤，思虑太过，心神俱惫，以致四肢颈项结成瘰疬，累累如贯珠，谓之筋疬。或软或硬，或赤或白，或痛或不痛，日晡发热，及溃而不敛者并效。"

《吴氏医方汇编第二册·蝼蛄串》曰："蝼蛄串，此症乃思虑伤脾，脾气郁结所致。其患多生于两手，初起骨中作痒，渐生漫肿坚硬，不热不红，连肿数块；久则出如豆浆，串通诸窍，寒热交作。首尾俱宜益气养荣为主。补而不应者，气血沥尽而已矣。益气养荣汤　治怀抱抑郁，或气血损伤，四肢颈项等处患肿，不问软硬赤白、肿痛瘰疬马刀已溃未溃，或溃而不敛。"

《外科经验方·瘰疬》曰："瘰疬者，结核是也，或在耳前，连及颐颔，下至缺盆（在钻子骨陷），皆谓瘰疬，手少阳三焦经主之。或在胸，及胸之侧，皆谓马刀疮，手少阳胆经主之。大抵二经多气少血，初生如豆粒，渐如梅李核，或一粒，或三五粒，按之则动而微痛，不甚热，惟午后微热，或夜间口干，饮食少思，四肢倦怠，或坚而不溃，溃而不合，皆由血气不足，故往往变为瘵劳。况其症原不系膏粱丹毒之变，因虚劳气郁所致，宜以益气养荣之药治之，其疮自消。若不详脉证经络受证之异，及虚实之殊，概用追蚀毒药，及牵牛、斑蝥、流气饮，十宣散、败毒散治之，则先犯病禁经禁，以致血气愈损，反为败证矣，可不慎哉。丹溪亦云：或有风毒、热毒、气毒之异，更宜斟酌而治之。益气养荣汤治抑郁，及劳伤气血，颈项或四肢肿硬，或软而不赤不痛，日晡微热，或溃而不敛，并治之……胸痞，人参、熟地黄（各减三分）；口干，加五味子、麦门冬；往来寒热，加软柴胡、地骨皮；脓清加人参、黄芪；脓多加川芎、当归；脓不止，加人参、黄芪、当归；肌肉迟生，加白敛、官桂。”

3. 嘉禾散（《太平惠民和剂局方·卷三》）

［**组成**］枇杷叶一两，沉香、石斛各三分，薏苡仁一两，杜仲（去皮，杵碎，姜汁浸一宿，炒令焦）三分，缩砂仁一两，藿香叶、木香、诃子各三分，丁香半两，半夏曲一分，青橘皮半两，大腹皮三分，槟榔半两，白术二两，五味子半两，茯苓一两，神曲一分，甘草一两半，谷蘖一分，白豆蔻一分，人参一两，桑白皮半两，橘皮三分。

［**用法**］每服二钱，水一盏，入生姜两片，肥枣三枚，同煎至七分，温服，不拘时候。如疗五噎，入干柿一枚同煎，十服见效；如疗膈气，吐逆羸困，入薤白三寸，枣五枚同煎，妇人亦可服。

［**功效**］育神养气，和补脾胃。

［**主治**］中满下虚，五噎五膈，脾胃不和，胸膈痞闷，胁肋胀满，心腹刺痛，不思饮食，或多痰逆，口苦吞酸，胸满短气，肢体怠惰，面色萎黄；如中焦虚痞，不任攻击，脏气虚寒，不受峻补，或因病气衰，食不复常，禀受怯弱不能多食，尤宜服之。

［**历代论述**］《鸡峰普济方·卷第十六·气》曰：“若咽中如核，咽之不下，吐之不出，久不治之，渐妨于食，或由思虑不常，气结不散，阴阳阻隔，或因饮食之间气道卒阻，因而留结。因气者，谓之气噎，其脉缓涩，因食者，谓之食噎，其脉短涩，并宜此药并调气丸，食噎宜神曲丸。”

（四）气虚

1. 加味八珍汤（《古今医统大全·卷八十二》引《集验方》）

［**组成**］人参五分，白术四分，茯苓四分，炙甘草四分，当归一钱，

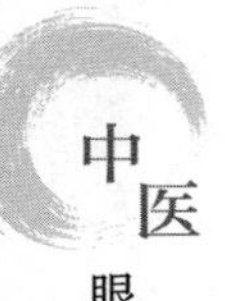

生地黄一钱，黄芪五分，川芎五分，白芍药五分，软柴胡五分，牡丹皮八分，香附米（制）八分。

［**用法**］用水一盏半，大枣一枚，煎七分，食前服。

［**功效**］益气养血，和胃养神。

［**主治**］妇人思虑过伤，饮食日减，气血两虚，月经不调，夜梦交感，或出盗汗，寝成痨瘵。

［**历代论述**］《古今医统大全·妇科心镜（上）·妇人梦与鬼交候药方》曰："（《集验》）加味八珍汤 治妇人思虑过伤，饮食日减，气血两虚，月经不调，夜梦交感，或出盗汗，浸成痨瘵。"

2. 十全大补汤（《世医得效方·卷第八》）

［**组成**］白茯苓、白术（土炒）、肉桂（去粗皮）、川芎、当归身、人参、黄芪（蜜制）、白芍、熟地黄、甘草（炙）各等分。

［**用法**］上锉剂，水二钟，生姜三片，辉枣一枚，煎至八分，去滓温服，不拘时候。

［**功效**］大补元气，养荣和卫。

［**主治**］治诸虚百损，荣卫不和，形体羸瘦，面色萎黄，脚膝酸痛，腰脊倦痛，头眩耳重，口苦舌干，骨热内烦，心忪多汗，饮食进退，寒热往来，喘嗽吐衄，遗精失血，妇人崩漏，经候不调。凡病后不爽，及忧虑伤动血气，此药平补有效。

［**历代论述**］

《世医得效方·大方脉杂医科·诸淋·虚损》曰："治男子妇人诸虚不足，五劳七伤，不进饮食，久病虚损，时发潮热，气攻骨脊，拘急疼痛，夜梦遗精，面色痿黄，脚膝无力，一切病后气不如旧，忧愁思虑，伤动血气，喘嗽中满，脾肾气弱，五心烦闷，并皆治之。此药性温不热，平补有效，养气育神，醒脾止渴，顺正辟邪，温暖脾肾，其效不可具述。又名十补汤。"

《审视瑶函·附前贤治目医案补遗诸方》曰："十全大补汤治诸虚百损，荣卫不和，形体羸瘦，面色萎黄，脚膝酸疼，腰脊倦痛，头眩耳重，口苦舌干，骨热内烦，心忪多汗，饮食进退，寒热往来，喘嗽吐衄，遗精失血，妇人崩漏，经候不调。凡病后不爽，及忧虑伤动血气，此药平补有效……气主煦之，血主濡之。故用人参、白术、黄芪、茯苓、甘草甘温之品以补气，气盛则能充实于肌肉矣。用当归、川芎、芍药、地黄、肉桂味厚之品以补血，血生则能润泽其枯矣。”

3. 正气补虚汤（《世医得效方·卷第八》）

［**组成**］人参、藿香叶、厚朴（去粗皮，姜汁炒）、黄芪各二两，交趾桂一两，川白芷二两，大当归（去尾）二两，五味子、白术各一两，半夏、绵附子（炮）各一两，熟地黄（酒洗炒）、川芎、白茯神各二两，丁香、南木香、干姜、甘草各一两。

［**用法**］上锉散。每服三钱，水一盏半，生姜三片，枣子二枚，煎，空心温服。

［**功效**］健脾补虚，益气复元。

［**主治**］治忧恚思虑，喜怒不常，失饥劳力，或饮食不调，肌肉减耗，荣卫虚弱，外邪所袭，入于经络，头痛昏闷，拘挛，憎寒壮热，身痛腰倦，脚弱转筋。自汗，手足冷，四体麻痹，五脏诸虚百病，并皆治之。

［**历代论述**］《世医得效方·卷第八·大方脉杂医科·诸淋·虚损》曰：“治忧恚思虑，喜怒不常，失饥劳力，或饮食不调，肌肉减耗，荣卫虚弱，外邪所袭，入于经络，头痛昏闷，拘挛，憎寒壮热，身疼腰倦，脚弱转筋。自汗，手足冷，四体麻痹，五脏诸虚百病，并皆治之。”

4. 温胃汤（《世医得效方·卷第六》）

［**组成**］附子（炮，去皮脐）、当归、厚朴（去粗皮，生用）、人参、橘皮、白芍药、甘草（炙）各一两，干姜一两一分，川椒（炒出汗，去合口者）三分。

［**用法**］上锉散。每服四大钱，水二盏，煎七分，去滓，食前服。

［**功效**］行气散结，温胃消满。

［**主治**］治忧思聚结，脾肺气凝，阳不能正，大肠与胃气不平，胀满冲咳，食不得下，脉虚而紧涩。

［**历代论述**］《世医得效方·卷第六·大方脉杂医科·胀满·风寒暑

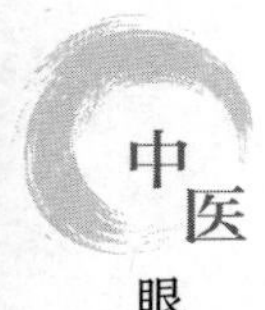

湿胀》曰："治忧思聚结，脾肺气凝，阳不能正，大肠与胃气不平，胀满冲咳，食不得下，脉虚而紧涩。"

（五）肾虚

1. 八味丸（《金匮要略·中风历节病脉证并治第五》）

［**组成**］干地黄八两，山茱萸、薯蓣各四两，泽泻、茯苓、牡丹皮各三两，桂枝、附子（炮）各一两。

［**用法**］上八味，末之，炼蜜和丸梧子大，酒下十五丸，日再服。

［**功效**］温补肾阳，引火归原，阴阳双补。

［**主治**］肾阳不足，腰痛脚软，下半身常有冷感，少腹拘急，小便不利或小便反多，舌质淡胖，脉虚弱尺部沉细，以及痰饮咳喘、水肿脚气、消渴、转胞、久泄、阴疽等属肾中阳气虚衰者。虚劳腰痛，或短气有微饮，或男子消渴，以饮一斗，小便一斗，及妇人病饮食如故，烦热不得卧，而反倚息者，此名转胞，以胞系了戾，故致此病。脚气上入少腹，少腹不仁。虚劳不足，大伤饮水，小腹急，肾气虚乏，下元冷惫，脐腹疼痛，夜多漩溺，脚膝缓弱，肢体倦怠，面色黧黑，不思饮食。肾气内夺，舌喑足废。冷证齿痛。命门火衰，不能生土，以致脾胃虚寒，大便不实。禀气虚，骨弱，7~8 岁不能行立。肾水不能摄养，及脾虚不能克制肾水，多吐痰唾而不咳。两尺脉微弱，阴阳俱虚。肾虚不能摄水，津液不降，致成痰饮，咳逆，潮热，盗汗。脾肾虚寒，土不生金，肺金亏损，肺气虚不能摄血，面色萎黄，时或咳嗽见血，脉多空大无力。脾肾两败，水溢于外，土困于中而成水肿，或阳虚小便不通。肾脏真阳不足，火不归元。百会疽漫肿平塌，紫暗坚硬，面赤而烦，口干不渴，唇润，属阳虚浮泛者，及颊疡牙关紧急不开或旁肿不消，脓水清稀，因而成漏，复被寒侵疮孔，致生多骨，经年缠绵难愈者。

［**历代论述**］

《医经溯洄集》曰："八味丸以地黄为君，而以余药佐之，非止为补血之剂，盖兼补气也。气者，血之母，东垣所谓阳旺则能生阴血者，此也……夫其用地黄为君者，大补血虚不足与补肾也；用诸药佐之者，山药之强阴益气；山茱萸之强阴益精而壮元气；白茯苓之补阳长阴而益气；牡丹皮之泻阴火，而治神志不足；泽泻之养五脏，益气力，起阴气，而补虚损五劳，桂、附立补下焦火也。由此观之，则余之所谓兼补气者，非臆说也。”

《医方考》曰：“渴而未消者，此方主之……此为心肾不交，水不足以济火，故令亡液口干，乃是阴无阳而不升，阳无阴而不降，水下火上，不相既济耳！故用肉桂、附子之辛热壮其少火，用六味地黄丸益其真阴。真阴益，则阳可降；少火壮，则阴自生……肾间水火俱虚，小便不调者，此方主之……肾间之水竭则火独治，能阖而不能开，令人病小便不出；肾间之火熄则水独治，能开而不能阖，令人小便不禁。是方也，以附子、肉桂之温热益其火；以熟地、山萸之濡润壮其水；火欲实，则丹皮、泽泻之酸咸者可以收而泻之；水欲实，则茯苓、山药之甘淡者可以制而渗之。水火既济，则开阖治矣。”

《千金方衍义》曰：“《金匮》八味肾气丸治虚劳不足，水火不交，下元亏损之首方。专用附、桂蒸发津气于上，地黄滋培阴血于下，萸肉涩肝肾之精，山药补黄庭之气，丹皮散不归经之血，茯苓守五脏之气，泽泻通膀胱之气化原。”

《医宗金鉴》引柯琴：“火少则生气，火壮则食气，故火不可亢，亦不可衰，所云火生土者，即肾家之少火游行其间，以息相吹耳，若命门火衰，少火见于熄矣。欲暖脾胃之阳，必先温命门之火，此肾气丸纳桂、附于滋阴剂中十倍之一，意不在补火，而在微微生火，即生肾气也。故不曰温肾，而名肾气，斯知肾以气为主，肾得气而土自生也。且形不足者，温之以气，则脾胃因虚寒而致病者固痊，即虚火不归其原者，亦纳之而归封蛰之本矣。”

《绛雪园古方选注》曰：“肾气丸者，纳气归肾也。地黄、萸肉、山药补足三阴经，泽泻、丹皮、茯苓补足三阳经。脏者，藏经气而不泄，以填塞浊阴为补；腑者，如府库之出入，以通利清阳为补。复以肉桂从少阳纳气归肝，复以附子从太阳纳气归肾。”

《血证论》曰：“肾为水脏，而其中一点真阳便是呼吸之母，水足阳秘，则呼吸细而津液调。如真阳不秘，水泛火逆，则用苓、泽以行水饮，用地、萸以滋水阴，用怀药入脾，以输水于肾，用丹皮入心，以清火安肾，得六味以滋肾，而肾水足矣。然水中一点真阳，又恐其不能生化也，故用附子、肉桂以补之。”

［**评述**］八味丸是方中名方，为补肾方剂中最经典的方剂，后世多有化裁，如六味地黄丸、杞菊地黄丸、济生肾气丸、知柏地黄丸、明目地黄丸等，所治有所偏，但总不离八味丸轴心。

2. 秘真丸（《圣济总录·卷九十二》）

［**组成**］龙骨（研）一两，诃梨勒（炮，取皮）五枚，缩砂仁（去皮）半两，丹砂（研，留一分为衣）一两。

［**用法**］每日空心热酒送下一丸，夜卧冷水送下三丸；或太秘欲通，用葱汤点茶服之。

［**功效**］温中助阳，固精止尿。

［**主治**］心肾两虚，阳气衰微，精气不固，白淫不止，梦遗，小便不禁及有余沥，脉短涩。内虚里寒，冷气攻心，胁肋胀满，脐腹刺痛，呕逆泄泻，自汗时出，手足厥，久虚下冷，其气不足。精不禁，危急者。

［**历代论述**］

《黄帝素问宣明论方·诸证门·白淫证》曰:“(主虚劳。出《素问·痿论》)思想无穷，所愿不得，意淫于外，入房太甚，筋纵，发为筋痿，及为白淫。太过者，白物为淫，随溲而下，故为劳弱。秘真丸主之：治白淫，小便不止，精气不固，及有余沥，或梦寐阴人通泄耳。”

《古今医统大全·便浊门·药方》曰：“（河间）秘真丸 治思想无穷，所欲不遂，意淫于外，入房太甚，宗筋弛纵，发为筋痿，及为白淫，白浊，及白物随溲而下。（《直指》）（河间）秘真丸 治思想无穷，所愿不遂，意淫于外，入房太甚，梦与鬼交，精泄流浊并治。白龙骨（一两，另研），诃子（五枚），砂仁（半两），朱砂（一两，另研一分为衣）。上为末，糊丸，绿豆大。每服十丸，空心温酒下。多服大秘。”

［**评述**］此方与桂枝加龙骨牡蛎汤有异曲同工之妙，所异者偏于收敛，所以用诃子固肾，砂仁敛气，朱砂除心神之浮越。

3. 调元肾气丸（《外科正宗·卷二》）

［**组成**］生地（酒煮，捣膏）四两，茯苓、山药、山茱萸、丹皮各二两，麦冬、人参、当归身、地骨皮、泽泻、龙骨各一两，木香、砂仁各三钱，黄柏（盐炒）、知母（童便炒）各五钱。

［**用法**］上为末，用鹿角胶四两，老酒浸化，加蜂蜜四两同煎，滴水成珠，和药为丸，梧子大。每服八十丸，空心温酒下，忌白萝卜、烧酒、房劳。

［**功效**］补肾气，益肾精。

［**主治**］房欲劳伤，忧恐损肾，致肾气弱而骨失荣养，遂生骨瘤，其患坚硬如石，形色或紫或不紫，推之不移，坚贴于骨，形体日渐衰瘦，气血不荣，皮肤枯槁，甚者寒热交作，饮食无味，举动艰辛，脚膝无力者。

［**历代论述**］《外科大成·不分部位大毒·内痈总论·瘿瘤主治方》曰："调元肾气丸治房劳忧恐，肾气虚衰，骨无荣养所致。"

4. 石韦丸（《备急千金要方·卷十九》）

［**组成**］石韦、细辛、礜石、远志、茯苓、泽泻、菖蒲、杜仲、蛇床子、苁蓉、桔梗、牛膝、天雄、山萸肉、柏子仁、续断、山药各二两，防风、赤石脂各三两。

［**用法**］上十九味为末，取枣膏如蜜，和丸如梧子，酒服三十丸，日三。七日愈，二十日百病除，常服良。

［**功效**］补虚培元，利尿通淋。

［**主治**］治五劳七伤。

［**历代论述**］《备急千金要方·肾脏方·补肾第八·石苇丸》曰："黄帝问五劳七伤于高阳负，高阳负曰：一曰阴衰，二曰精清，三曰精少，四曰阴消，五曰囊下湿，六曰腰（一作胸）胁苦痛，七曰膝厥痛冷不欲行，骨热，远视泪出，口干腹中鸣，时有热，小便淋沥，茎中痛，或精自出，有病如此，所谓七伤。一曰志劳，二曰思劳，三曰心劳，四曰忧劳，五曰疲劳，此谓五劳。黄帝曰：何以治之？高阳负曰：石韦丸主之。石韦、细辛、礜石、远志、茯苓、泽泻、菖蒲、杜仲、蛇床子、苁蓉、桔梗、牛膝、

天雄、山萸肉、柏子仁、续断、山药（各二两），防风、赤石脂（各三两）。上十九味为末，取枣膏如蜜，和丸如梧子，酒服三十丸，日三。七日愈，二十日百病除，常服良。”

［**评述**］崔氏无礜石、茯苓、泽泻、桔梗、山药，有瓜蒌根二两半。

5. 内补鹿茸丸（《圣济总录·卷第九十二》）

［**组成**］鹿茸（燎去毛，酥炙）二两，菟丝子（净淘，酒浸一宿，别捣）、白茯苓（去黑皮）、肉苁蓉（酒浸，切，焙）、紫菀（去苗土）、蛇床子（酒浸，焙）、黄芪（锉）、桑螵蛸（炒）、阳起石（煅研）、蒺藜子（炒去角）、附子（炮裂，去皮脐）、肉桂（去粗皮）各一两。

［**用法**］上一十二味，捣研为末，炼蜜和丸，如梧桐子大，每服三十丸，空心温酒下。

［**功效**］补肾益精，调和阴阳。

［**主治**］治劳伤思虑，阴阳气虚，益精止白淫。

［**历代论述**］《圣济总录·白淫》曰：“治劳伤思虑，阴阳气虚，益精止白淫，内补鹿茸丸方。”

［**评述**］思想无穷，所愿不得，意淫于外，入房太甚，宗筋弛纵，发为筋痿，及为白淫，夫肾藏天一，以悭为事，志意内治，则精全而啬出，思想外淫，房室太甚，则固者摇矣，故淫泆不守，随溲而下也，然本于筋痿者，以宗筋弛纵故也。此方亮点在紫菀一味，金润而水生，金敛而肾固。

（六）心虚

1. 补心丹（《校注妇人良方·卷六》）

［**组成**］人参（去芦）五钱，茯苓五钱，玄参五钱，丹参五钱，桔梗五钱，远志五钱，当归（酒浸）一两，五味一两，麦门冬（去心）一两，天门冬一两，柏子仁一两，酸枣仁（炒）一两，生地黄四两。

［**用法**］上为末，炼蜜为丸，如梧桐子大，用朱砂为衣。每服二十至三十丸，临卧竹叶煎汤送下。

［**功效**］宁心保神，益血固精，清热化痰，祛烦定惊。

［**主治**］思虑忧愁，怔忡健忘，目暗羞涩。阴血亏少，虚烦少寐，心

悸神疲，梦遗健忘，大便干结，口舌生疮，舌红少苔，脉细数。妇人热劳，心经血虚，心神烦躁，颊赤头痛，眼涩唇干，口舌生疮，神思昏倦，四肢壮热，食饮无味，肢体酸痛，心怔盗汗，肌肤日瘦，或寒热往来。过劳伤心，忽忽喜忘，大便难，或时溏利，口内生疮者。颤振，脉数而无力。心肾不交，水火不济之遗泄，性功能失常。

［**历代论述**］

《医方考》曰："人参养心气，当归养心血，天、麦门冬所以益心津，生地、丹、玄所以解心热，柏子仁、远志所以养心神，五味、枣仁所以收心液，茯苓能补虚，桔梗能利膈，诸药专于补心，劳心之人宜常服也。"

《摄生秘剖》曰："是方以生地为君者，取其下入足少阴，以滋水主，水盛可以伏火；况地黄为血分要药，又能入手少阴也。枣仁、远志、柏仁，养心神者也；当归、丹参、玄参生心血者也；二冬助其津液；五味收其耗散；参、苓补其气虚；以桔梗为使者，欲载药入心，不使之速下也。"

《古今名医方论》引柯琴："心者主火，而所以主者神也。神衰则火为患，故补心者必清其火而神始安。补心丹用生地黄为君者，取其下足少阴以滋水主，水盛可以伏火。此非补心之阳，补心之神耳；凡果核之有仁，犹心之有神也，清气无如柏子仁，补血无如酸枣仁，其神存耳；参、苓之甘以补心气，五味酸以收心气，二冬之寒以清气分之火，心气和而神自归矣；当归之甘以生心血，玄参之咸以补心血，丹参之寒以清血中之火，心血足而神自藏矣；更假桔梗为舟楫，远志为向导，和诸药入心而安神明。以此养生则寿，何有健忘、怔忡、津液干涸、舌上生疮、大便不利之虞哉！"

《医方集解》曰："此手少阴药也。生地、玄参北方之药，补水所以制火，取既济之义也；丹参、当归所以生心血，血生于气；人参、茯苓所以益心气，人参合麦冬、五味又为生脉散，盖心主脉，肺为心之华盖而朝百脉，百脉皆朝于肺，补肺生脉，脉即血也，所以使天气下降也，天气下降，地气上腾，万物乃生；天冬苦入心而寒泻火，与麦冬同为滋水润燥之剂；远志、枣仁、柏仁所以养心神，而枣仁、五味酸以收之，又以敛心气之耗散也；桔梗清肺利膈，取其载药上浮而归于心，故以为使；朱砂色赤入心，寒泻热而重宁神。”

《绛雪园古方选注》曰：“补心者，补心之用也。心藏神，而神之所用者，魂、魄、意、智、精与志也。补其用而心能任物矣。《本神》曰：随神往来者谓之魂，当归、柏子仁、丹参流动之药，以悦其魂；心之所忆谓之意，人参、茯神调中之药，以存其意；因思虑而处物谓之智，以枣仁静招乎动而益其智；并精出入者谓之魄，以天冬、麦冬、五味子宁静之药而安其魄；生之来谓之精，以生地、玄参填下之药定其精；意之所存谓之志，以远志、桔梗动生于静而通其志。若是，则神之阳动而生魂，魂之生而为意，意交于外而智生焉；神之阴静而生魄，魄之生而为精，精定于中而志生焉，神之为用不穷矣，故曰补心。”

［**评述**］方内天冬、麦冬、玄参、生地虽能降火，生血化痰，然其性沉寒，损伤脾胃，克伐生气，若人饮食少思，大便不实者，不宜用；忌胡荽、大蒜、萝卜，鱼腥、烧酒。

2. 柏子仁汤（《严氏济生方·妇人门·崩漏论治》）

［**组成**］当归（去芦，酒炒）、川芎、茯神（去木）、小草、阿胶（锉）、蛤粉（炒成珠子）、鹿茸（燎去毛，酒蒸，焙）、柏子仁（炒）各一两，香附子（炒去毛）二两，川续断（酒浸）一两半、甘草（炙）半两。

［**用法**］上为细末，每服四钱，水一盏半，姜五片，煎至七分，去滓，空心食前，温服。

［**功效**］补心养血。

［**主治**］治妇人忧思过度，劳伤心经，心主于血，心虚不能维持诸经之血，亦能致崩中下血之患。

［**历代论述**］《严氏济生方·妇人门·崩漏论治·柏子仁汤》曰：“柏子仁汤治妇人忧思过度，劳伤心经，心主于血，心虚不能维持诸经之血，亦能致崩中下血之患。”

3. 远志丸（《太平惠民和剂局方·卷五》）

［**组成**］远志（去心，姜汁炒）、牡蛎（煅，取粉）各二两，白茯苓

（去皮）、人参、干姜（炮）、辰砂（别研）各一两，肉苁蓉（净洗，切片，焙干）四两。

［**用法**］上为细末，炼蜜为丸，如梧桐子大。每服三十丸，空心、食前煎灯心、盐汤送下；温酒亦可。

［**功效**］补益心肾，聪明耳目，定志安神，滋养气血。

［**主治**］丈夫、妇人心气不足，肾经虚损，思虑太过，精神恍惚，健忘多惊，睡卧不宁，气血耗败，遗沥泄精，小便白浊，虚汗盗汗，耳或聋鸣。

［**历代论述**］《太平惠民和剂局方·续添诸局经验秘方·远志丸》曰："治丈夫、妇人心气不足，肾经虚损，思虑太过，精神恍惚，健忘多惊，睡卧不宁，血气耗败，遗沥泄精，小便白浊，虚汗盗汗，耳或聋鸣，悉主之……此药性温无毒，常服补益心肾，聪明耳目，定志安神，滋养气血。"

4. 辰砂远志丸（《普济本事方·卷二》）

［**组成**］白附子（生用）、石菖蒲（去毛）、远志（去心）、白茯神（去木）、人参、麦门冬（去心）、天麻、川芎、山药、半夏曲、铁粉、辰砂（别研）、北细辛各一钱。

［**用法**］上为细末，生姜五两，取汁入水煮糊，丸绿豆大，别以朱砂为衣，每服二十粒。夜卧生姜汤下，小儿减丸数。

［**功效**］安神镇心，消风痰，止头眩，补肾益志。

［**主治**］治惊悸，产后中风惊狂，起卧不安，或痰涎上涌。

［**历代论述**］《本事方释义》曰："石菖蒲气味辛温，入手少阴、足厥阴；远志气味辛微温，入心肾；人参气味甘温，入脾胃；茯神气味甘平，入心；川芎气味辛温，入肝胆；山芋气味辛平，入足阳明；铁粉气味咸平，入足厥阴，能安神强志；麦冬气味甘凉、微苦，入手太阴、少阴；天麻气味辛平，入足阳明、厥阴；半夏曲气味辛微温，入胃；天南星气味辛温，入手足太阴；白附子气味辛甘温，入胃；细辛气味辛温，入肾；辰砂气味苦温，入心。因惊悸致病，故必镇心安神，兼以扶持正气，以姜为引，虽有微毒之味，只能搜病，并不能伤正气也。"

［**评述**］辰砂远志丸（出普济本事方）安神镇心，治惊悸、消风痰、

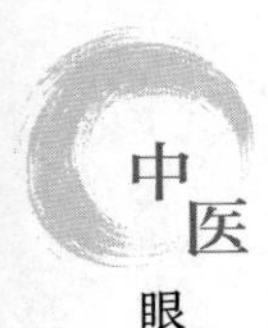

止头眩、补肾益志。一方，治忧愁思虑、痰气潮作、如醉如痴、精神不守、大便难、小便浊、头目眩晕。用药与上方同，但去天麻、南星耳。

5. 龙齿汤（《医方大成·卷五》引《简易方》）

［**组成**］官桂二两半，半夏（汤炮）二两，人参（去芦）、白茯苓（去皮）、甘草（炙）、当归、龙齿（研）、桔梗（炒）、远志（去心）、枳壳（去瓤，麸炒）各一两半，茯神（去皮）、黄芪（蜜炙）各一两。

［**用法**］上为末，每服三钱，水一盏，姜三片，枣一枚，粳米百粒，煎服。

［**功效**］安神定惊。

［**主治**］治理心下怔忡，常怀忧虑，神思多惊，如堕险地，小便或赤或浊。

［**历代论述**］《普济方·心脏门·心虚（附论）》曰："龙齿汤（出直指方）治理心下怔忡，常怀忧虑，神思多惊，如堕险地，小便或赤或浊。"

6. 惊气丸（《普济方·卷十六》）

［**组成**］代赭石（醋淬七次）一两，朱砂（别研）二钱，麝香半钱，茯苓一两，人参（去芦头）一两，白僵蚕（微炒）半两，蛇黄（火烧醋淬七次）一两，铁粉四钱，酸枣仁（汤浸去壳）一两，蝎梢（去毒用）一钱（分），远志（去心）一两，五味子半两。

［**用法**］上件各为末，炼蜜为丸，如鸡头大，每服一丸。金银薄荷煎汤嚼下，荆芥汤化下亦得。日进三五服，临卧一服，不拘时候。

［**功效**］和喜怒，调阴阳，止惊悸。

［**主治**］治忧愁思虑，喜怒不常，或因惊怕而伤心，或因思虑而神损，或心忪恍惚，或手足不仁，身热自汗，腰背引痛，嗜卧少力，举动多惊，饮食无味，及治产后中风，一切惊病。

［**历代论述**］《普济方·卷十六·心脏门·心虚（附论）惊气丸（出卫生家宝方）》曰："治忧愁思虑，喜怒不常，或因惊怕而伤心，或因思虑而神损。"

［**评述**］本方为常人所容易忽视的地方是煎服方法，"金银薄荷煎汤嚼下，荆芥汤化下亦得"。在潜镇浮越神气的同时，增加疏解的力量，以解忧愁思虑之本源，可谓标本皆得。

7. 安神丸（《内外伤辨惑论·卷中》）

［**组成**］朱砂（另研，水飞为衣）五钱，甘草五钱五分，黄连（去须净，酒洗）六钱，当归（去芦）二钱五分，生地黄一钱五分。

［**用法**］上药除朱砂外，四味共为细末，汤浸蒸饼为丸，如黍米大，以朱砂为衣。

［**功效**］镇心安神，清热养血，安胎孕。

［**主治**］心火上炎，灼伤阴血，心神烦乱，怔忡，失眠多梦。现用于轻度贫血，脑贫血，神经过敏，精神不安，心悸亢进，心神烦乱不安，苦闷不眠。

［**历代论述**］

《内外伤辨惑论》曰："《内经》曰：热淫所胜，治以甘寒，以苦泻之。以黄连之苦寒去心烦，除湿热为君；以甘草、生地黄之甘寒泻火补气，滋生阴血为臣；以当归补其血不足；朱砂纳浮溜之火，而安神明也。"

《医方考·惊悸怔忡门第五十》曰："梦中惊悸，心神不安者，此方主之。梦中惊悸者，心血虚而火袭之也。是方也，朱砂之重，可使安神；黄连之苦，可使泻火；生地之凉，可使清热；当归之辛，可使养血；乃甘草者，一可缓其炎炎之焰，一可以养气而生神也。"

《杏苑生春》曰："以黄连、生甘草泻火热，川归、生地益心血，佐朱砂以安心神。"

《张氏医通》曰："凡言心经药，都属心包，惟朱砂外禀离明，内含真汞，故能交合水火，直入心脏。但其性徐缓，无迅扫阳焰之速效，是以更需黄连之苦寒以直折其热，甘草之甘缓以款启其微，俾膈上实火虚火，悉从小肠而降泄之。允为劳心伤神，动作伤气，扰乱虚阳之的方，岂特治热伤心包而已哉！然其奥又在当归之辛温走血，地黄之濡润滋阴，以杜火气复炽之路。其动静之机，多寡之制，各有至理，良工调剂之苦心，其可忽诸。"

《古今名医方论》曰："叶仲坚曰：经曰：神气舍心，精神毕具。又曰：心者，生之本，神之舍也。且心为君主之官，主不明则精气乱，神太劳则魂魄散，所以寤寐不安，淫邪发梦，轻则惊悸怔忡，重则痴妄癫狂也。朱砂具光明之体，赤色通心，重能镇怯，寒能胜热，甘以生津，抑阴火之浮游，以养上焦之元气，为安神之第一品；心若热，配黄连之苦寒，泻心热也；更佐甘草之甘以泻之；心主血，用当归之甘温，归心血也；更佐地黄之寒以补之。心血足则肝得所藏，而魂自安，心热解则肺得其职，而形自正也。"

《时方歌括》曰："东垣之方多杂乱无纪，惟此方用朱砂之重以镇怯，黄连之苦以清热，当归之辛以嘘血，更取甘草之甘以制黄连之太过，地黄之润以助当归所不及。方意颇纯，亦堪节取。"

《医方考·虚损劳瘵门第十八》"安神丸：黄连（一两五钱，酒润）朱砂（一两，水飞）当归（酒洗）生地黄（酒洗）炙甘草（各五钱）二曰：忧愁思虑伤心。心伤则苦惊喜忘，夜不能寐，此方主之。忧愁思虑，则火起于心，心伤则神不安，故苦惊。心主血，心伤则血不足，故喜忘。心愈伤，则忧愁思虑愈不能去，故夜不能寐。苦可以泻火，故用黄连。重可以镇心，故用朱砂。生地凉心，当归养血。炙甘草者，所以益脾。脾是心之子，用之欲其不食气于母故尔。"

［**评述**］忌食辛辣、烟、酒；因消化不良，胃部嘈杂，有似烦闷而怔忡不安，或不眠等症忌服；忌油腻；不宜多服或久服，以防造成汞中毒。其别名有：安神丸（《兰室秘藏》卷下）、朱砂丸（《普济方》卷十六）、黄连安神丸（《保婴撮要》卷十三）、安寝丸（《胎产指南》卷八）。

8. 天王补心丹（《校注妇人良方》）

［**组成**］人参（去芦）、茯苓、玄参、丹参、桔梗、远志各五钱，当归（酒浸）、五味子、麦门冬、天门冬、柏子仁、酸枣仁（炒）各一两，生地黄四两。

［**用法**］上药为末，炼蜜为丸，朱砂为衣，空腹温水送服。亦可水煎服，用量按原方比例酌减。

［**功效**］滋阴清热，养血安神。

［**主治**］虚弱，思虑过度，心血不足，怔忡健忘。

［**历代论述**］《医方集解》曰："此手少阴药也。生地、玄参，北方之药，补水所以制火，取既济之义也。丹参、当归，所以生心血。血生于气，人参、茯苓所以益心气。人参合麦冬、五味，又为生脉散，益心主脉，脉

为心之华盖而朝百脉，补肺生脉，所以使天气下降也。天冬苦寒入心而泻火，与麦冬同为滋水润燥之剂。远志、枣仁、柏仁，所以养心神，而枣仁、五味酸以收之，又以敛心气之耗散也。桔梗清肺利膈，取其载药上浮而归于心，故以为使。朱砂色赤入心，寒泻热而重宁神。读书之人，所当常服。”

［**评述**］本方以滋阴清热药与养血安神之品相配，其中生地用量独重，且有二冬、玄参等滋阴清热药为伍，主治阴亏血少、虚火上炎所致心神不安。

9. 归脾汤（《正体类要・卷下》）

［**组成**］白术一钱，当归一钱，白茯苓一钱，黄芪（炒）一钱，龙眼肉一钱，远志一钱，酸枣仁（炒）一钱，木香五分，甘草（炙）三分，人参一钱。

［**用法**］加生姜、大枣，水煎服。

［**功效**］益气补血，健脾养心。

［**主治**］中气不足，思虑过度，饥饱失时，劳役不节，而致中脘痛。①心脾两虚。思虑过度，劳伤心脾，气血不足。心悸怔忡，健忘失眠，盗汗虚热，食少体倦，面色萎黄，舌质淡，脉细缓。②脾不统血。症见便血，以及妇女崩漏，月经超前，量多色淡，或淋漓不止，或带下。

［**历代论述**］《医贯》曰：“凡治血证，前后调理，须按三经用药。心主血，脾裹血，肝藏血，归脾汤一方，三经之方也。远志、枣仁补肝以生心火，茯神补心以生脾土，参、芪、甘草补脾以固肺气。木香者，香先入脾，总欲使血归于脾，故曰归脾。有郁怒伤脾，思虑伤脾者，尤宜。”

［**评述**］本方证因思虑过度，劳伤心脾，气血亏虚所致。心藏神而主血，脾主思而统血。思虑过度，心脾气血暗耗，脾气亏虚则体倦、食少，心血不足，则惊悸、怔忡、健忘、不寐、盗汗。上述诸证虽是心脾两虚，却是以脾虚为核心，气血亏虚为基础，脾胃营卫气血生化之源，全方共奏益气补血，健脾养心之功，为治思虑过度，劳伤心脾，气血两亏之良方。本方配伍特点，一是心脾同治，重点在脾，使脾旺则气血生化有源。方中用参、芪、术、草健脾补气外，尚有木香理气醒脾，使补而不滞。二是气血并补，但重在

补气，意在生血，方中黄芪配当归，寓当归补血汤之意，使气旺则血有所生，血足则心有所养，心悸怔忡、失眠健忘诸症可愈。本方为养心与益脾并进之方，亦即益气与养血相溶之剂。脾疼者，脉见软弱，中气已虚，去当归、芪、术，少加柴胡。

10. 安神复元汤（《寿世保元·卷六》）

［**组成**］黄芪（蜜炙）一钱五分，人参一钱五分，当归（酒洗）一钱五分，柴胡一钱，升麻五分，黄连（酒炒）一钱，黄芩（酒炒）一钱，黄柏（酒炒）三钱，知母一钱，防风一钱，蔓荆子七分，麦门冬一钱，茯神一钱，酸枣仁（炒）一钱五分，川芎一钱，甘草五分，甘枸杞子一钱五分。

［**用法**］上锉一剂，加龙眼肉三枚，水煎服。

［**主治**］思虑烦心而神散，精脱于下，真阴不上泥丸，而气不聚，耳鸣耳重听，及耳内痒。

［**评述**］功在安神复元，所用药物较杂，治神不光在心，肺肾肝同调，起补土生金，补木生火之效。其神自安，因火渐足也。

（七）其他（遗精白浊淋诸症）

1. 小草汤（《重订严氏济生方》）

［**组成**］小草、黄芪、当归（酒浸）、麦门冬（去心）、酸枣仁、石斛各一两，人参、甘草（炙）各五钱。

［**用法**］上㕮咀，每服四钱，水一盏，姜五片，煎八分，不拘时服。

［**功效**］宁心安神，补虚固精。

［**主治**］虚劳，忧思过度，遗精白浊，虚烦不安。

［**历代论述**］

《古今医统大全·虚烦门·药方·通治虚烦诸剂·小草汤》曰：“治虚劳忧思过度，遗精白浊，虚烦不安。”

《严氏济生方·惊悸怔忡健忘门·虚烦论治·小草汤》：“治虚劳忧思过度，遗精白浊，虚烦不安。”

《冯氏锦囊秘录·杂症大小合参卷四·方脉发热证论合参（附恶寒）·小草汤》曰：“治虚劳忧思过度，遗精白浊，虚烦不安。小草、黄芪、当归、麦冬、酸枣仁、石斛、人参、甘草、姜水煎，温服。”

2. 茯菟丸（《太平惠民和剂局方 · 卷五》）

［**组成**］菟丝子五两，白茯苓三两，石莲子（去壳）二两。

［**用法**］上为细末，酒煮糊为丸，如梧桐子大。每服三十丸，空心盐汤送下。

［**功效**］镇益心神，补虚养血，清小便。

［**主治**］心气不足，思虑太过，肾经虚损，真阳不固，溺有余沥，小便白浊，梦寐频泄。

［**历代论述**］

《古今医统大全 · 梦遗精滑门 · 药方 · 梦遗精滑诸剂》曰：“（《和剂》）茯兔丸，治思虑太过，心肾虚损，真阳不固，梦遗精滑，小便白浊。”

《丹溪心法 · 赤白浊四十四》曰：“若调摄失宜，思虑不节，嗜欲过度，水火不交，精元失守，由是而为赤白浊之患。赤浊是心虚有热，因思虑得之；白浊肾虚有寒，过于淫欲而得之。其状漩白如油，光彩不定，漩脚澄下，凝如膏糊。治法：赤者当清心调气，白者温补下元，又须清上，使水火既济，阴阳协和，精气自固矣……茯菟丸：治思量太过，心肾虚损，真阳不固，便溺余沥，小便白浊，梦寐频泄。”

《本草述钩元 · 蔓草部 · 菟丝子》曰：“茯菟丸，治思虑太过，心肾虚损，真阳不固，渐有遗沥白浊梦遗。”

《本草纲目 · 草部第十八卷 · 草之七 · 菟丝子》曰：“白浊遗精：茯菟丸：治思虑太过，心肾虚损，真阳不固，渐有遗沥，小便白浊，梦寐频泄。（《和剂局方》）”

3. 玉锁丹（《本草述钩元 · 卷二十七》）

［**组成**］五倍子一斤，白茯苓四两，龙骨二两。

［**用法**］为末。水糊丸梧子大。每服七十丸。食前盐汤下，日三服。

［**功效**］补心益肾。

［**主治**］治肾虚心气不足，思虑太过，真阳不固，漩有余沥，或白浊如膏，梦遗盗汗，骨节拘痛，烦倦食减。

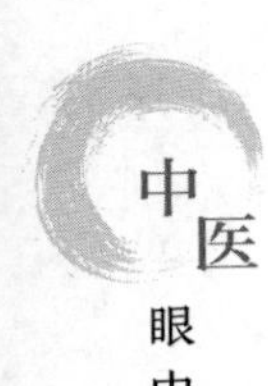

［**历代论述**］

《本草述钩元·卷二十七·虫部·五倍子》曰："玉锁丹，治肾虚心气不足、思虑太过、真阳不固、漩有余沥，或白浊如膏、梦遗盗汗、骨节拘痛、烦倦食减……此方性温不热，极有神效。"

《本草纲目·虫部第三十九卷·虫之一·五倍子》曰："虚劳遗浊：玉锁丹：治肾经虚损，心气不足，思虑太过，真阳不固，漩有余沥，小便白浊如膏，梦中频遗，骨节拘痛，面黧肌瘦，盗汗虚烦，食减乏力。此方性温不热，极有神效。（和剂方）。"

4. 分清饮（《仁斋直指方·卷之十》）

［**组成**］益智仁（醋浸一宿）一两，川萆薢、石菖蒲（去毛）、天台乌药、白茯苓各一两，甘草四钱。

［**用法**］上为末，每二钱，盐少许同煎，食前服。

［**功效**］泌清别浊。

［**主治**］治思虑过度，清浊相干，小便白浊。

［**历代论述**］《仁斋直指方论·（附补遗）卷之十·漏浊·漏浊证治》曰："分清饮治思虑过度，清浊相干，小便白浊。"

［**评述**］此方最出彩之处当属石菖蒲一味，其余之药皆为对症之品，唯石菖蒲开心窍，涤痰饮，心安肾自静，虑除证自平。

参考文献

［1］苏彦斌，张金铎，苏彦文.《四七汤的源流分析与运用分类》［J］. 辽宁中医杂志，2006，33（12）：1628.

［2］柴程芝，黄煌.《半夏厚朴汤加味方预防急性应激性胃溃疡的实验研究》［J］. 江苏中医，2001，22（9）：47–48.

［3］傅强，马世平，瞿融.《半夏厚朴汤抗抑郁作用的研究》［J］. 中国药科大学学报，2002，33（6）：514–517.

［4］柴程芝，黄煌.《用数理统计学方法解析半夏厚朴汤加味方方证》［J］. 中国中医药信息杂志，2006，13（6）：101，102，110.

三、半夏厚朴汤治疗思虑过度状态

半夏厚朴汤出自《金匮要略》，曰："妇人咽中如有炙脔，半夏厚朴汤主之。"其组成及用量为"半夏一升，茯苓四两，生姜五两，厚朴三两，苏叶二两"。《医宗金鉴》曰："此病得于七情郁气，凝涎而生。"指出本病病机为客邪所郁，阻滞气机，肺胃失于宣降，津液不布，聚而成痰，痰气搏结，阻于咽喉所致。方选半夏厚朴汤以行气散结，降逆化痰。其后历代医家对于此方功能主治多有创见，临床应用日渐广泛，主治病症有一定的衍变规律。半夏厚朴汤主治病症范围由内科扩展到妇科、男科、外科等；主治病位由咽喉部拓展到心胸、胃肠及肝肾等部位；疾病类型由"咽部如有炙脔"扩展到胸闷心痛，惊悸怔忡等心系病症；痰涎壅盛，七情气郁，上气喘咳的肺系病证；痰饮中结，呕逆恶心及噎膈、翻胃、痢疾等脾胃病证；妇人带下、男子遗精及妊娠恶阻、胎动不安等肝肾病证。现代应用主要包括抑郁障碍、惊恐发作、癔症、失眠、慢性咽炎、顽固性咳嗽、胃食管反流病、胃炎、咽异感症、甲状腺结节等。

（一）半夏厚朴汤证疑惑

后人根据半夏厚朴汤的主治症状，认为病机多属肝郁气滞，脾胃升降失常，运化水湿不及，进而水湿搏结成痰，凝结于咽喉所致。而齐向华教授认为以上的解释并不妥当，主要原因有三。

1. 古代治疗肝气郁结证的方剂多以入肝经药物为主，而方中半夏入脾、胃经，厚朴入肾、膀胱、胃经，茯苓入心、脾、肺经，生姜入肺、胃、脾经，紫苏叶入肺、脾经，诸药均不入肝经。

2. 方中半夏、厚朴、茯苓、生姜、紫苏均不具有疏肝理气之效。《神农本草经》载："半夏，味辛，平。主伤寒寒热，心下坚，下气，喉咽肿痛，头眩胸胀，咳逆肠鸣，止汗。""厚朴，味苦，温。主中风，伤寒，头痛，寒热，惊悸气，血痹死肌，去三虫。""茯苓，味甘，平。主胸胁逆气（《御览》作疝气），忧恚，惊邪，恐悸，心下结痛，寒热烦满，咳逆，口焦舌干，利小便。久服安魂、养神，不饥、延年。"《证类本草》载："生姜，味辛，

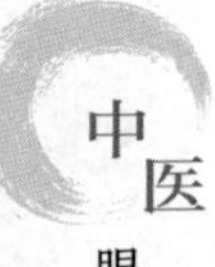

微温。主伤寒头痛鼻塞，咳逆上气，止呕吐。久服去臭气，通神明。”《食物本草》载：“紫苏，味辛甘，气温。主下气，除寒中，解肌发表，通心经，治心腹胀满，开胃下食，止脚气，通大小肠。煮汁饮之，治蟹毒。”

3.《医宗金鉴·订正仲景全书金匮要略注》曰：“咽中如有炙脔，谓咽中有痰涎，如同炙肉，咯之不出，咽之不下者，即今之梅核气病也。此病得于七情郁气，凝涎而生……此证男子亦有，不独妇人也。”此病的发生与“水饮”密切相关，水饮上逆于咽即出现吐之不出，吞之不下之症状，因“水饮”为阴邪，治疗上当遵循“病痰饮者，当以温药和之”之大法。

（二）半夏厚朴汤“心理状态”新解

针对以上疑惑，我们团队经过多年对情志性疾病的研究探索发现：半夏厚朴汤证中的“咽中如有炙脔”多认为痰气交阻于咽喉部位，实际上咽喉部位并不存在病变，是患者主观感受。患者的过度苦思冥想、凝神敛志存在一段时间并对人体持续地发生作用，即“思虑过度状态”。因而半夏厚朴汤针对的病因病机是思虑过度，气机结滞。同时半夏厚朴汤的脉证应从三个层面进行心理学认识。

1. 多思。思想和精力都突出集中在了某种兴奋点上，脉象特征表现出思虑特征的谐振波增多。

2. 心理思维关注面狭窄，兴奋点之外的事情全面抑制，表现为脉内曲、细、直的特征。

3. 大脑思虑过度，精力出现不足，脉象表现出“来怠去驶”的特征。临床治疗中根据这三个层面的突出与否，进行药物间的配伍和剂量调整。一切躯体的、有形的病理表现都是这个病因病机的演化结果，治疗措施都应该以这种心理紊乱状态为中心展开，而不是单纯去治疗患者所感受的部位和痛苦性质，只有这样才能真正治疗情志类疾病。因而建立中医“形神一体”的辨证和治疗体系意义重大。

通过临床观察我们发现，半夏厚朴汤证的患者不仅可以表现为咽喉部的不适，也可以表现为其他形式的如胃脘部位的胀满撑胀感、颈肩四肢的拘急等躯体化障碍。这些症状虽属于患者的主诉，但在这些症状和体征的背后却有某种优势思维观念和心理紊乱状态作为强力支撑。通过中医心理状态辨证，这种优势思维观念即为思维定持状态，导致的直接后果就是思虑过度的心理紊乱状态的形成，从而产生一系列的临床症状和心理认知等方面的变化。而半夏厚朴汤不仅能够辛散气结，还能够有效地改变思虑过度状态患者关注面狭窄、时时过度担忧的思维定持的心理状态，从而使患者把自己的注意力逐渐从不适当的定持中转移出来。患者的心理紊乱背景解除，气机得以条畅，则思虑致病发生的扳机消失，人体阴阳自然归于平和。

参考文献

[1] 吴慧慧，齐向华．齐向华教授应用半夏厚朴汤治疗“思虑过度状态”新探［J］．浙江中医药大学学报，2014，38（9）：1070–1072.

[2] 李煜，陈仁寿，李陆杰，等．经典名方半夏厚朴汤的古代文献分析与考证［J］．中国实验方剂学杂志，2020，26（18）：8–17.

第三节 非药物疗法

一、中医心理疗法

在情志刺激的量和持续时间足够的基础上，加之个性和体质等因素，思虑过度状态由此产生。药物对思虑过度状态的治疗作用在于缓解或者消除因思虑过度状态导致的病机而产生的症状，但若患者思虑的个性没有改变，或者思虑的诱发事件没有消除，药物治疗仅可见暂时之效。在这种情况下，中医心理疗法在治疗思虑过度状态为病时，就起到了举足轻重的作用。

（一）移情易性法

移情易性是通过改变患者的生活环境和方式，分散或转移感知觉的集中点，以达到改变患者紧张状态和不良认知的方法。可以理解为心理学上的工娱、艺术、运动等疗法，即为叶桂“情志之郁……盖郁证全在病者能移情易性”的描述范围。

移情易性的操作可分为“移”和“易”两个过程，也可合而用之。前者即可通过“移情”达到“易性”的目的，通过工娱、艺术、运动等分散或转移感知的集中点，领悟到不良认知，以达到自然放松；后者在工娱、艺术、运动等过程中同时使用认知治疗，帮助患者认识自身的问题。移情的具体方法很多，应根据患者平时的兴趣爱好、体质、性格、修养、社会经济地位和不同病情，采用不同的措施，如看书、听音乐、看电影、弹琴、下棋、阅读、画画、看戏剧、跳舞、旅游、垂钓、登山等，都可起到治疗作用。思虑过度状态虽然有不同的分类，但是移情易性法是针对各种病症一致适用的方法。

（二）情志相胜疗法

情志相胜疗法，有以情胜情法、五志相胜疗法、以情志克制情志疗法、情态相胜疗法等不同的称谓。

情志相胜法是《黄帝内经》运用“比类取象”的方法，根据五行相克的理论，用一种情志去纠正相应所胜的另一种情志的治疗方法。《黄帝内经》对于情志相胜疗法尤为重视。《素问·阴阳应象大论》提出了“悲胜怒”“恐胜喜”“喜胜忧”“怒胜思”“思胜恐”等以情胜情的方法。其中“怒胜思”是指医者对久思积虑不能自拔的患者，有意识地使其发怒，从而达到治疗目的的一种方法。

盖思为脾志，五行属土。“思伤脾”“过思则气结”，思虑过度可令人神疲、懒言、失眠、健忘、心悸、不思饮食、腹胀、胸膈满闷、食纳不旺等。肝志为怒而主疏泄，一般说来，适当的发怒有助于肝气升发，可以宣泄某些恶劣情绪的羁绊，达到心理上的平衡。“怒胜思”，从五行而言，为木克土的关系；从脏腑生理功能而言，肝气疏泄有助于运脾，以宣散脾气之郁结。所以，临床应用本法时，多采取故意违逆患者的心意，或夺其所爱等方法以激发其愤怒情绪，令患者盛怒以冲破郁思，使气结之症得以尽情宣泄，重新协调心理状态，使之平衡，从而矫正其“思则气结”的病理状态。

又如《儒门事亲》记载“一富家妇女，伤思虑过甚，二年不寐”，张从正采用“多取其财，饮酒数日，不处法而去”的方法来故意激怒患者。结果，“其人大怒汗出，是夜困眠”。此为思虑过度导致睡眠不能，张从正采用这种以怒胜思的情志相胜疗法，使之不治而愈。

（三）疏导法

《灵枢·师传》中指出“王公大人，血食之君，骄恣从欲，轻人而无能禁之，禁之则逆其志，顺之则加其病”，这种情况该怎样处理？“人之情，莫不恶死而乐生，告之以其败，语之以其善，导之以其所便，开之以其所苦”。可见，本文原指对骄横妄为、轻视医者的贵族患者躯体疾病治疗的先期心理准备。因这种指向专门对象的心理调整法具有内在认知逻辑结构，故也可用作认知心理治疗。因其使用语言，对人的认知心理有擒、纵、切入、突破四种作用，而且这四种作用环环相扣，故称语言疏导四步法。

第一，擒。“告之以其败”，即向患者指出所患疾病的危害，无论何种个性的患者都很重视自己的生命，恶死乐生是人之常情、人之共性。故“告之以其败”可擒住患者之心，在患者心理上产生震慑作用。至于真实病情应告知到什么程度，应视疾病性质、患者个性特点等而定，不可一视等同。如对那些自视高明、目空一切者，或骄蛮无礼者，“告之以其败”可抑其骄气，建立医者的威信，使之听从医嘱；对那些觉得无所谓者，“告之以其败”可引起患者对疾病的充分注意，使之认真对待；对那些敏感、心理压力极大的患者，则应指明其消极心理状态对愈病的危害；对那些通情达理者，适当地“告之以其败”，可使之更能自觉配合医生的工作。

第二，纵。“语之以其善”，可理解为医生对患者态度和善，也蕴含着患者只要能积极配合治疗，其病情预后就可能“善”的意思，这样做可助患者树立战胜疾病的信心。“告之以其败”如果造成了患者适度紧张的心态，那么紧接其后的“语之以其善”则使患者心态紧中有缓，医者对患者心态一擒一纵，有利于治疗。

第三，切入。“导之以其所便”，利用患者的特点，以其所好为切入

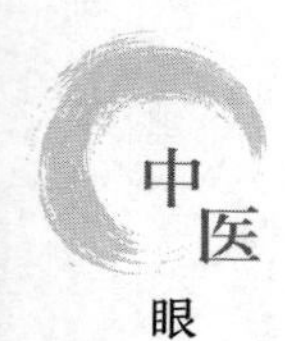

口，触及问题后再以有利于愈病的认识、行为加以引导。多数以心理障碍为主要特征的情志疾病患者，长期为心理障碍所苦，又得不到周围人理解，甚是痛苦，故求治动机尤其强烈。他们将求生希望寄托于医者，这可作为此类疾病治疗的切入口。

第四，突破。“开之以其苦”，这是在前三步的基础上，进一步帮助患者解除情绪、行为及躯体障碍。《灵枢·师传》并未告之“开其苦”的具体方法。所以，“突破”可视为语言疏导原则，其方法可灵活多变。

叶天士治某省制军之子目疾，使用的便是语言疏导四步法。首先，“告之以其败”以擒其心。“某公子生二十年，素席丰厚。父为某省制军……公子目忽红肿，痛不可忍，延天士诊之。天士曰：‘目疾不足虑，当自愈。愈后七日内，足心必生痈毒，一发则不可治。’……公子闻是言，不觉悲求救。”医者这番话便擒住了个性骄妄的患者之心。患者听后感到悲伤，此时叶天士“语之以其善”，并顺势利导，给出一方以开其苦。叶让患者“息心坐，以左手擦右足心三十六遍，以右手擦左足心三十六遍，每日如是七次，俟七日后，再来诊治，如法至七日”，患者目疾愈。因叶“告之以其败”用的是佯告法使患者存疑，故叶最后解释治疗机制以善其后：“前者发痈者，妄也。因公子为富贵中人，事事如意，所惧者，死耳。惟以死动之，则他念俱绝，一心注足，手擦足则心火下行，目疾自愈。”分析此医案，虽治躯体疾病，但用的是心理疗法，医者为有效地实现移念，用语言疏导对患者心理擒、纵、切入、突破，其步骤清楚，而且注意了善后。

可见，以上四个步骤环环相扣，擒、纵在于达成适于治疗的医患关系，调动患者的能动性，第三步是接触、切入问题，前三步层层深入，为第四步深入问题展开治疗奠定了基础。只有在前三段打好基础的前提下，医生的外加作用才能与患者的内在能动作用结合，使语言疏导发挥作用。

（四）暗示领悟法

暗示领悟法是对患者的非辨证观念进行矫正时，间接对病理观念的对象采用一种可辨证的教育或建议，使患者的观念得到自我认识上的批判，从而达到改良认知的作用。可分为暗示和领悟两个过程使用，一般为先暗示后领悟，亦可反之，以暗示为手段，以领悟为归宿。暗示由医者进行，患者可自我领悟，亦可在医者帮助下开悟。整体而言，本法可理解为类似于暗示和认知疗法的合并使用。

（五）祝由法

祝由是《黄帝内经》提出的有专门名称的心理疗法。尽管历代医家没有统一操作模式，但在以患者认知心理为操作对象这一点上是一致的。祝由有两种基本形式：情志病祝由与符咒祝由。情志病祝由是进行理性分析；符咒祝由是利用患者的暗示心理，以顺势利导。两类祝由适应证皆与思维的定持状态有关，前者的情志隐情中也必然存在定持状态；后者患者思维认知已由鬼神把持，头脑中充满与鬼神有关的观念，呈现一种不由自主的非理性的鬼神控制态。《续名医类案》载卢不远治沈君鱼终日畏死医案，患者恐死，加性格多疑善虑，更增恐惧，医者先“导喻万言”，让其明理，初见疗效，继之给予心理支持，又参禅以明了生命之理，整个心理治疗过程都是针对患者恐死之由的认知调整。《名医类案》载孙景祥治李长沙学士多食不化而节食，后几乎废食，为其祝，说病由为“病在心火，得木而解（春天病可缓解）”，且病得之于忧郁之事，悲怆过伤，积久成病。医者“祝说”的病由，使患者心悦诚服，“悉听孙言”，并配合药物治疗取得良好疗效。

符咒祝由的合理内核为顺势利导，利用暗示改变患者为鬼神所拘态。鬼神迷信者思维范围狭窄，之所以“拘于鬼神者，不可与言至德”，不在于医者不救，而在于患者除鬼神之外，排斥一切，医者即使用科学的、客观的、非鬼神的道理予以解救，也难为患者接受。顺势利导，即医者顺其所慕、所恶，因其所胜所从之势而导之，如张介宾所说：“所恶所慕者，言鬼生于心也。曰知其胜、知其所从生，可祝而已者，言求其致病之由，而释去心中之鬼也……既得其本，则治有其法，故察其恶，察其慕，察其胜，察其所从生，则祝无不效矣。”顺势利导的具体作法，《类经·祝由》所载医案可见一斑。“韩世良治一女，母子甚是相爱，既嫁而母死，遂思念成疾，诸药罔效。韩曰：此病得之于思，药不易愈，当以术治之。乃贿一巫妇，授以秘语。一日夫谓其妻曰：汝之念母如此，不识彼在地下，亦念汝否？吾当他往，汝盍求巫妇卜之。妻忻诺，遂招巫至，焚香礼拜而母灵降矣。一言一默，宛然其母之生前也。女遂大泣。母叱之曰：勿泣！汝之生命克我，我遂蚤亡，我之死，皆汝之故。今在阴司，欲报汝仇，汝病恹恹，实我所为。我生则与尔母子，死则与尔寇仇矣。言讫，女改容大怒曰：我因母病，母反害我，我何乐而思之！自是而病愈矣。此去其所慕之谓也。”按今人观点，这是荒唐之举，但患者迷信鬼神，因以愈病为目的，故可借用患者迷信心理，以顺势利导。假设通过改变其鬼神观治疗此病，恐不能如此快速取效。今治疗鬼神为病者，多以药物或其他精神疗法，尚未有祝由之类如此快捷的方法。

分析以上，可知祝由本义是从认知着手实现对患者情志、行为的调整。其有效不在于给患者一种科学的理性观念，而是因势利导，在其不合理观念之中进行调整，即以一种新的非理性观念替代了原有非理性观念，进而平息其情志障碍。然而，以顺势利导为原理的祝由法是针对精神惑乱的紧急情况而治，之所以取用非理性方法，也全在于顺应患者所好，能为患者接受。但此法只能一时救急，却不能预防复发，因为患者的鬼神观念并未消除。欲使患者不再复发，须在其缓急之后予以科学世界观的培育。

二、导引疗法

导引疗法，古时又称为吐纳法等，分静功和动功，是一种以经络气血运行为基本理论的自我修炼和放松的心身并治疗法，是一种常用的治疗和养生方法，流传较广。导引术的流派甚多，方法各异，大都是通过意念调节气息运动，从而达到激发经气，疏通经络，和谐气血，调节功能，增强体质，提高抗病能力的作用。在适应证上需综合比较，辨证选择不同的修炼方法。

第五章 预防调护

当今社会的迅速发展，带来了诸多严重的思想压力和社会问题，严重影响着人类的身心健康。我们通过近几年的摸索和总结发现，目前导致人体疾病的第一负性心理因素是思虑过度。思虑过度的发生虽然与遗传、人格、体质等方面的因素有关，但其起病及病情波动均与应激性的生活事件或无法解决的心理冲突有关。现代心理学认为，当本我、自我、超我三者的关系不相和谐时，便会产生心理情绪冲突，大多数人是在面临这样的心理与情绪冲突下发病的，如家庭问题（夫妻、父母和子女感情、经济和住房等）和负性生活事件等。与此同时，病情的波动还与精神压力密切相关，顺利时病情减轻，受挫时病情加重。因此，思虑过度是能够预防的，并且预防在思虑过度状态中扮演着重要的角色。那么如何预防思虑过度状态的形成呢？

第一节 意志锻炼

遇到同样的挫折，有的人发病而有的人不发病，说明每个人的心理承受能力不同，因此必须从小进行健康人格的培养，培养吃苦耐劳的精神，提高解决问题和应对挫折的能力。在人格培养中，最重要的是意志力的锻炼。中医的情志致病学说中不仅包括喜、怒、忧、思、悲、惊、恐七种不同的情绪反应及致病机制，同时也包括一个人的意志因素在七情致病中的制约作用。关于意志，《灵枢·本神》谓“意之所存谓之志”。对此，张介宾在《类经》中称：“谓意已决而卓所立者，曰志。”也就是说，意志是对“已决”（确定）的目标，以坚韧不拔的精神，努力奋斗，从而成就“所立”之事。现代心理学认为，意志是人在工作、学习和日常的活动中，为达到预定目标，控制自己的情绪和情感，克服体力和智力上的困难的行为。

《黄帝内经》认为情志为病的条件是剧烈的情志变化和禀赋的不足，而外界刺激是发病条件，人体内在的体质因素才是发病的根本。七情发生后能否致病，首先取决于机体耐受力的大小，而机体耐受力又与人的意志力有直接关系。一个意志坚强的人能够长时间地承受各种精神压力或不愉快的事件，并可逐渐化解。而意志薄弱的人在承受了一定精神压力之后，很容易诱发各种心身疾病。对此，中医学认为，意志坚强的人与怯懦的人从形体结构到脏腑刚柔、气血强弱等方面都各有不同，所以对压力的耐受力和对疾病的易感性及疾病的转归预后等也都各有所异。从以上所论可见，意志因素对于七情的发生与致病具有重要的制约作用。所以，加强意志力的锻炼，对提高心理免疫力、预防疾病具有不可估量的作用。正如曹延栋在《老老恒言》中所云：“当以一‘耐’字处之，百凡自然就理。血气既不妄动，神色亦觉和平，可以养身兼养性。”

对于意志力的锻炼，首先要树立正确的人生观，由此产生崇高的抱负和坚定的信念，这样就能激励自己坚韧不拔的意志，磨砺百折不挠的毅力。同时要在社会生活中，在面对困难与挫折时，随时与来自于自我内心的懦弱心理作斗争，不断用自己的意志战胜因困难产生出的消极悲观情绪和彷徨逃避心理。另外，还要经常一分为二地检查自己的意志品质，严格要求，自我监督，善于控制，调节自己的行动和情绪，从而使意志不断得到锻炼。

第二节 修身养性

修身养性即加强自身思想、道德、情操的修养，学会用辩证的观点看问题，从容地对待挫折和失败，做到宠辱不惊，得失坦然，做情绪的主人。正如嵇康的《养生论》所说："修性以保神，安心以全身，爱憎不栖于情，忧喜不留于意，泊然无感而体气和平。"当前社会变动激烈，生活节奏快，物质要求高，金钱诱惑强烈，无不对人的情感产生刺激，如不能正确对待，必将导致情绪的频繁失衡。对此，古人有"六常存"："常存安静心，常存自觉心，常存欢喜心，常存良善心，常存和悦心，常存安乐心"；"三乐法"："自得其乐，知足常乐，助人为乐"。故淡泊名利，乐观豁达，仁爱重义，仍不失为修身养性，防治情志病之良方。

第三节 陶冶性情

长期精神压力可导致阴阳失调、积劳成疾，因此提倡患者用文武之道、一张一弛的方法，来创造良好的心境。其方法主要包括以下三个方面。

第一，培养良好的兴趣爱好。培养良好的兴趣爱好是陶冶性情的最佳方式，如练习书法、绘画、写作、听音乐会、养鸟等，只要自己喜欢，又能陶冶性情，不必拘泥于某种形式。如练书法，要精神高度集中，钝笔裹锋，笔走龙蛇，眼、手、心并用，练到一定程度，便可沟通内气运用于笔端，达到练习导引的目的；写作更是全身心的投入，几张稿纸、一支笔便能把你带入文章的意境之中，神游于行云流水的思绪之间，使人心旷神怡，荣辱皆忘；在完成一幅画或写出一篇文章后，反复品赏，给人带来一种成功的喜悦和自信；紧张忙碌一天后，听听音乐，养养花草，能够排除紧张和烦恼，换来好心情。

第二，锻炼。锻炼是陶冶性情的另一种方式，如散步、打太极拳、练导引等。打太极拳和练导引最好在音乐中进行，伴随着优美的旋律完成每一个动作，在和谐之中进入一种忘我的境界。这样既锻炼了身体，又调理了情绪。百练不如一走，在幽静之处散步，排除一切杂念，欣赏着大自然的美，若再边走边哼哼小曲，起到宣泄、抒发的作用，可以使人心胸豁达，精神亢奋，一切不良情绪一扫而光。

第三，美容、社交。爱美之心，人皆有之，美容不仅是一种生理需要，更是一种心理需求。通过美容可以使人从外表上变得更加年轻貌美，同时也使心理上变得年轻、自信，而产生一种积极的情绪，这样可以消除中年因整日操劳而带来的疲劳感和老年人那种落日秋叶的忧伤感，对促进心身健康极为有益。社交是现代生活中不可缺少的一种交流方式，人们在交流中可以增加对外界事物的了解，使眼界更为开阔，思想更加开朗，通过交流可以使思想感情得到沟通，增进了解，还可对人生中的不幸遭遇起到很好的缓冲作用，也可医治心理疾病，帮助人们增强信心和力量，重新扬起生活的风帆。

参考文献

[1] 齐向华，滕晶，康秀丽，等. 失眠症思虑过度状态评定量表的初步研制［J］. 中华中医药学刊，2009，27（12）：2490-2493.

[2] 齐向华，滕晶，彭伟. 试论“思”志致病［J］. 山东中医杂志，2007，26（2）：75-77 .

[3] 董少萍. 论意志因素在情志致病中的作用［J］. 北京：山东中医药大学学报，2000，24（6）：421-422.

[4] 张介宾. 景岳全书［M］. 人民卫生出版社，2005.

[5] 张伯华.《内经》情志治疗思想临床应用研究［D］. 济南：山东中医药大学，2003.

第六章 思虑过度状态病案分析

第一节 思虑过度状态古代验案分析

古代医案是中医临床的实录，能最直接地反映古代行医者的临床思维，是不可多得的教科书。多读医案对于建立、提高临床思维不失为一有效途径。通读古代医案，不仅可以了解先贤的辨证用药特点，获得医学前辈的宝贵经验，还能加深对疾病病因、病机、辨证用药的认识，从而在更深层次上了解中医的哲学思想及临床思维方式。我们通过文献查询，将古代验案中关于思虑过度状态导致的疾病摘录出来，保持原医案的内容，略加整理，将其按照病证进行划分，以期发现、总结古代医者关于思虑过度状态疾病的用药规律及特点。

一、感冒

（一）外感风寒

病案 1 卜晋公患伤寒，数日面赤躁烦，手足搐搦，起卧转侧不安，口燥渴，大便结。或用清火发散，俱不应。忧思劳郁之人。

［中医体征］脉虚涩兼结。

［治法］滋阴养血，行气化痰。

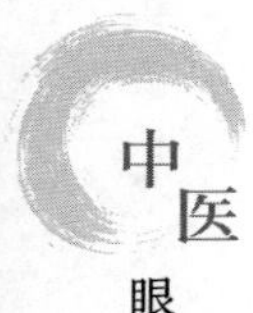

[处方]瓜蒌实一两，紫菀三钱，枳壳、桔梗各一钱，秦艽一钱，杏仁、苏子、半夏曲。一剂。

[分析]涩则伤阴，结则气滞。得之忧思劳郁，肺胃受伤，津液亏而虚邪结也。散邪清火，适所以耗其阴，而留其邪。

[出处]《续名医类案·泄泻》。

病案2 儒医顾听泉，体丰色白，平昔多痰，晨起必喘逆，饱食稍安，颇有气虚之象。季冬感冒，自服疏解未效。谋虑操持。

[中医体征]左关弦，寸滑如珠，尺细而干，舌尖甚绛。

[治法]化痰清热，清心安神。

[处方]玄参、石斛、栀子、竹茹、旋复、蛤壳、贝母、枇杷叶、竹叶、兰叶、莲心。三剂而愈。

[分析]古云：肥白之人多气虚。又云：痰饮须以温药和之。脉象所示真阴素亏，水不涵木，风阳内炽，搏液成痰，谋虑操持，心阳太扰，肺金受烁，治节不伸。苔虽白而已干，热虽微而睛赤，忌投温燥，宜与轻清。

[出处]《回春录·内科·痰证》。

病案3 胡次瑶妇，陡患肢麻昏眩，以为"急痧"，面微红，音低神惫。睛微赤。足微冷，身微热，胸微闷。谋虑萦思。

[中医体征]舌色微黄，脉微弦。

[治法]化痰祛风，清心潜阳。

[处方]人参、龙骨、牡蛎、菖蒲、黄连、石英、麦冬、小麦、竹叶、莲子心为方。两剂而愈。

[分析]此本元素弱，谋虑萦思，心火上炎，内风随以上僭，不可误作痧闭，妄投香散之药。

[出处]《回春录·内科·厥证》。

病案4 爱泉，上年十月因伤风咳嗽，即时声哑，继闻父伤过忧，右边不能贴席而睡。医以滋阴降火之剂治之，半年肌肉大削，大便溏泻，饮食减少，咳嗽声哑有加，喉且疼痛。

[中医体征]六脉俱弦数。

［治法］健脾益气，疏肝养血。

［处方］①白术、茯苓、陈皮、甘草、苡仁、桔梗、柴胡、桑白皮、酒炒白芍药、泽泻、麦芽、山楂，煎服，一日；②以荆芥、桔梗、玄参、甘草、茯苓、白芍、酒连、扁豆、山药、山楂、木通，服此而右边可睡矣；③改用参苓白术散加白芍药、乌梅、诃子、酒连、山楂，调理而愈。

［分析］此忧伤肺、思伤脾症也，危急甚矣。

［出处］《孙文垣医案·新都治验·爱泉伤风咳嗽声哑右边不能贴席》。

病案 5 戴氏子，年二十四，病感症寒热。或用发散，谵语发狂。又以苦寒下之，危症蜂起。又有用二冬、二地、石斛、黄芩者，五六剂益狂悖不安。面白无神。

［中医体征］舌滑无苔，脉细紧无力。

［治法］益气养荣。

［处方］养荣汤用人参五钱，加附子三钱。

［分析］其脏寒真阳欲脱，又知其为旁议所阻也，嘱其午后至申，察患者足冷至膝，则亥子之交，不可言矣。

二诊：自戌至亥始尽剂，子时后由腰至足渐温，五鼓进粥半瓯而熟睡矣。又十余剂，诸症悉愈。

三诊：未半月，忽右足大指弯筋缩而痛。外科以乳香、没药敷之，痛剧呼叫。

［治法］养血荣筋。

［处方］以归脾去木香加白芍，数帖愈。

［分析］思虑伤脾，不能荣养本经筋脉，所以筋弯燥病。

［出处］《续名医类案·温病》。

（二）外感风热

病案 妇人一切风热不制，目淡红微翳，眵泪眊矂，频年不瘥。忧思之人。多次治疗无效。

［治法］行气化痰。

［处方］香附丸。

［分析］香附气芬味苦辛，专入肝脾而平蕴结，今渍以七物，非制其悍，实助其能，用疗上症，尤为合式。

［出处］《目经大成·寒阵·七制香附丸三十七》。

二、咳嗽

病案 吴西源令眷因未有子，多郁，多思，肌肉渐瘦，皮肤燥渴，遍身生疮，体如火燎，胸膈胀痛而应于背，咳嗽不住口。向来年年至冬月，则咳嗽痰喘不能睡，医治十越月，佥以为瘵疾不可治。

［中医体征］右寸关俱滑大有力，左弦数。

［治法］化痰调气开郁。

［处方］瓜蒌仁四钱，萝卜子、贝母、枳壳调气化痰开郁为君，桑白皮、葶苈子、黄芩泻肺火为臣，甘草、前胡为使，三十帖痊愈，仍以千金化痰丸调理。自此后遇冬月痰再不复发。

［分析］此乃多郁多思，气机郁滞，肝火犯肺致也。

［出处］《孙文垣医案·新都治验·吴西源令眷以艰子多郁多思肌肉尽削皮肤燥揭遍身生疮体如火燎》。

三、不寐

病案1 昔韩魏公云，胡总干言，旧有心疾，怔忡健忘，梦遗，夜不得睡，千怪万状，无所不有。此疾本由忧愁思虑。

［治法］滋阴养血，安神定志。

［处方］辰砂远志丸。地黄、当归、菖蒲、黄芪、阿胶、诃子、龙齿、肉桂。

［分析］耗散心血而得。

［出处］《普济方·心脏门·心虚（附论）》。

病案2 许少卿室，故医陈启东先生之从女。夏初患感，进清解之剂，病不略减。大渴大汗，能食妄言，面赤足冷，彻夜不瞑，久思虑。

［中医体征］脉至弦洪豁大，右手为尤。

［治法］滋阴潜阳，养阴安神。

［处方］①龙骨、牡蛎、犀角、珍珠、龟板、鳖甲、贝母、竹沥、竹叶、辰砂、小麦、玄参、丹参、生地、麦冬；②惟情志不怡，易生惊恐。予以麦冬、参须、熟地、石英、茯神、龙眼、甘草、小麦、大枣、三甲等药，善其后。

［分析］孟英曰：证虽属温，而真阴素亏，久伤思虑，心阳外越，内风鸱张。外以烧铁淬醋，令吸其气；牡蛎粉扑止其汗；捣生附子贴涌泉穴。

［出处］《回春录·内科·暑温》。

病案3　（余）自觉气虚，服党参、枸杞、当归等药，下咽之后，即觉火升气逆，渐至言语支离，溲频自汗。脉已虚促不调。治以滋阴潜阳，平肝。给予牡蛎、龟板、鳖甲、女贞、旱莲、玄参、甘草、小麦、竹叶、莲心，一剂而平。后又作劳复感，采用轻清之法，两剂后，又因怫怒萦思，肝阳复僭，颧红目赤，左耳时聋，夜不成眠，神情烦躁，第二日陡然大汗，湿透衣衿。

［中医体征］脉极弦数而细。

［治法］育阴清肝。

［处方］先令熏以醋炭，扑以牡蛎粉，随灌以大剂“二至”（丸）“二冬”“三甲”、玄参、丹参、人参、黄连、童溲。

［分析］阴虚阳越，不可误认阳虚，而妄施桂、附。

［出处］《回春录·内科·痰证》。

四、惊悸

病案1　马元仪治一人，患心悸症，肢体倦怠，或以阴虚治之不效。

［中医体征］脉浮虚无力。

［治法］补益心脾。

［处方］归脾汤。

［分析］盖得之焦劳思虑伤心也。《素问·痹论》云：“心痹者，脉不通，烦则心下鼓。”又《素问玄机原病式》云：“水衰火旺，心胸

躁动。）（据此则是阴虚，且后面于二句又无发明，又何必勉强阑入？）其言脉不通者，正以焦劳太过，心脏之脉郁而不通也。郁则伤血而动君火，故悸动不宁也。心之下脾位，脾受心病，郁而生涎，精液不生，清阳不布，故四肢无气以动而倦怠也。法宜大补心脾，乃与归脾汤二十剂，即以此方作丸，服之全愈。”

［出处］《续名医类案·惊悸》。

病案 2 章氏妇因失恃于归，劳心悒郁，形志倍伤，遂心悸恍惚，身体如在舟车云雾中，或与降气理痰之剂不应。

［中医体征］两脉虚微，尺脉倍弱。

［治法］益气培土。

［处方］与人参附子理中汤，一剂而安，四剂神气大复，脉和而愈。

［分析］忧劳过度则脾损，脾虚必盗母气以自救，故心虚而悸。心藏神，为十二官之主，虚则无所听命而恍惚不安也。宜大培土气，则脾自复，不仰给于心，而心亦安，神亦守矣。

［出处］《续名医类案惊悸》。

五、中风

病案 胡念庵治陈盐商，年七十六矣，春时患中风脱症，重剂参、附，二百余帖获痊。至十月，大便秘结不行，日登厕数十次，冷汗大出，面青肢厥。

［治法］益气通阳，润肠通便。

［处方］人参二两，苁蓉一两，当归五钱，松、柏仁各五钱，附子三钱，升麻四钱，煎服，外用绿矾一斤，入圊桶，以滚水冲入，扶坐其上，一刻利下而通。

［分析］医用滋补剂入生大黄三钱。胡深以为不可，曰：老年脱后，幸参、附救全，不能安养，过于思虑，以致津液枯竭，传送失宜惟可助气滋津，佐以温化，自然流通，何事性急，以速其变。若一投大黄，往而不返，恐难收功矣。姑忍二三日，势当自解。

［出处］《续名医类案·二便不通》。

六、头痛

病案 李士材治一人，劳神之后心躁大热，头痛时作时止。医者禁其饮食，与之解表，见四日热不退，欲与攻里。

［中医体征］脉不浮紧。

［治法］补益心脾，养心安神。

［处方］便以粥与之，兼进归脾汤，五日而安。

［分析］脉不浮紧，安得表耶？又不沉实，安得里耶？惟心部大而涩，此劳心而虚烦，乃类伤寒，非真伤寒也。若禁饮食，则饿绝矣。

［出处］《续名医类案·温病》。

七、梅核气

病案 孙文垣治张溪亭乃眷，喉中梗梗有肉如炙脔，吞之不下，吐之不出，鼻塞头晕，耳常啾啾不安，汗出如雨，心惊胆怯，不敢出门，稍见风则遍身疼。

［中医体征］脉两尺皆短，两关滑大，右关尤抟指。

［治法］行气化痰。

［处方］以半夏四两，厚朴一钱，苏叶一钱，茯苓一钱三分，姜三片，水煎食后服。每用此汤调理多效。

［分析］梅核症，乃郁怒忧思，七情大伤，乃成此病。火盛而郁者，多畏风畏寒。小腹时痛，小水淋涩而疼。皆郁火为患。案中所叙，无非木燥火炎之候，乃以燥克之剂成功，合前陈三农案大同小异，或当时病患质厚故耳。香燥之剂暂能开气，故即愈，但久则必复，特案中不肯叙及耳，非缘病患质厚也。

［出处］《续名医类案·经水》。

八、呕吐

病案 吴某，枫桥人，二十五岁。药气味杂乱恶劣，胃口久受其苦伤，致食即呕吐。忧愁思虑。

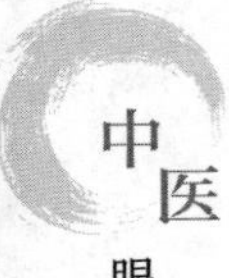

［治法］滋阴养血，养心安神。

［处方］①阿胶、人参、生地、杜仲、茯神、天冬、杞子、桂元肉、桑寄生、麻仁。②另用乌骨鸡一具，去毛血头翅足肚杂，漂洁，用淡水加无灰酒一碗，米醋一杯许煮烂，沥去肉骨，取汁捣丸。

［分析］①穷其起病根由，原系心境愁肠，气热内蕴，血液日干。若此年岁，久不孕育，多以见病治病，未着未适调经理偏之旨。今入冬小雪，从液亏不主恋阳，预诊春木萌动，转焉发病之机（凡心神谐畅，同血自充旺，以心生血主血也）。忧愁思虑则心营不舒，血不肯生。又有郁火以煎熬，焉得不日就干涸，木无滋养，发病最为易事。清而腴药味纯粹以精。②巽为风，鸡属巽卦而应风，本肝家禽也。乌骨则更入肾矣，乙癸同源之味，兼以全具，元气充满，从肝肾源头，鼓动生阳，气味俱全，则补益力量更大而神矣。况血肉静中有动，生机跃然者乎。

［出处］《徐批叶天士晚年方案真本·炒枯肾气汤》。

九、泄泻

病案1 张某，四十三岁，因思虑悲忧，如饮酒过量，次日必然便溏。

［治法］化痰，解郁理气。

［处方］枇杷叶、薏苡仁、白蔻仁、茯苓、紫苏、柚子皮、鲜石菖蒲根汁、降香汁。

［分析］思则伤脾，脾伤无以化湿，又逢醉酒，复加湿邪。

［出处］《徐批叶天士晚年方案真本·麦冬汤》。

病案2 孙文垣治袁洪溪，以冲暑往来，经略政事，致发热燥渴，因过食冰浸瓜果，遂成泄泻，小水短少。医给予胃苓汤加利药，泻止，而小水失其常度，脐下胀急，立溺则点滴不出，卧则流溢不竭，以频取夜壶，致通宵不寐。治半月，精神削，寝食废。

［中医体征］两寸短弱，关缓大，两尺洪大。

［治法］益气化湿。

［处方］以益元散三钱，煎香薷汤服。

［分析］此余暑未清，素善饮，湿热流于下部也。

二诊：略无进退，脉亦如昨。

［治法］提补上中二焦元气。

［处方］急用三一承气汤。

［分析］此尿窍不对也。膀胱者，脬之室也，脬中湿热下坠，立便则窍不对，小水因不得出，卧则脬下坠而渗出膀胱，犹以窍不对，涓涓流溢，不能畅达，故了而不了也。

三诊：服后微利随秘，又加小腹绕脐满痛。

［治法］攻逐水饮。

［处方］舟车丸、遇仙丹，每空心一服。

四诊：日利三五次，里急后重，下皆赤白。如此半月，日夜呻吟，惟进米饮及茶盂许。

［中医体征］两寸沉伏有力，两关洪缓无力，两尺不见。

［治法］理气化痰解郁。

［处方］越鞠汤。

［分析］关尺无恙，病在膈上，此思虑劳神，气秘病也。

五诊：服一盂嗳气连出，再一盂大小便若倾，所下皆沉积之物，浑身稠汗。因进姜汤一盂，熟睡。睡觉，粥进二盏。

六诊：脉平。

［治法］调理气血而愈。

［出处］《续名医类案·二便不通》。

病案3　陈氏妇，肠鸣腹痛，大便溏泻，合目即汗出，下午潮热。医谓潮热盗汗，乃虚怯之症，加之泄泻，脾气坏矣，视为不治，认为伤脾，饮食因而不化，积而生痰，故腹痛溏泻。

［中医体征］右脉濡数，左脉洪数。

［诊断］郁火痰积症。

［治法］补血和血，消积化痰。

［处方］四君子汤加半夏曲、滑石、红曲、麦芽、苡仁、酒炒白芍药、

酒炒黄连、牡蛎、桔梗八帖，而病去如释。

［分析］此忧伤伤肺、中焦，消去痰积可治愈。

［出处］《孙文垣医案·新都治验·陈氏妇肠鸣腹痛合目汗出下午潮热》。

病案4　康康侯司马之夫人，久伤谋虑，心火外浮，面赤齿痛，因啖西瓜，遂脘闷不舒，喜得热按，泄泻不饥，自觉舌厚数寸，苔色灰腻。

［治法］化痰行气，清利头目。

［分析］郁火上炎头面，又用寒湿之食，阳郁之邪不能外散而内郁，寒、湿、郁火皆有。

［处方］厚朴、滑石、葱白、薤白、枇杷叶、橘皮、薄荷、旋覆花、香菜。

［出处］《回春录·内科·暑温》。

十、噎膈

病案1　叶某，东山，五十岁。酒肉生热，因湿变痰，忧愁思虑，气郁助火，中焦格拒阻食。

［治法］辛凉滋豁，甘寒养胃。

［处方］桑螵蛸散。甜北梨汁五斤，莱菔汁五斤，和匀熬膏。

［分析］①姜半之辛（笔势展拓）开，萎连之苦降，即古人痰因气窒，降气为先。痰为热生，清火为要。但苦辛泄降，多进克伐，亦非中年以后，仅博目前之效。议不伤胃气，冬月可久用者。（有形无形交伤，中气克消，固不可滋补，亦非宜。惟选甘寒养胃，略带辛凉，以宣郁火，既不伤胃，又可久服，令中焦渐和，窒塞潜通，何其巧也。②痰是身中津液所结，未结以前，津液为至宝，既结以后，浊滞为腐秽。病至津枯液涸，惟有气火上升逼烁，则干枯立至，犹幸有痰饮以滋养也。养火须以添油，辛凉滋豁，甘寒养胃，立法于无过之地，非名手不办。

［出处］《徐批叶天士晚年方案真本·桑螵蛸散》。

病案2　族妹经不行者八十日，每饮食入腹即疼痛，必尽吐出乃止。居常亦吐酸水，上焦热，下焦寒，大便半月始一行，食饮不进，思虑而得，恐成膈症。今大便燥结者四十日。

［中医体征］六脉皆数，左滑右软弱。

［治法］化痰行气，润肠通便。

［处方］先与丁灵丸一粒而吐止，继用温胆汤加大腹皮、姜连，痛吐全安，改以二陈汤加香附、条芩、山栀仁、丹参、砂仁调理两月。

二诊：经行，大便始润，而膈症斯不作矣。

［分析］妹能事者（好胜聪明），以其夫多病，且不谙世故，由是悒悒，病从思虑而得，恐成膈症。今大便燥结、吐酸乃膈之征，急宜拂虑，庶药有功。

［出处］《孙文垣医案·新都治验·族妹经不行者八十日每饮食入腹即疼痛吐出乃止》。

病案3 张某，四十五岁，中年肉瘦色黄，言语动作呛嗽，大血，好思虑。

［处方］严氏归脾汤，去木香、黄芪。

［分析］凡劳烦身心，必心脾营伤，医每嗽血辄投地凡滋阴凉药。中年操持之劳，与少年纵欲阴伤迥异（直截了当）。盖心主血，脾统血，操持思虑，乃情志之动，非寒凉可胜。

［出处］《徐批叶天士晚年方案真本·真武汤》。

十一、脏毒

病案 一儒者素勤苦，因饮食失节，大便下血，或赤或暗。半年之后，非便血则盗汗，非恶寒则发热，血汗二药，用之无效。

［中医体征］六脉浮大。

［治法］补益心脾，养血止血。

［处方］午前，补中益气汤；午后，归脾汤。

［分析］心脾则涩，此思伤心脾，不能摄血归源。然而即汗，汗即血，其色赤暗。便血盗汗，由火之升降微甚。恶寒发热。气血俱虚也。在午前，用补中益气汤，以补肺脾之源，举下陷之气；午后，用归脾加麦冬、五味，以补心脾之血，收耗散之液。不两月，诸症悉愈。

［出处］《寿世保元·便血》。

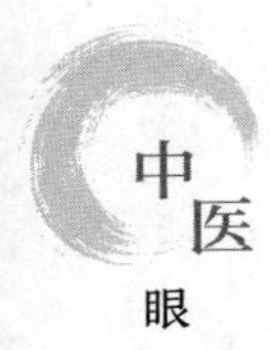

十二、胃痛

病案 1 马某，心之积，名曰伏梁。得之因忧思。居于心下胃脘之间，其形竖直而长。痛发则呕吐酸水。

［治法］开发心阳以化浊阴之凝结，兼平肝气而化胃之痰饮。

［处方］桂枝、石菖蒲、延胡索、半夏、川连、吴萸（炒）、茯苓、川楝子、陈皮、蔻仁、郁金、瓦楞子。

［分析］忧思而气结也，兼夹肝气、痰饮为患也。

［出处］《王旭高临证医案·积聚门》。

病案 2 范某，素有肝胃气痛，兼挟寒积。脘腹胀满，痛及于腰，咳不可忍，渴不欲饮，大便似利不利。

［中医体征］舌苔白腻，脉沉弦而紧。

［治法］理气通阳。

［处方］制附子、干姜、肉桂、川朴（姜汁炒）、生大黄、枳实。

［分析］此乃因思虑。恐属脏结，颇为险候。非温不能通其阳，非下不能破其结，仿许学士温脾法。

［出处］《王旭高临证医案·积聚门》。

十三、便秘

病案 易思兰治一儒官，仲秋末患便秘症。初因小便时秘，服五苓散、八正散、益元散俱不效。一医诊得二尺俱无脉，作下元阴虚水涸，用八味丸治之，日一服，三日大便亦秘，口渴咽干，烦满不睡。用脾约丸、润肠丸，小便日数十次，惟点滴而已，大便连闭十日，腹满难禁。众议急用三一承气汤下之，服后微利随闭，又加小腹绕脐满痛。复用舟车丸、遇仙丹，每空心一服，日利三五次，里急后重，粪皆赤白。如此半月，日夜呻吟，惟饮清米饮及茶盂许。九月终，易诊之。

［中医体征］两寸沉伏有力，两关洪缓无力，两尺不见。

［治法］理气祛痰解郁。

［处方］越鞠汤，香附（醋炒）一钱，苏梗、连翘、山栀、川芎各六分，

苍术、黄芩各八分，神曲一钱，桔梗四分，枳壳五分，甘草三分。

二诊：次早复诊，服一盂嗳气连出，再一盂大小便若倾，所下皆沉积之物，浑身稠汗。因进姜汤一盂，就榻熟睡，睡觉觅粥。

［中医体征］六脉无恙。

［治法］调理气血数日痊愈。

［分析］易曰：关尺无恙，病在膈上，此思虑劳神气秘病。人身之病，上下表里，虽有不同，不过一气为之流通耳。气之通塞，均于脉息辨之。今两尺皆无，众以为如树之无根，不知今年己卯燥金司天，君火在泉，己土运于中，正是南面以象君位。君火不行，两尺不相应，今两尺隐然不见，正为得卯年之令。若尺脉盛于寸，则为尺寸反矣。经曰：尺寸反者死。岂八味丸所能治乎？然而里急后重，赤白相杂，痛则欲解，有似乎滞下，但滞下之脉，见于两关，今关脉不浮不紧不数，其非滞下明矣。既非滞下，而用承气、舟车、遇仙等药，则元气大伤，而病愈增矣。其病源在上焦气秘，而下焦不通也。心脉居上，两寸之脉当浮，今不浮而沉，下手脉沉，便知是气。气郁不行，则升降失职，是以下窍秘结，二便不顺，吸门不开，幽门不通，正此谓也。譬如注水之器，闭其上窍，则下窍不通，水安从出？用香附之辛，以快滞气；苏梗通表里之窍；连翘辛香升上，以散六经之郁火；苍术、神曲，健脾导气，散中结于四肢；炙甘草以和中；少加桔梗，引黄芩、枳壳荡涤大肠之积；山栀去三焦屈曲之火，而利小肠；川芎畅达肝木，使上窍一通，则下窍随开。表气一顺，则里气自畅，是以周身汗出，二便俱利，正所谓一通百通也。气秘者，病之本；便闭者，病之标。专治其本，故见效速也。

［出处］《续名医类案·二便不通》。

十四、淋证

病案1 徐颂阁侍郎三公子，于甲午岁淋症，误以血淋，苦寒之药，数月病剧，卧床不起，身不能动，将一年矣，仅存一息，以妻归宁浙省病年不归，思想而得。脉沉细知为阴亏变色，非血淋也。

［中医体征］脉沉细。

［治法］滋阴补肾，养心清热。

［处方］人参菟丝丸加减。

［分析］欲心一动，精却离舍成淋，久则阴亏变色，误为热淋，治以寒药，至于此极。大补之剂，以固心肾。一服见效，复诊加减，数服能食，月余全愈。

［出处］《许氏医案·正文》。

病案 2 吴孚先治俞氏妇，血淋廿载，已成痼疾。因幼孙出痘危险，忽下血两昼夜不止，汗泻交作，晕数次。

［中医体征］脉向弦大而革者，忽变而数疾欲脱，奄奄一息。

［治法］益气养阴通阳。

［处方］人参、黄芪各一两，制附、炮姜、枣仁各三钱，五味、龙骨各一钱。

［分析］思虑恐惧，三阴并伤也。疑附子太热，且谓何不用血药？曰：血脱补气，古人精义。谓有形之血，不能速生，几微之气，所当急固。又脾胃气血，俱喜温而恶寒，姜、附宜服也。

二诊：二剂脉渐转。

［治法］益气养阴，养血。

［处方］前方加归、芍等药。

三诊：血症已除。脉气不和，非三年调摄，未易复也。

［处方］自后参、芪不辍，计服补剂六百余帖，膏丸数料。

［出处］《续名医类案·崩漏》。

十五、癃闭

病案 一妇生女不生子，多思多郁，小便秘而不通，胀闷不安者二日。歙医汪氏以备急丸进之，谓大便行小水自利也。讵意大便行后，而小水点滴不通，胀闷益急，时刻不能存，将欲自尽。经水行过十日。小腹肿大如一大西瓜之硬，自大便泄后，疲困不足以息，势若燃眉。

［治法］补中益气，通阳。

［处方］①补中益气汤，临服入韭菜汁一小酒杯。②服后，选有力妇

人进房，令患者横卧床间，力妇以患者两脚膝弯架于肩上，将患者下身虚空，提起摇摆数四，俾尿脬倒上，徐徐放下，患者去衣不及，小便箭射而出。热如汤，黑如墨，顷刻盈盆，小腹立消而愈。

［分析］此转脬病，不急治则危矣。后遇数人，不拘男妇，皆以此法治之而安。

［出处］《孙文垣医案·新都治验·一妇生女不生子多思郁小便秘而不通转脬症也（治奇）》。

十六、血证

病案 1 唐主政劳心太过，因食河鲜，吐血有痰，喉间如梗，日晡烦热。

［中医体征］六脉不数，惟左寸涩而细，右关大而软。

［治法］健脾养心。

［处方］以归脾汤大料，加丹参、麦冬、生地，二十剂，症减六七。兼服六味丸三月，遂不复发。

［分析］思虑伤心脾，耗伤阴血，不能制火，加之食用河鲜之品，助其生热，邪热损伤血络而病。

［出处］《续名医类案·吐血》。

病案 2 孙炳章患吐血，咳嗽发热，面色白中泛红，饮食不思，怔忡不寐，健忘惊悸，肌肉渐减，肚脐右侧有块作痛。或用消瘀理血、滋阴清肺等剂，俱不应，病甚剧，其家疑药误。

［中医体征］脉之，左寸芤大，右关结滞，两尺洪盛，舌色淡黄，不燥不滑。

［治法］健脾养心，益气养血。

［处方］归脾汤去木香，加白芍、五味，送都气丸，两月而愈。

［分析］症乃思郁伤脾，不能统血归经，至阴虚发热，血燥作痛。其块必不阔而长，不横而竖，形若镰刀，非瘀亦非痞，乃痹气而居胃旁者也。血盈则润而软，血少则躁而痛，凡郁甚与思虑重者，类多患此，《内经》所谓二阳之病发心脾，男子则隐曲不利，女子则月事不来，正此病也。

其传为风消，为息贲者不治。今肌肉虽减，气犹未急，亟救三阴，症尚可痊。

[出处]《续名医类案·吐血》。

病案3 瑞昌王孙镇国将军，久患腹痛，诸药不效，饮烧酒数杯顿止。时孟夏。至仲冬，其疾大作，面红目碧，眼胞浮，神乱气促，腹痛，饮烧酒亦不止。投以盐汤一盏，大吐。吐出血饼大如杯者，如枣栗者各数十，兼有白饭清水，瘀血如笔管者二三条。吐讫，胸中宽快，仍不服药。次日黎明，口臭气塞，四肢厥冷，昏不知人，胸间微热而已。

[中医体征]左寸沉大有力，人迎气口洪滑浸上。

[诊断]积血症。

二诊：

[中医体征]幸两尺犹存，根本尚在。

[处方]急以灯火爆曲池、虎口、中脘、气海。随进独参汤二服，手足微温。继用人参五钱，附子二钱，作理中汤，日与饮之。

三诊：

[中医体征]六脉微见。

四诊：过七日，方开眼识人，小便始通。

[中医体征]肝脉弦大，肺脉浮大，脾脉微涩。

[治法]调气和血。

[处方]补中益气汤、六味地黄丸兼服之，半月而瘥。

[分析]是肝脉弦大而坚者，血有余也；时或一驶，血积而不行也；肺脉浮大，金受火邪，气弱不能运血也；脾脉微涩，脾主思，思则气结，土不能生金也。既吐之后，血犹有余，气愈不足，故宜人参助气，白术健脾，附子助阳，干姜暖血，甘草和中，开通经络流行血气也。

[出处]《续名医类案·吐血》。

十七、虚劳

病案1 穆某，虚劳门病例，为思虑伤脾之营，劳碌伤脾之气。

[治法]补脾，养血益气。

［处方］党参、黄芪、冬术、茯神、归身、炙甘草、砂仁、枣仁、升麻、柴胡、制半夏、木香、陈皮。

［分析］归脾汤，补脾之营也；补中益气汤，补脾之气也。今将二方并合服之。制法极佳，通化肺脾之痰，疏理肝胆之结，丸法亦有巧思。诸凡与此证相类者，皆可用之。

［出处］《王旭高临证医案·虚劳门》。

病案 2　一人多思虑，以致血虚。五更时嘈杂。

［治法］养血补血行气。

［处方］四物汤加香附、山栀、黄连、贝母。

［出处］《寿世保元·嘈杂》。

十八、郁病

病案　族侄仲木内人，贤淑妇也。不育多郁，腹胀，左胁不能侧卧，也不能仰卧，仰侧卧即气涌。每午夜背心作胀，气喘，吐痰。面有浮气。

［中医体征］右寸关脉滑大有力。

［诊断］气郁食积痰饮症也。

［治法］理气化痰消食。

［处方］定喘汤二帖。

二诊：无进退。

［处方］继用核桃肉五钱，杏仁三钱，人参、桑白皮各七分，水煎服。

三诊：气喘乃定。惟腹中胀急。

［治法］理气化痰消食。

［处方］橘红、半夏曲、木香、白豆仁、郁金、萝卜子、姜连、香附、茯苓，四剂。

四诊：大便痰积随下，腹胀尽消而愈。

［分析］发热，必起坐令人揩摩久之始定。盖忧思伤脾，思则脾气结，气结不行，则五谷之津液皆凝聚为痰，故喘急作胀。

［出处］《孙文垣医案·新都治验·仲木内人气喘作胀》。

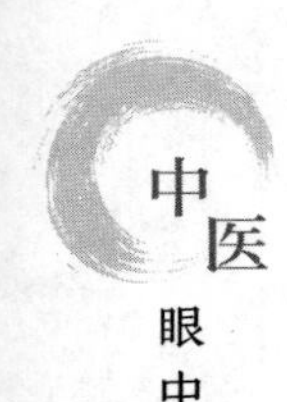

十九、乳痈

病案　一孀妇项间乳上各肿一块，将近一年，渐大方痛，服药后成脓，虚热复作，食少不睡，思虑过度。

［中医体征］脉细数而无力。

［治法］补益心脾，养血化痰。

［处方］归脾汤加桔梗、香附十余服，外以琥珀膏敷之；欲其作脓，又以十全大补汤加桔梗、贝母服之，半月脓熟；针之后，头腐脓清，仍以归脾汤间以逍遥散，服之三月而愈。

［出处］《外科正宗·下部痈毒门·流注论第二十五·流注治验》。

二十、疮疡

病案　一男子患肾脏风，饮烧酒，发赤晕，砭出血，敷追毒之药，成疮出水，日晡益甚，类大麻风。服遇仙丹，眉毛折落，大便下血，虚羸内热，发热盗汗，饮食甚少，势诚可畏，疮复作痒，兼起赤晕，多思虑。

［治法］凉血养血，补益心脾。

［处方］圣济犀角地黄汤，又用五味异功散加当归、升麻；用四物、参、术、牡丹；用易老祛风丸；又八珍、牡丹皮之类。用加味归脾汤数剂、加味逍遥散、六味地黄丸。

［分析］忧思气结，郁久化热生火，血热血瘀，成痈成脓。

［出处］《疠疡机要·续治诸症》。

二十一、流注

病案　有室女、孀妇郁怒伤肝，思虑伤脾而成流注。久溃脓水清稀，饮食减少，不能生肌收敛。流注原有证数般，湿痰瘀风汗后寒，发无定处连肿漫，溃近骨节治难痊。

［治法］流注初起将成时，养血健脾行气解郁。将溃时，益气托脓。久溃时大补元气。

［处方］①流注初起将成时，宜服归脾汤加香附青皮散之，一至三剂。

外俱用乌龙膏或冲和膏敷贴，皮肉不热者，雷火神针针之，轻者即消，重者其势必溃；②将溃时，益气托脓。宜服托里透脓汤，已溃俱服人参养荣汤；③俱宜服先天大造丸。

［分析］此证本由脾胃弱，留结肌肉骨筋间。

［出处］《外科心法要诀·发无定处（上）·流注》。

二十二、疥疮

病案 孙文学子元，素多疮疥，近因沐浴，鼻涕出红，面足浮肿汗多。

［中医体征］左脉大而有力，右寸亦大。

［治法］理气化痰。

［处方］葛根、大腹皮、厚朴、赤茯苓、青蒿、泽泻、白术、郁金、升麻、木通、滑石、黄芩，水煎饮之。

二诊：浮肿渐消，惟鼻红尚在，口且渴。

［治法］理气化痰，养阴。

［处方］当归、白芍药、知母、甘草、石斛、麦门冬、五味子、山栀子、玄参，调理而愈。

［分析］据脉，多思而气不畅。

［出处］《孙文垣医案·新都治验·孙子元疮后沐浴鼻出红涕面足浮肿》。

二十三、茎痛

病案 1 一李司马茎中作痛，小便如淋，口干唾痰。

［治法］补中益气，补肾益精。

［处方］用补中益气汤、六味地黄丸而愈。

［分析］此思色精降而内败。

［出处］《寿世保元·诸淋》。

病案 2 一儒者发热无时，饮水不绝。每登厕，小便涩痛，大便牵痛。

［治法］补肾益精，养阴益气。

［处方］用六味丸加五味子，及补中益气。若肢体畏寒，喜热饮食，用八味丸。

［分析］此精竭复耗所致。

［出处］《寿世保元·诸淋》。

病案 3 一老人大小便牵痛，愈痛愈便，愈便愈痛。服以八味丸。

［治法］补肾阳，利水。

［处方］八味丸。

［分析］精已竭而复耗之。

［出处］《寿世保元·诸淋》。

病案 4

马元仪治尤悔侄，患阴茎作痛，痛甚而愦，遂昏迷不醒，几阅月。

［中医体征］两脉浮虚而涩。

［治法］益气养血，柔筋。

［处方］以当归补血汤加人参、炙甘草调养气血，桂心、秦艽、红花宣通血脉，一剂而痛止。

二诊：两脉沉微。

［处方］连进大剂参、附，诸症已平。

三诊：彻夜不寐，用归脾汤调理。

［分析］浮为气虚，涩为精伤，故令作痛。阴阳两虚之候，得之忧思劳郁而伤中也。经云：润宗筋者，又阳气，精则养神，柔则养筋。今悒郁劳倦，气血两伤，故令作痛。

［出处］《续名医类案·前阴》。

二十四、乳汁不行

病案 1 乳妇，思虑滞结。乳汁不行。

［治法］行气通乳。

［处方］宜涌泉散。王不留行（酒浸）、白丁香、漏芦、天花粉、白僵蚕（炒）、穿山甲（炒黄色）各五钱。上为细末，每服三钱。食后，以

猪蹄汤调服。

［分析］思则气结。

［出处］《寿世保元·通乳》。

病案 2 一妇人产次子而无乳，服下乳药，但是作胀。

［治法］补益气血。自然有乳矣。

［处方］八珍汤倍加参、术，少加肉桂。十余剂奏效。

［分析］予谓人乳皆气血所化。今胀而无乳。是气血竭而津液亡也。

［出处］《寿世保元·通乳》。

二十五、经前红斑

病案 吴北海太学令政，每月经行期之前，四肢累累发块，红紫胀痛，不思饮食，胃脘亦常痛，经水多不及期。

［中医体征］诊其脉，两手皆驶。

［治法］行气解郁，泻火。

［处方］柴胡、川芎、香附、乌药、白芍、青皮、丹参、玄胡索、郁金、酒炒黄连、山栀子。

［分析］以症脉参之，肝脾二经有郁火也。盖肝主怒，脾主思，多思多怒，隐而不发，郁滞于中，故临经累累发红肿于四肢也。

［出处］《孙文垣医案·三吴治验·吴北海令政经行四肢累累发块红紫》。

二十六、妇人阴痒

病案 1 立斋治一妇人，阴内脓水淋漓，或痒或痛，状似虫行。

［中医体征］少阴脉滑。

［治法］益气养血。

［处方］予升麻、白芷、黄连、木通、当归、川芎、白术、茯苓、柴胡煎服，用拓肿汤熏洗，更搽蒲黄、水银，两月余而愈。

［诊断］阴中有疮。

［分析］由神思烦郁，胃气虚弱，气血凝滞所致。或有胞络虚，风邪乘阴，血气相搏，令气否塞，致阴肿痛。当以菖蒲治之，更以枳实炒热，帛裹熨之，冷则再炒。或有子脏虚，冷气下冲，致阴脱出，谓之下脱，或因产努力而脱者，以当归散治之。久不愈者，以补中益气汤倍加升麻、柴胡升举之。

［出处］《续名医类案·前阴》。

病案 2　一妇人阴中作痒，遇夜五心烦热，作渴不寐。

［治法］补血养血，益气健脾。

［处方］以四物汤加龙胆草、山栀、知母、黄连，以银杏散纳入阴中，三日其痒渐止。又朝以八味丸，午用归脾汤加银柴胡、茵陈，月余而愈。

［分析］此思虑太过，致心肾不交。

［出处］《续名医类案·前阴》。

二十七、月经不调

病案 1　女子不月，不嗜饮食，发嗽，四肢干，多怒，发鬓焦，筋痿。

［治法］补阴泻阳。

［处方］六位地黄丸加减。

［分析］沈尧封曰：《素问》云二阳之病发心脾，有不得隐曲，女子不月。其传为息贲者，死不治。二阳指阳明经言，不指脏腑言。二阳之病发心脾者，阳明为多血之经，血乃水谷之精气，藉心火煅炼而成。忧愁思虑伤心，困及其子，不嗜饮食，血无以资生，阳明病矣。经云，前阴总宗筋之所会，会于气冲，而阳明为之长。故阳明病则阳事衰，而不得隐曲也。太冲为血海，并阳明之经而行，故阳明病则冲脉衰，而女子不月也。又寇宗奭曰：童年情窦早开，积想在心，月水先闭。盖忧愁思虑则伤心，心伤则血耗竭，故经水闭也。火既受病，不能荣养其子，故不嗜食。脾既虚，则金气亏，故发嗽。嗽既作，则水气竭，故四肢干。木气不充，故多怒，发鬓焦，筋痿。五脏以次传遍，故不卒死，然终死也，比于诸证最为难治。按：此条亦从《金匮》虚字内分出，但所愿不遂，相火必炽，非补水无以制之。六味地黄丸

汤补阴泻阳，固是妙法。然脾虚食减，尚嫌地黄腻膈，炒枯可也。不然，以女贞子易之。

雄按：此证最难治。六味碍脾，归脾助火，惟薛一瓢滋荣养液膏加小麦、大枣、远志，庶几合法。一瓢又有心脾双补丸，亦可酌用。滋荣养液膏方：女贞子、广陈皮、干桑叶、大熟地、旱莲草、白芍药、黑芝麻、枸杞子、甘菊花、当归身、黑稆豆、玉竹、南烛叶、白茯神、沙菀蒺藜、炙甘草。以上十六味，前十四味各四两，后二味各二两，天泉水，桑柴火熬膏，收入真阿胶三两，炼净白蜜三两，瓷瓶收贮。每日卯时挑服五六钱，开水送下。心脾双补丸方：人参、玄参、五味子、远志肉、麦冬、茯神、酸枣仁、柏子仁、于潜术、川贝母、生甘草、苦桔梗、丹参、生地、川黄连、制香附。上为末，用桂圆肉熬膏代蜜，捣丸如弹子大，朱砂为衣。每晨嚼服一丸，开水送下。

［出处］《续名医类案·经水》。

病案2　一病妇少寐，经水两月余一至，误服通经丸，辗转无寐，午前恶寒，午后发热。

［治法］健脾养心。

［处方］用归脾汤作丸，午前六君送下，午后以逍遥散送下。

［分析］思虑亏损脾血。服药后两月得寐，半载经行如期，年余而疮愈。

［出处］《续名医类案·经水》。

病案3　一妇人因怒伤，不思饮食，发热倦怠，骨肉酸疼，羸瘦而黄，经水积渐不行，颈间结核，以逍遥散、八珍汤治之，少可。彼自误服水蛭等药，血气愈虚，遂致不起。

［中医体征］脉微数。

［治法］养血益阴。

［处方］柏子丸、泽兰汤为主。

［分析］忧愁思虑则伤心，心伤则血逆竭，血逆竭则神色先散，而月水闭。火既受病，不能荣养其子，故不嗜食。子虚则金气亏，故咳。咳则水气绝，木气不充，故四肢干。又云：经候微少，渐渐不通，手足骨肉烦痛，日渐羸瘦潮热，其脉微数，此由气虚血弱，阳往乘之。少水不能灭盛火，

故火逼水涸亡津液。

［出处］《续名医类案·经水》。

二十八、舌黑有刺

病案　一人舌青黑有刺，乃热剧也，由思虑过度，怒气所得病。

［治法］清心养阴。

［处方］清心散，赤茯苓（去皮）一钱，酸枣仁一钱，麦门冬（去心）一钱，远志（甘草水泡去心）五分，黄连一钱，胡麻仁一钱，枳壳（去穰）八分，小木通八分，小甘草二分，上锉。水煎。温服。

［分析］情志致火热之邪伤及心脾也。

［出处］《寿世保元·口舌》。

二十九、杂病

病案 1　顾某，混堂巷人，二十八岁。壮盛，色白肉瘦，思虑烦劳。

［中医体征］脉细小如数，下垂。

［治法］化痰补肾。

［处方］小异功散。

［分析］脉细小如数，下垂，察色凭脉，是属肾虚。五液不运，精微内蒸，黏涎浊沫（是致生涎沫之所以然）。凡有思虑烦劳，肝阳挟热气上升（是吐涎沫所以然）。痰沫随气乘胃而出上窍，其聚处在乎肾络（一笔转到），八味丸即古肾气丸，理阴阳以收肾气，使水沫不致上泛，不为差谬。少壮必先伤于阴，拙见议减桂辛甘伐肝，加五味三倍，少用沉香，入少阴之络（仍跟上络字治病）。考经旨肾阴中有真阳温煦，生生自旺。若肝脏日刚（可知减桂有妙理），木火内寄，情志怫逆，必相火勃起，谓凉则肝宁。昔贤谓肝宜凉，肾宜温也（是大名家方案。肾虚，肾之真气虚也，真气虚则肾阴亦不生旺，无以养肝，而肝阳挟热逆上，火与元气不两立，真气即为元气，元气衰而火愈壮，肝为木火总司，故减桂为妥）。

［出处］《徐批叶天士晚年方案真本·小异功散》。

病案2 嫠妇尼僧，室女庶妾，或男患失荣失精，皆志不得伸，思不得遂，积想在心。

［治法］宜先养心血，次开郁结，益肾安神疏肝快膈。

［处方］如逍遥散、归脾汤、益气养荣汤，加香附、青皮、山栀、贝母、木香。

［分析］思虑伤脾，脾败血亏。

［出处］《痰疠法门·痰疠总论》。

病案3 朱氏妇，素畏药，虽极淡之品，服之即吐。近患晡寒夜热，寝汗咽干，咳嗽胁痛。月余后，渐至餐减经少，肌削神疲，既多悒郁，又善思虑之人。

［中医体征］左手弦而数，右部涩且弱。

［治法］益气养血，润燥缓急。

［处方］甘草、小麦、红枣、藕（肉）四味，令其煮汤，频饮勿辍。

［分析］既多悒郁，又善思虑，所谓病发心脾是也。而平昔畏药，岂可强药再戕其胃？此本仲景治脏燥之妙剂，红枣易大枣，取其色赤补心，气香悦胃，加藕（肉）以舒郁怡情，合之甘、麦，并能益气养血，润燥缓急。虽若平淡无奇，而非恶劣损胃之比。

［出处］《回春录·内科·诸虚》。

第二节 思虑过度状态现代病案分析

因思虑过度导致的临床病种很多，可以涉及肺系、心系、肝胆系、气血津液系、肢体经络系及脾胃系等各个系统。涉及上述系统的疾病可以以各种各样的躯体化障碍形式出现，并伴有不同程度的心理、情绪异常，其临床症状复杂多变，治疗棘手，病程反复迁延难愈。我们按照常见的十三个病证对临床就诊患者病种进行分类，归纳总结这些临床常见疾病与思虑过度状态之间的关系，希翼对如何进行思虑过度状态体征的采集及其用药规律进行深入、细致、系统的研究。

一、不寐

病案1 杜某，女，42岁。2007年1月30日初诊。

［主诉］睡眠质量差6~7年。

［现病史］自6~7年前怀二胎时担心过多，致睡眠时好时坏，3年前因母亲患病加重。现症见入睡困难，多梦，未服药。伴头发脱落，忧思多虑，嗳气，纳可便调。

［中医体征］舌红，苔薄黄。

［系统辨证脉象］刚、直、短、来疾去疾。

［治法］疏肝健脾，化痰养心。

［处方］柴胡15 g，桂枝12 g，白芍20 g，川芎15 g，人参（另煎）12 g，云苓30 g，当归15 g，防风12 g，厚朴12 g，黄芪30 g，知母12 g，甘草6 g，陈皮12 g，山茱萸15 g。6剂，水煎服，每日1剂。

［分析］此患者为多虑性格，遇事不能排解，长期的思虑以致伤耗心神，心无所养则表现出入睡困难、多梦等症状；“思则气结”，肝郁气滞，肝气犯胃，胃失和降则嗳气频繁。舌脉均为佐证之征。治疗以疏肝健脾和胃、养心安神为治疗大法，又因气机阻滞，痰因气结，故佐以化痰药。

病案2 刘某，男，45岁。2007年1月19日初诊。

［主诉］心烦、眠差2年。

［现病史］因生气、思虑多出现心烦、眠差，曾服用盐酸帕罗西汀片（赛乐特）治疗，现渐失效。入睡困难，早醒伴心烦、焦躁，心情抑郁，忧思多虑，呃逆、吞酸，二便调。

［中医体征］舌红，苔薄白，脉沉结滞。

［系统辨证脉象］沉、涩、来缓去疾，左手寸、关脉刚。

［治法］理气祛痰，活血定志。

［处方］白芍15 g，当归12 g，荆芥12 g，防风12 g，佩兰20 g，僵蚕

12 g，紫苏梗 15 g，木香 9 g，远志 9 g，半夏 9 g，丹参 15 g，汉防己 12 g，延胡索 15 g。6 剂，水煎服，每日 1 剂。

［分析］“思则气结”，易怒则伤肝，肝气犯胃，以致呃逆、吞酸；肝气郁结，久则化火，耗伤阴血，以致心神失养，出现心烦、烦躁诸症；思虑郁怒日久，气机运行不畅，机体出现多瘀多痰的病理因素，故以理气祛痰、活血定志、养心安神为治疗大法。

病案 3 王某，男，72 岁。2007 年 1 月 16 日初诊。

［主诉］失眠 8 年，加重半年。

［现病史］入睡困难，口服艾司唑仑片（舒乐安定）从 1 片加至 4 片，日间精神可，多思虑，身热，汗出，心烦纳可，小便调，大便秘结。

［中医体征］舌红，苔薄黄。

［系统辨证脉象］浮、直、刚、热。

［治法］滋阴潜阳，安神定志。

［处方］龟甲（先煎）30 g，川楝子 9 g，黄芩 12 g，桑白皮 30 g，麦冬 30 g，石斛 20 g，黄连 12 g，白芍 30 g，钩藤（后下）45 g，生地黄 30 g，甘草 6 g，乌梅 15 g，生龙骨、生牡蛎各 30 g。6 剂，水煎服，每日 1 剂。

［分析］思虑过度则耗伤心血，心火亢盛，阴虚阳亢，心神失养，则见失眠；患者素体火热壅盛，迫津汗出，或热盛耗津，则见身热、汗出、大便秘结，舌为佐证之象，脉象则见肝失所养、阴虚阳亢之象，治疗以滋阴潜阳、安神定志为大法。

病案 4 秦某，女，46 岁。2007 年 1 月 26 日初诊。

［主诉］失眠 2 个月。

［现病史］因工作压力大、思虑多致入睡困难，早醒，醒后不易再睡。伴心烦焦虑，情绪低落，精神不振，无趣，忧思多虑，担惊害怕，纳呆，便秘。

［中医体征］舌淡，苔白。

［系统辨证脉象］来怠去怠、细、敛、悸动。

［治法］疏肝理气，养血安神。

［处方］柴胡 12 g，防风 15 g，荆芥 15 g，紫苏梗 15 g，白芍 30 g，红

花 9 g，川芎 15 g，桔梗 12 g，云苓 20 g，甘草 6 g。6 剂，水煎服，每日 1 剂。

[分析] 患者因外界环境因素导致思虑过度，日久则耗伤心血，心神失养则出现担惊害怕、失眠等症；思则伤脾，脾伤则不能运化水谷，水谷积于胃脘不能下传肠道，故影响摄纳，水谷精微不足，不能上养心神，则出现精神不振，舌淡苔白、脉弦涩均为佐证之象，治疗上应以疏肝养血为主，方以柴胡疏肝散加减。

病案 5 王某，男，46 岁。2022 年 8 月 2 日初诊。

[主诉] 反复眠差、心烦 2 年，加重 1 个月。

[现病史] 患者2年前因生意失败后出现心烦，夜间睡眠差，入睡困难，易醒，醒后难以再入睡，呈间断性，曾服用赛乐特、氟哌噻吨美利曲辛片（黛力新）治疗，初效可；1个月前患者感睡眠质量严重下降，伴有颈肩部酸胀不适，时感头昏、胸闷不适，嗳气后稍舒，自感记忆力下降，口干、口苦，小便偏黄，大便黏腻不爽。

[中医体征] 舌红，苔黄。

[系统辨证脉象] 直、上、细、上热下寒、薄、刚、敛、动、来疾去徐、高太过深不及、驶、数；血流要素：疾，稠浊而涩，进多退少，左尺枯，寸关强，尺弱。

[治法] 疏肝解郁，解思定虑。

[处方] 茯神 20 g，天麻（先煎）20 g，香附 20 g，沙参 20 g，厚朴 12 g，防风 12 g，远志 12 g，川芎 12 g，清半夏 9 g，紫苏叶 15 g，当归 15 g，麦冬 30 g。14 剂，水煎服，每日 1 剂。

二诊：患者自诉睡眠较前好转，头昏、胸闷、口干诸症状减轻，继服上方。

[分析] 患者中年男性，脉管壁薄并左尺枯，为先天阴精亏虚体质；脉直、动、细、敛，脉管上漂浮一层极细极密的振动波，表征患者平素爱思虑个性，遇事不能自己化解，心理敏感；来疾去徐、疾，表征患者性情急躁。患者的发病及症状的持续是形神相合而致，当分清疾病的标本虚实论治。该患者阴虚、思虑敏感个性为本，气机紊乱、郁滞为标，治疗当从

解思定虑、养阴润燥为主，兼顾通络调畅气机。故处方以半夏厚朴汤加麦冬、沙参为主，加香附、川芎、天麻、当归等兼顾衍生证候。

病案 6 刘某，女，37 岁。2013 年 4 月 5 日初诊。

［主诉］眠浅易醒、多梦 1 年余。

［现病史］患者自述 1 年前因担心孩子学习致精神紧张，眠浅易醒，醒后难寐，多梦，未予治疗。现症见焦虑，眠浅易醒，多梦，白天精神差，乏力，无头晕头痛，无心慌胸闷，纳可，二便调。

［中医体征］舌红，苔薄白。

［系统辨证脉象］上、刚、敛、直，左寸脉思动。

［治法］解思定虑，理气化痰。

［处方］半夏 9 g，厚朴 12 g，紫苏叶 15 g，茯神 20 g，当归 15 g，远志 12 g，白芍 20 g，防风 12 g，木香 9 g，五加皮 20 g，佩兰 20 g，羚羊角粉（冲服）2 g，羌活 12 g。7 剂，水煎服，每日 1 剂。

二诊：患者自诉入睡时间明显缩短，做梦减少。

［处方］半夏 9 g，厚朴 12 g，紫苏叶 15 g，茯神 20 g，当归 15 g，远志 12 g，白芍 20 g，防风 12 g，木香 9 g，五加皮 20 g，佩兰 20 g，羚羊角粉（冲服）2 g，羌活 12 g，桑白皮 20 g，白鲜皮 20 g，沙参 30 g，麦冬 30 g。14 剂，水煎服，每日 1 剂。

［分析］失眠症是临床的常见及多发病症，主要表现为睡眠时间、深度的不足，不能消除疲劳及恢复精力及体力，轻者有入寐困难，有寐而易醒，有醒后不能再寐，亦有时寐时醒，严重者彻夜不寐。患者整体脉象上、刚、敛，表征患者易着急、心理紧张；左寸脉思动，整体脉敛、直，表征患者思虑过度，过度关注某事，志意持定；故本病病机总属思虑过度状态。

二、心悸

病案 1 李某，女，45 岁。2007 年 6 月 19 日初诊。

［主诉］反复思虑难以自已，伴心慌 7 年余。

［现病史］反复思虑难以自已，伴心慌 7 年余，不能自我控制，自觉

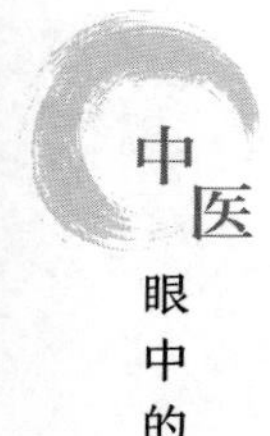

气血自足底向上冲，期间服用多种药物，效不显。患者亦因琐事考虑不止，心慌，易烦躁，汗出，纳可，眠差，易醒，梦多，二便可。

［中医体征］舌淡红，苔薄白，脉紧弦。

［系统辨证脉象］刚、敛、数、热、上。

［治法］化痰祛风，养血安神。

［处方］僵蚕 12 g，蝉蜕 9 g，厚朴 15 g，朱砂（冲服）0.5 g，远志 9 g，汉防己 12 g，防风 15 g，当归 15 g，天麻（先煎）20 g，甘草 6 g。6 剂，水煎服，每日 1 剂。

［分析］由于个性使然，患者长期处于思虑状态，高度紧张，思则伤脾，心血耗伤，脾伤则不能运化水湿，水湿聚于体内，则可成痰，痰郁于体内，则成为病理因素，因此应分清标本虚实，补益、祛邪，治疗上应以化痰祛风、养血安神为主。

病案 2　赵某，男，20 岁。2007 年 1 月 9 日初诊。

［主诉］心悸，乏力 3~4 年。

［现病史］近 3~4 年来经常心悸，担心，情绪不佳，易紧张，思虑重，手心汗出，余阴性。

［中医体征］舌红，苔薄白。

［系统辨证脉象］数、直、敛、刚。

［治法］补益心脾，养心定惊。

［处方］知母 12 g，人参（另煎）12 g，远志 12 g，木香 9 g，石菖蒲 12 g，菟丝子 20 g，五加皮 15 g，五味子 9 g，当归 15 g，防风 12 g，甘草 6 g，茯神 30 g，朱砂（冲服）0.5 g。6 剂，水煎服，每日 1 剂。

2007 年 1 月 16 日二诊：情绪好转，心悸、乏力减轻。舌淡红，苔白。

［系统辨证脉象］刚、直、思动。

［治法］补益心脾，养阴安神。

［处方］仙鹤草 20 g，沙参 30 g，知母 12 g，人参（另煎）12 g，石菖蒲 12 g，菟丝子 20 g，五加皮 15 g，五味子 9 g，当归 15 g，防风 12 g，甘草 6 g，茯神 30 g，朱砂（冲服）0.5 g。6 剂，水煎服，每日 1 剂。

2007 年 1 月 23 日三诊：服药后诸症减轻，肩背部发紧，偶有疼痛。纳佳眠可，大便干，2~3 日一行，小便黄。舌淡嫩，苔薄黄。

［治法］益气养血，补益心脾。

［处方］茯苓 6 g，黄芪 60 g，仙鹤草 20 g，沙参 30 g，知母 12 g，人参（另煎）12 g，远志 12 g，木香 9 g，菟丝子 20 g，五加皮 15 g，五味子 9 g，当归 15 g，防风 12 g，甘草 6 g，茯神 30 g，朱砂（冲服）0.5 g。6 剂，水煎服，每日 1 剂。

［分析］患者长期思虑过度，以致气血不足，不能养心安神。心失所养，则出现心悸的症状，应以补益心脾为主，二诊时出现脉数的征象，提示患者阴虚内热，故应以养阴为主；后期患者仍以虚象为主，治疗上应以补虚为大法。

病案 3 丁某，女，77 岁。2010 年 6 月 1 日初诊。

［主诉］阵发性胸闷、心慌，心中懊恼 6 年。

［现病史］初无明显诱因，曾因此症先后多次入院治疗，病情稳定后出院，2010 年 5 月 6 日于齐鲁医院住院治疗，诊断为：①冠心病；②高血压病（Ⅲ级，极高危）；③甲状腺功能减退，治疗 11 天后病情稳定出院。现症见阵发性胸闷，心中懊恼，无诱因出现，持续 1 小时停止，伴见乏力，自汗，畏寒，头昏沉，纳差，眠可，二便调。

［中医体征］舌瘀红，苔薄。

［系统辨证脉象］缓、滑、寸弱尺强。

［处方］黄连 12 g，黄芩 9 g，半夏 9 g，浙贝母 15 g，白芷 12 g，苍术 30 g，桔梗 9 g，升麻 12 g，葛根 20 g，黄芪 30 g，白术 30 g。7 剂，水煎服，每日 1 剂。

2010 年 6 月 8 日二诊：服药后胸闷减轻，情绪好转，现症见时耳鸣，左颞侧头部针扎样疼痛，持续 1~2 小时，头昏沉，行走时头晕欲倒，纳一般，眠可，二便调。舌红，苔薄黄。

［处方］黄连 12 g，黄芩 9 g，半夏 9 g，浙贝母 15 g，白芷 12 g，苍术 30 g，桔梗 9 g，升麻 12 g，葛根 20 g，黄芪 30 g，白术 30 g，沙参 30 g，蔓荆子 12 g。

7剂，水煎服，每日1剂。

［分析］患者因诊断出冠心病等疾病，导致过度关注自己的健康，“因病致郁”，思虑过度，时常惦念自己的病情，思想上放不开，思则气结，影响水液代谢，湿聚成痰，上蒙轻窍，阻于心脉，其脉象为佐证之象。患者本身心血管疾病并没有想象中的严重，诸多症状皆因患者过度关注自己，注意力无法转移到别的事情上所致。初诊应当据患者湿热型体质，清利湿热，同时载药上行于上焦，使中焦之气从上而解。因气郁久则化火，损伤阴津，因此二诊时应注意固护阴液，以养心脉，针对患者思虑个性以药物加心理治疗相结合。

病案4　纪某，女，55岁。2010年6月1日初诊。

［主诉］频发心慌10天。

［现病史］患者近10天频发心慌，多由饭后诱发，夜间2~3时伴全身发热，烧心，多汗，偶耳鸣，口干，双上肢麻木，持续数分钟，发热时患者自感期前收缩，停经3年。曾在我院给予某成方加知母、生石膏、龙胆、黄柏、炒酸枣仁、生地黄等中药治疗，效不佳。现症见阵发性身热，伴心慌，心烦，躁扰，目干，耳鸣，口干燥，每于夜间3时左右、5时左右发作。多饮，纳眠可，二便调。

［中医体征］舌瘀暗，苔薄。

［系统辨证脉象］刚、敛、直、数，左脉涩。

［治法］行气解郁，清热凉血。

［处方］紫苏梗20 g，荆芥15 g，防风21 g，郁金12 g，牡丹皮21 g，黄连12 g，栀子9 g，豆豉15 g，浙贝母12 g，远志12 g，香附12 g，黄芩12 g，甘草6 g，肉桂6 g。7剂，水煎服，每日1剂。

［分析］患者乃生气、思虑之压抑脉象，其诸多症状为内郁之火慢性释放所致，治疗上应注重调畅气机，发散郁邪，以此为基础，佐以清热凉血之品。患者思虑、郁怒久则耗伤阴阳，虚阳上越则中上二焦多有不适，治疗上加肉桂以引火归元，患者疾病虚虚实实，病机复杂，但诸症皆源于气机的升降出入异常，此异常源于情志的异常。因此，临床治疗应切入致

病的根本，方可取效。

病案 5 陈某，女，24 岁。2010 年 5 月 25 日初诊。

［主诉］见人恐惧、心慌 3 年余。

［现病史］患者 3 年前无明显诱因出现莫名恐惧、心慌，甚有憋闷感。平素对自己要求甚高，不愿与人交流，烦躁，乏力，易激惹，情绪不稳时易便溏，纳眠可，二便调。

［中医体征］舌红，苔薄。

［系统辨证脉象］直、刚、细，左关脉躁动，尺脉内侧柔，右尺脉尤刚。

［治法］滋阴清热，开心解郁。

［处方］沙参 30 g，麦冬 30 g，玉竹 15 g，天花粉 12 g，防风 15 g，桑白皮 30 g，佩兰 12 g，钩藤（后下）30 g，甘草 6 g。7 剂，水煎服，每日 1 剂。

［分析］患者要强、怕被别人伤害、心慌、腹泻等皆为表面征象，其根本症结在于自我保护心理太强，心理成熟期缺少关爱，从小生活在一个重男轻女的家庭里，父母时常吵架，潜意识里要求自己要比家里的男孩子强。其脉象尺脉内侧松软，右尺脉明显紧缩感，明确表明患者的心理状况。因患者好胜，阴血暗耗，导致阴虚内热的体质，舌脉皆为佐证之象，因此在治疗上应注重以滋阴清热为基础，同时调畅气机，散郁结。

三、头痛

病案 1 毕某，女，42 岁。2007 年 3 月 6 日初诊。

［主诉］头痛 20 年，加重 1 年。

［现病史］自上学时即有头痛，近 1 年来加重，以前额左侧为主，思虑重，颈肩痛，纳可，眠差，二便调。

［中医体征］舌淡红，苔薄白。

［系统辨证脉象］沉、涩、敛，寸脉刚。

［治法］理气解郁，化痰养血。

［处方］荆芥 15 g，防风 24 g，白芍 30 g，当归 15 g，天麻（先煎）20 g，钩藤（后下）30 g，延胡索 20 g，厚朴 15 g，甘草 6 g，蝉蜕 12 g。6 剂，水

煎服，每日1剂。

［分析］患者思虑过度，思则气结，气机阻滞，气血运行不畅，气滞血瘀，不通则痛，以致颈肩痛，脉沉结，提示正气内郁，应以发散邪气为主，并佐以养血化痰之品，方可奏效。

病案2　齐某，女，56岁。2007年7月20日初诊。

［主诉］头颈部痛2年。

［现病史］近2年来好思虑，后枕部连及颈项部跳痛，视物不清，头脑不清，纳一般，眠差，多梦，二便调。

［既往史］类风湿病史6年。

［中医体征］舌淡红，苔薄白。

［系统辨证脉象］上、敛、刚，尺部外侧壁刚。

［治法］理气化痰，平肝安神。

［处方］僵蚕12 g，蝉蜕15 g，防风15 g，白芍30 g，当归15 g，石斛20 g，川牛膝20 g，远志12 g，延胡索15 g，天麻（先煎）20 g，菊花20 g，枸杞20 g。6剂，水煎服，每日1剂。

［分析］患者长期思虑过度，思则伤脾，脾伤则运化水湿无力，聚而成痰，痰浊阻滞清窍，则出现后枕部连及颈项部跳痛，视物不清，头脑不清；心脾失养则眠差；脉象提示亦有肝病，治疗上以理气化痰、平肝安神为主。

病案3　马某，女，30岁。2007年5月25日初诊。

［主诉］头痛8年。

［现病史］患者8年来全头胀痛，自觉有血上冲，颈肩部痛，发硬，身水肿，平素好吃烧烤、海鲜，思虑重，面红，皮肤暗，月经量少块多，纳可，眠差，小便频，大便秘。

［中医体征］舌红，苔薄黄，少津，脉细数躁。

［系统辨证脉象］动、细、数、热、疾。

［治法］养阴清热，化痰解郁。

［处方］黄芩15g，黄连12 g，麦冬30 g，白芍30 g，白头翁20 g，生地黄20 g，沙参15 g，玉竹12 g，防风24 g，荆芥15 g，紫苏梗20 g，半夏

9 g，甘草 6 g。6 剂，水煎服，每日 1 剂。

2007 年 6 月 8 日二诊：头痛头胀减轻，仍头晕，颈肩酸痛，咽干，记忆力下降，眠差，便秘，舌红，苔薄白，少津。

［处方］黄芩 15 g，黄连 12 g，麦冬 30 g，白芍 30 g，白头翁 20 g，生地黄 20 g，沙参 15 g，玉竹 12 g，甘草 6 g，玄参 20 g，石膏 20 g。6 剂，水煎服，每日 1 剂。

2007 年 6 月 15 日三诊：服药后头痛头胀减轻，仍头晕，恶心，颈肩部酸软，尿频，眠差，便秘。舌瘀红，苔薄白。

［治法］清心泻火，行瘀解郁。

［处方］黄芩 12 g，黄连 12 g，石膏 45 g，麦冬 30 g，生地黄 30 g，川牛膝 30 g，钩藤（后下）30 g，郁金 20 g，牡丹皮 15 g，赤芍 30 g，石斛 20 g，知母 12 g，玄参 20 g。6 剂，水煎服，每日 1 剂。

［分析］患者为阳亢体质，加之平素喜食海鲜，易致阳气发散，于是全头胀痛，自觉有血上冲，颈肩部痛，发硬，身水肿；阳气过重则热，以致面红，皮肤暗，月经量少块多，提示有瘀血，热盛则伤阴，可见舌红，苔薄黄，少津，脉细数躁。治疗上以养阴清热为基本大法。

病案 4　孙某，女，22 岁。2007 年 3 月 6 日初诊。

［主诉］反复性头痛 2 年，加重 5~6 天。

［现病史］患者反复性双侧太阳穴疼痛，每遇风或工作时发作性闷痛，持续 1 小时左右，间隔不定。平日身疲劳，口干，思虑重，反应敏感，易紧张担心，近几日耳鸣，纳可，眠差，多梦易醒。

［中医体征］舌淡胖，苔薄白，脉软，右脉紧。

［系统辨证脉象］左脉柔，右脉刚、紧、短。

［治法］益气化痰，养血祛风。

［处方］荆芥 15 g，防风 12 g，川芎 15 g，白术 20 g，黄芪 30 g，当归 15 g，延胡索 20 g，僵蚕 12 g，蝉蜕 9 g，天麻（先煎）30 g。6 剂，水煎服，每日 1 剂。

［分析］头痛在古代医书中称为头风，之所以称为风，是因为头位于

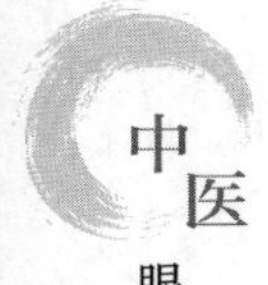

人身的最高点，为诸阳之会，而风邪极易侵犯阳位，而且具有善行数变的特性，因此人的头面部极易受风的影响，思虑过度，气机上逆，出现上焦病变，治疗是根据“治风不离川芎”，应采用益气化痰，养血祛风之法。

四、眩晕

病案1　唐某，男，48岁。2021年10月16日初诊。

［主诉］头晕、疲乏伴左颈肩部连及左上肢隐痛不适1周余。

［现病史］患者平素工作压力大，易疲劳，近日自诉无明显诱因出现头晕、头昏沉不清，转移注意力时可缓解，左侧颈项连及背部疼痛不适，左上肢隐痛，无明显麻木，精神差，疲倦乏力，记忆力下降，纳可，眠差，小便频、急，伴尿痛，大便调。

［既往史］慢性支气管炎病史，前列腺炎病史。

［中医体征］舌暗红，苔黄厚。

［系统辨证脉象］薄、敛、来怠去怠，起始段怠缓。

［治法］益气养阴，解思除虑。

［处方］人参（另煎）9 g，丹参 12 g，玄参 15 g，酸枣仁 20 g，柏子仁 12 g，天冬 12 g，麦冬 30 g，桔梗 9 g，茯苓 20 g，当归 15 g，生地黄 12 g，五味子 9 g，远志 12 g，朱砂（冲服）0.5 g，桑白皮 20 g，白鲜皮 20 g。14剂，水煎服，每日1剂。

二诊：患者头晕改善，疲乏感减轻，左颈肩部及左上肢隐痛缓解。

［处方］人参（另煎）9 g，丹参 12 g，玄参 15 g，酸枣仁 20 g，柏子仁 12 g，天冬 12 g，麦冬 30 g，桔梗 9 g，茯苓 20 g，当归 15 g，生地黄 12 g，五味子 9 g，远志 12 g，朱砂（冲服）0.5 g，桑白皮 20 g，白鲜皮 20 g，防风 12g，荆芥 12g。

［分析］患者为易于思虑之人，关注工作，思虑日久，则致津液耗伤；患者心理张力高，长期处于这种“状态”，则劳心过度。《医醇剩义·思伤》曰：“思虑太过，心烦意乱，食少神疲，四肢倦怠。”患者病机总属思虑过度、耗伤气津，故治以益气养阴，解思除虑。

病案 2 成某，女，50 岁。2007 年 3 月 16 日初诊。

［主诉］头晕 3 个月余。

［现病史］头晕，视物旋转，严重时伴有恶心呕吐，耳鸣，曾做颅脑 CT、MRI、颈椎 MRI 均无异常。现症见头重脚轻，身乏力，思虑多，遇事易想不开，纳差，眠差，二便调。

［既往史］高血压病史，现服降压药物，控制在 130/90 mmHg。

［中医体征］舌淡红，苔薄白。

［系统辨证脉象］沉、涩、结、怠。

［治法］理气活血，养血安神。

［处方］天麻（先煎）20 g，川芎 15 g，当归 15 g，黄芩 12 g，青风藤 15 g，荆芥 12 g，防风 24 g，汉防己 12 g，白芍 30 g，红花 12 g，桔梗 12 g，枳壳 15 g，甘草 6 g。6 剂，水煎服，每日 1 剂。

2007 年 3 月 27 日二诊：服药后头晕程度减轻。发作次数减少，气力增加，情绪好转，纳可，眠尚可，服第一剂药后腹泻，现大便调，日一行，小便可。舌淡红，苔淡白。

［处方］僵蚕 15 g，白蒺藜 12 g，天麻（先煎）20 g，川芎 15 g，当归 15 g，黄芩 12 g，青风藤 15 g，荆芥 12 g，防风 24 g，汉防己 12 g，白芍 30 g，红花 12 g，桔梗 12 g，枳壳 15 g，甘草 6 g。6 剂，水煎服，每日 1 剂。

［分析］思虑多，遇事易想不开，日久伤脾，影响气血生化，清阳不升、浊阴不降则出现头晕，视物旋转，头重脚轻，睡眠障碍。四诊合参，以理气活血、养血安神开郁为主，并注意气结导致病理因素之痰浊、瘀血对机体的影响。

病案 3 李某，女，53 岁。2007 年 1 月 16 日初诊。

［主诉］头晕，睡中易惊 1 年。

［现病史］自述忧思致睡中易惊醒，日间精神不振，注意力难以集中。头晕、脑涨，不清醒，不思食，饮食量尚可，大便黏滞不爽。

［中医体征］舌淡红，苔薄白。

［系统辨证脉象］来缓去疾、稠，左手寸、关脉刚、涩。

［治法］理气解郁，清热安神。

［处方］栀子 12 g，牡丹皮 20 g，柴胡 15 g，白芍 30 g，当归 20 g，防风 15 g，荆芥 12 g，葳蕤仁 18 g，麦冬 30 g，柏子仁 12 g，夏枯草 12 g，钩藤（后下）30 g。6 剂，水煎服，每日 1 剂。

2007 年 1 月 23 日二诊：睡眠改善，已无惊醒、头晕，纳食增加。舌淡红，苔薄黄。

［处方］栀子 12 g，牡丹皮 20 g，柴胡 15 g，白芍 30 g，当归 20 g，防风 15 g，荆芥 12 g，葳蕤仁 18 g，麦冬 30 g，柏子仁 12 g，夏枯草 12 g，钩藤（后下）30 g，川牛膝 20 g，郁金 20 g。

［分析］患者因自己女儿的事情思虑过度不能释怀，以致脾不能正常运化水谷，则大便黏腻不爽，长期思虑过度，则气机阻滞，日久则化火，郁于内不得发，出现脉象刚的表现，因此治疗上以理气解郁、清热安神为主，后期症状明显改善，加川牛膝 20 g、郁金 20 g 以清热安神。

病案 4　赵某，女，55 岁。2006 年 6 月 6 日初诊。

［主诉］眩晕、呕吐 2 年余。

［现病史］站立不稳，天旋地转，伴有恶心、呕吐、耳鸣，平素喜思虑，工作紧张，纳可，二便调。

［中医体征］舌尖红，苔薄白。

［系统辨证脉象］涩、结，寸强尺弱。

［治法］理气化痰，平肝息风。

［处方］钩藤（后下）30 g，天麻（先煎）20 g，白芍 30 g，当归 15 g，荆芥 15 g，防风 24 g，厚朴 20 g，浙贝母 20 g，远志 20 g，桔梗 9 g，甘草 6 g，枳壳 12 g，生麦芽 12 g。6 剂，水煎服，每日 1 剂。

2006 年 6 月 13 日二诊：服药后头晕减轻，未再发作，体胖面暗。舌红，苔薄白。

［处方］钩藤（后下）30 g，天麻（先煎）20 g，白芍 30 g，当归 15 g，荆芥 15 g，防风 24 g，厚朴 20 g，浙贝母 20 g，远志 20 g，桔梗 9 g，甘草 6 g，枳壳 12 g，生麦芽 12 g，川牛膝 20 g，生地黄 30 g，何首乌 20 g。

2006 年 6 月 20 日三诊：服药效可，服第四剂药后出现腹泻，头晕发作 1 次，程度较轻，无耳鸣，口稍苦，虚汗少，纳差，便可。舌红，苔白。

［治法］清肝泻火，化痰祛瘀。

［处方］钩藤（后下）30 g，天麻（先煎）20 g，白芍 30 g，当归 15 g，荆芥 15 g，防风 24 g，厚朴 20 g，浙贝母 20 g，远志 20 g，槐角 9 g，甘草 6 g，夏枯草 12 g，白头翁 30 g，川牛膝 20 g，生地黄 30 g，何首乌 20 g。6 剂，水煎服，每日 1 剂。

2006 年 6 月 30 日四诊：无头晕发作，耳稍胀。舌边尖红，苔薄白。

［治法］清肝泻火，养阴清热。

［处方］钩藤（后下）30 g，桑叶 15 g，菊花 15 g，夏枯草 12 g，玄参 30 g，石膏 30 g，荆芥 15 g，防风 15 g，川牛膝 20 g，白蒺藜 15 g。6 剂，水煎服，每日 1 剂。

［分析］平素思虑过度，气机运行不畅体现在脉象上，因气机运行异常，出现了气逆的表现，如耳鸣、呕吐，因此注意调理气机运行，以理气平肝为主，兼以祛除病理因素——痰浊，日久气滞则化火，因此，应该注意清肝泻火，但是不能一味祛邪，要考虑治疗虚证攻补兼施方可。

病案 5　孟某，男，70 岁。2007 年 07 月 20 日初诊。

［主诉］头晕，四肢无力 1 年。

［现病史］无耳鸣，四肢无力，汗多，思虑重，恐惧感，眠可，纳可，二便调。

［中医体征］舌瘀红，苔薄黄。

［系统辨证脉象］弱、动、柔、枯。

［治法］益气补血，健脾养心，开窍定志。

［处方］五加皮 20 g，巴戟天 30 g，防风 15 g，朱砂（冲服）0.5 g，茯神 30 g，当归 15 g，白芍 30 g，木香 12 g，人参（另煎）12 g，石菖蒲 12 g，远志 15 g，甘草 6 g。6 剂，水煎服，每日 1 剂。

［分析］患者思虑过度，阴血耗伤，不能给养心神，正气不足，卫外不固，不能固护津液，以致四肢无力、汗多，脉软无力提示虚象，气虚无力则可

致血瘀，因此治疗上应以益气补血、健脾养心、开窍定志为治疗大法。

病案6 丁某，男，42岁。2007年5月11日初诊。

［主诉］头胀头晕10余天，伴视物模糊。

［现病史］10天前无明显诱因出现头胀头晕，目干，心烦，视物模糊，但无视力下降。胸闷，纳可，眠差，行走不稳，脚底发虚。舌边尖红，苔薄白。

［系统辨证脉象］细、数、枯、涩、热。

［治法］养阴清热，化痰平肝。

［处方］沙参30 g，麦冬60 g，玉竹15 g，天花粉12 g，桑白皮30 g，地骨皮20 g，白扁豆15 g，甘草6 g，杏仁12 g，黄芩15 g，黄连12 g，百合30 g，钩藤（后下）30 g，羚羊角粉（冲服）2 g。6剂，水煎服，每日1剂。

［分析］此患者属金型人，阳明质，平时多思虑、好焦虑（紧张、担心、谨慎），敏感型心理。阳明质，易阴虚火旺。此次因风感冒，从脉象可看出其属阴虚感冒，且其风邪存在良久。治当养阴清热。患者肤色白，形体中等，言谈反应敏捷。自述平素少饮酒，注意清淡饮食。面颊白里透红，口唇异常鲜红。脉初摸体宽而滑，继而细小而硬，表示心胸小、敏感的性格特征。

病案7 孙某，女，48岁。2010年3月20日初诊。

［主诉］发作性头晕头痛半个月。

［现病史］半个月前无明显诱因引起头晕，曾服中药治疗，效不显。现症见发作性眼前发黑，纳可，眠可，二便调。脑CT示无异常。

［中医体征］舌淡红，苔薄。

［系统辨证脉象］沉、滑、稠、短。

［治法］行气化痰，养血解郁。

［处方］天麻（先煎）20 g，白芍30 g，当归15 g，紫苏叶15 g，厚朴12 g，云苓20 g，香附24 g，苍术20 g，川芎15 g，半夏9 g，防风18 g，佩兰12 g，甘草6 g。7剂，水煎服，每日1剂。

［分析］患者性情急躁易怒，气血上冲于脑，以致头痛；患者为多思多虑性格，长期思虑过度，忧思安逸，过食肥甘，损伤脾胃，脾胃居中焦而司运化水谷精微及水湿，脾胃亏损，气机不畅，以致健运失司，水湿内停，

积聚生痰，痰阻中焦，清阳不升，浊阴不降，头窍被蒙，发为眩晕；忧思恼怒，阻碍气机畅达，气留而不行则血留结而为瘀，瘀血停留，阻滞经脉，而致气血不能上荣于头目，故眩晕时作。本病与患者情绪密切相关，应逐渐改变患者多思多虑的性格。

五、胁痛

病案 1 周某，女，36 岁。2006 年 7 月 7 日初诊。

［主诉］右胁及双肩胛下疼痛、发胀 2 个月。

［现病史］2 个月前无明显诱因出现右胁及双肩胛下疼痛、发胀，做胸透、心电图、肝胆 B 超、CT 等检查均无异常，纳眠可，二便调。

［中医体征］舌淡暗，苔白。

［系统辨证脉象］结、涩、关脉刚。

［治法］理气化痰，除湿通络。

［处方］紫苏叶 20 g，厚朴 15 g，半夏 9 g，白芍 20 g，当归 15 g，槟榔 9 g，陈皮 12 g，浙贝母 15 g，苍术 20 g，防风 15 g，荆芥 12 g，木香 9 g。6 剂，水煎服，每日 1 剂。

［分析］患者思虑过度，思则气结，气滞则血瘀，瘀血阻滞，不通则痛，以致出现右胁及双肩胛下疼痛、发胀，舌脉为佐证之象，治疗上应以理气化痰、除湿通络为主。

病案 2 刘某，男，55 岁。2010 年 5 月 27 日初诊。

［主诉］双侧肋弓下腹部阵发性隐痛 5 年。

［现病史］肋弓下腹部阵发性隐痛 5 年，下午 4 时尤甚。曾服胃痛药效不佳，时好时坏。现阵发性肋弓下腹部疼痛，双腿沉重，骑车用力时突感落空感，无力，左腿甚，冬天加重。心慌，左耳中耳炎后继发耳鸣。曾发作 2 次低血糖现象。眠差，退休前经常上夜班，梦多。纳可，大便偏稀，不成形，小便调。

［中医体征］舌淡红，苔薄，脉涩，尺脉弦大。

［系统辨证脉象］涩、郁动，尺脉刚、粗。

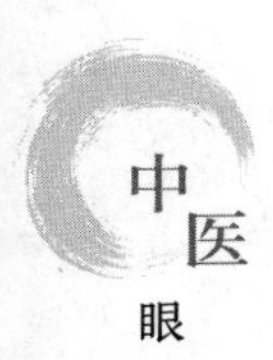

［治法］破血理气，养血解郁。

［处方］紫苏梗 20 g，香附 30 g，青皮 12 g，白芍 30 g，当归 15 g，防风 12 g，川芎 12 g，黄芩 15 g，知母 12 g，荆芥 15 g，甘草 6 g，莪术 15 g，三棱 12 g，仙鹤草 12 g。7 剂，水煎服，每日 1 剂。

［分析］患者为焦虑症，其个性追求完美，做事恪尽职守，兢兢业业，自我要求过高。因此长时间处于多思多虑的状态，加上时有郁怒，则气机阻滞，久则形成气滞血瘀之证，临床治疗应疏肝解郁，破血理气，同时肝脏体阴而用阳，应时时注意固护肝阴，养阴柔筋。

病案 3　赵某，女，49 岁。2010 年 5 月 14 日初诊。

［主诉］右胁隐痛半年余。

［现病史］患者于半年前无明显诱因出现右胁部隐痛，于某省立医院拔罐后感觉稍好，现症见右胁部隐痛，牙齿酸痛，纳可，眠差，二便调。

［中医体征］舌瘀红，苔薄。

［系统辨证脉象］上、刚，右关脉凸。

［治法］行气化痰，解郁疏肝。

［处方］旋覆花（包煎）12 g，茜草 12 g，郁金 30 g，紫苏叶 15 g，厚朴 12 g，半夏 9 g，当归 15 g，白芍 30 g，防风 12 g，黄芩 12 g。7 剂，水煎服，每日 1 剂。

［分析］胁痛是临床常见的病证，为一侧或两侧胁肋部疼痛为主要表现的病证，是临床上比较多见的一种自觉症状，其主要病因为情志不遂。患者长期抑郁忧思，使肝失条达，疏泄不利，气阻络痹，可发为胁痛。本病多属气病，与情绪变化密切相关，其脉象为佐证之象，治疗上应根据“通则不痛”的理论，采取活血、理气、化痰、解郁为治疗大法，方以半夏厚朴汤加减。

六、中风

病案 1　李某，女，58 岁。2007 年 1 月 12 日初诊。

［主诉］右侧肢体活动不利1个月余。

［现病史］1个月前出现右侧肢体活动不利，渐进加重，乏力，精力差，于某医院行颅脑CT示左基底节及左放射冠区多发性腔隙性脑梗死。血糖15.52 mmol/L，血压120/70 mmHg。多思虑，后背紧。服药（具体不详）后力量增加，精神好转，便秘。

［中医体征］舌淡红，苔薄白。

［系统辨证脉象］沉、滑、稠。

［治法］化痰通络，清心解郁。

［处方］当归 15 g，川芎 12 g，何首乌 30 g，陈皮 12 g，忍冬藤 30 g，络石藤 20 g，竹茹 12 g，天竺黄 15 g，郁金 20 g，半夏 9 g，桑枝 30 g，海风藤 20 g。6 剂，水煎服，每日 1 剂。

［分析］思则气结，气机运行异常，导致腑气不通则出现便秘，气结于经络则后背紧。思耗气血，以致气血不足，兼有痰湿，应该标本兼顾，分清主次。以化痰通络、清心解郁为主，以达到调畅气血的目的。

病案 2　李某，男，69 岁。2010 年 4 月 27 日初诊。

［主诉］右侧肢体不利，言语不利 3 个月余。

［现病史］患者自诉 3 个月前无明显诱因致心慌，右侧肢体欠灵活，言语不利，于某市五院住院治疗，具体治疗以输液为主：生理盐水 250 mL+ 红花注射液 30 mL 静脉注射，一日一次；生理盐水 250 mL+ 舒血宁注射液 20 mL 静脉注射，一日一次，改善后出院。后于 2 月 20 日因右侧肢体不利，言语不利，于某省立医院住院治疗，诊断为多发性脑梗死、2 型糖尿病、高血压病，经输液治疗，具体不详。现症见语言不清，右侧肢体不利，乏力，头昏沉，纳可，二便调。

［中医体征］舌瘀红，苔薄黄。

［系统辨证脉象］左脉刚、直、涩，右脉滑。

［治法］豁痰开窍，滋阴潜阳。

［处方］陈皮 12 g，半夏 9 g，云茯苓 30 g，浙贝母 20 g，天竺黄 15 g，海蛤粉 12 g，石菖蒲 9 g，龟甲（先煎）30 g，川牛膝 20 g，生龙骨、生牡蛎各 30，钩藤（后下）30 g，白芍 30 g，佩兰 12 g，郁金 12 g，威灵仙 15 g。

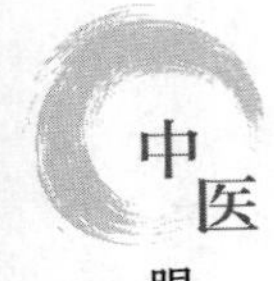

7剂，水煎服，每日1剂。

2010年5月4日二诊：服药后仍语言不利，右侧肢体不利，乏力减轻，头晕，眠稍差，纳呆，二便调。舌红，苔薄。

[处方]陈皮12 g，半夏9 g，云苓30 g，浙贝母20 g，天竺黄15 g，海蛤粉12 g，石菖蒲9 g，龟甲（先煎）30 g，川牛膝20 g，生龙骨、生牡蛎各30 g，钩藤（后下）30 g，白芍30 g，佩兰12 g，郁金12 g，威灵仙15 g，枳实12 g，玄参30 g。7剂，水煎服，每日1剂。

2010年5月11日三诊：病史同前，服药平妥，现症见言语不畅，右侧肢体乏力，右侧口角流口水，饮水无呛咳，无头晕，纳眠可，二便调。舌红苔薄。

[处方]玄参30 g，生地黄30 g，白芍30 g，龟甲（先煎）30 g，陈皮12 g，半夏9 g，天竺黄15 g，石菖蒲12 g，紫苏子12 g，白芥子12 g，莱菔子12 g，黄芩15 g，桑枝30 g。7剂，水煎服，每日1剂。

[分析]患者为湿热体质，平素易紧张急躁。据其症状体征，应以豁痰开窍、滋阴潜阳为主。全身气机因痰浊阻滞，以致气机不畅，气血艰涩难行，经有“百病皆因痰作祟”之说，因此消除痰浊之致病因素对于改善患者全身症状非常重要。因患者素有痰湿，恐药力不能全出，故二诊加入枳实，以开导坚结，同时加入玄参，以补长期湿热耗伤阴液之虞。三诊，患者阴虚之象逐渐显现，故应以滋阴养血为主，阴液足方能平抑阳邪，无阳气上逆之患，同时注重调整肺气，因“肺朝百脉”之功，以使得养之阴血能有通畅之脉行，整个诊疗过程体现了“急则治其标，缓则之其本”的治疗原则。

病案3 吴某，男，51岁。2010年5月11日初诊。

[主诉]面部不适1个月余。

[现病史]患者于4月6日至30日因“脑梗死，面神经炎”于本院住院治疗，出院继服中药，效可，现症见纳眠可、二便调。为进一步巩固治疗，遂来就诊。

[中医体征]舌红，苔薄。

[系统辨证脉象]滑、数、热、上。

［治法］平肝潜阳，滋阴清热。

［处方］天麻（先煎）20 g，钩藤（后下）30 g，川牛膝 20 g，杜仲 15 g，石决明 30 g，首乌藤 12 g，茯神 15 g，黄芩 12 g，益母草 9 g，白芍 30 g，石斛 12 g，豨莶草 15 g。7 剂，水煎服，每日 1 剂。

［分析］患者素体为肝阳上亢，易怒易思。据其脉象，乃为阳热。阳热上冲头面，则出现面部不适，舌脉为佐证之象。治疗上应以平肝热为主，调畅气机。因热灼伤阴津，阴阳失调，故应辅以滋阴清热、养血之品，如益母草、白芍、石斛等，同时加入豨莶草以通络，消面部不适之征。

病案 4 周某，男，55 岁，农民。2010 年 4 月 30 日初诊。

［主诉］右侧肢体活动不利 4 个月。

［现病史］患者 4 个月前因“脑干出血”后出现右侧肢体活动不利，言语不利，身重。现症见无法独立行走，右侧肢体麻木，头部不自主晃动，无法记忆近期事件，时糊涂，右眼外斜视，视物重影，摄食少，饮水呛咳，纳眠可，二便调。

［既往史］半个月前在某省立医院行介入手术。

［中医体征］舌淡胖，苔薄。

［系统辨证脉象］沉、短、柔、弱、涩。

［治法］补益肝肾，益气补气。

［处方］天麻（先煎）20 g，白术 30 g，半夏 9 g，黄芪 30 g，当归 15 g，川芎 15 g，白芍 20 g，桂枝 12 g，五味子 9 g，山茱萸 15 g，苍术 20 g，党参 15 g，白芷 9 g。7 剂，水煎服，每日 1 剂。

［分析］补阳还五汤出自清代王清任著《医林改错》一书。由黄芪、赤芍、川芎、当归、地龙、桃仁、红花七药组成。据舌脉及症状、体征，患者乃为气虚血瘀之证。故应重用黄芪补气，同时补益肝肾，调畅气机。中风后遗症，常虚实夹杂，本例患者形体较丰腴，胸闷生痰，但因病情危重抢救，元气已损，因而辨证气虚痰瘀阻络成立，故在益气活血之中配以化痰通络之品，改善局部循环，恢复血液流动及血管壁弹性，使偏废之肢体恢复较快。本方运用时应注意黄芪用量大而当归用量轻。

七、脑鸣

病案 1 牛某，女，39 岁。2007 年 3 月 16 日初诊。

［主诉］脑鸣 4 个月余。

［现病史］4 个月前无明显诱因出现脑鸣，时伴有头晕、耳鸣，听力下降，平时身疲劳。纳眠可，多梦，二便调。

［中医体征］舌淡红，有齿痕，苔薄白。

［系统辨证脉象］寸浮迟沉、刚、枯、怠。

［治法］祛风化痰，补肾安神。

［处方］独活 12 g，杜仲 15 g，当归 15 g，防风 12 g，白芍 30 g，山茱萸 20 g，远志 12 g，柴胡 12 g，石菖蒲 12 g，甘草 6 g。6 剂，水煎服，每日 1 剂。

2007 年 3 月 27 日二诊：服药平妥，症同前，贫血，血压偏低，纳可，二便调。舌淡红，苔薄白。

［治法］益气化痰，泻火养阴。

［处方］天麻（先煎）20 g，白术 30 g，苍术 20 g，黄柏 9 g，黄芩 12 g，白芍 30 g，黄芪 30 g，神曲 12 g，生麦芽 15 g，麦冬 30 g，百合 20 g，前胡 12 g，甘草 6 g。6 剂，水煎服，每日 1 剂。

［分析］患者体内痰湿乃因思虑过度而导致的致病因素，应以祛除病理因素为当下之务，又伴有肾虚之征，因此以祛风化痰、补肾安神为原则，二诊以补益为主，益气化痰，泻火养阴，升清阳降浊阴。

病案 2 刘某，女，53 岁。2010 年 5 月 7 日初诊。

［主诉］脑鸣伴右耳鸣 4 余年。

［现病史］患者自诉 4 年前无明显诱因出现双耳鸣响，听力下降，期间于当地医院诊治，效果差。现症见右耳鸣，听力下降，时巅顶痛，颈部不适，偶有眩晕，眠纳可，大便调，小便频。

［中医体征］舌淡红，苔薄。

［系统辨证脉象］动、涩、短、刚。

［既往史］颈椎病史 10 余年；肩周炎史 4 余年。

［治法］镇肝息风，滋阴潜阳。

［处方］龟甲（先煎）30 g，夏枯草 15 g，川牛膝 20 g，黄芩 12 g，白芍 30 g，天冬 15 g，桑白皮 30 g，生龙骨、生牡蛎各 30 g，郁金 12 g，天竺黄 12 g，浙贝母 15 g，石菖蒲 12 g，茵陈 12 g，生麦芽 12 g。7 剂，水煎服，每日 1 剂。

［分析］患者为土型人，性情急躁，火邪上攻耳部，民间有“急聋躁瞎”之说。因此其头面部病变最常见，如头鸣、脑鸣、头痛、眩晕、听力下降、颈部不适，皆为气血上攻所致。其脉象为动、涩、短、刚，为证候的佐证之象。治疗上应以镇肝息风、滋阴潜阳为主。

病案 3 吴某，男，30 岁。2010 年 5 月 9 日初诊。

［主诉］脑鸣 3 个月。

［现病史］患者曾患中耳炎出现脑鸣，自觉脑中鸣响，平素脾气大，易怒，心烦懊恼。眠差多梦，纳可，二便调。

［中医体征］舌淡红，苔薄白。

［系统辨证脉象］寸粗尺细、热、曲、动。

［治法］平肝潜阳，强腰补肾。

［处方］天麻（先煎）20 g，钩藤（后下）30 g，龟甲（先煎）30 g，川牛膝 20 g，生龙骨、生牡蛎各 30 g，防风 15 g，紫苏叶 15 g，厚朴 15 g，白芍 30 g，当归 15 g，石斛 15 g，杜仲 15 g，桑寄生 12 g，黄连 9 g，骨碎补 12 g。7 剂，水煎服，每日 1 剂。

2010 年 5 月 21 二诊：病史同上，服药后自觉身心轻快，焦虑略减，心烦、脑鸣减。现症见腰部酸痛，多梦，纳可，小便调，大便可。舌红，苔薄。

［系统辨证脉象］寸粗尺细、热、曲。

［处方］天麻（先煎）20 g，钩藤（后下）30 g，龟甲（先煎）30 g，川牛膝 20 g，生龙骨、生牡蛎各 30 g，防风 15 g，紫苏叶 15 g，厚朴 15 g，白芍 30 g，当归 15 g，石斛 15 g，杜仲 15 g，桑寄生 12 g，黄连 9 g，骨碎补 12 g，桑白皮 20 g，柏子仁 12 g。7 剂，水煎服，每日 1 剂。

［分析］患者平素急躁易怒，长期遇事后不能化解，思虑过度，气机

运行不畅，气血上冲于脑，气结化火，火盛则伤阴，以致阴虚阳亢，肝肾不足；火盛伤神扰心则出现心烦懊恼，脉象为佐证之象。治疗上应平肝潜阳，强腰补肾。

八、耳鸣

病案1 王某，男，39岁。2007年10月19日初诊。

［主诉］耳鸣1年余。

［现病史］2005年诊断为颈椎病后出现耳鸣。左耳鸣，夜间明显，持续不减，有时头晕，视物不清，头晕时无天旋地转感，无头痛，眠差，入睡困难，思虑多，纳可，尿频，大便可。

［既往史］前列腺肥大病史2年。

［中医体征］舌淡红，苔薄白。

［系统辨证脉象］来怠去怠、刚、涩、直、紧。

［治法］补益心脾，养心定眩。

［处方］天麻（先煎）20 g，防风24 g，石菖蒲12 g，人参（另煎）15 g，白术30 g，淫羊藿15 g，五加皮20 g，杜仲12 g，川续断20 g，当归15 g，黄芪30 g，远志12 g，甘草6 g。6剂，水煎服，每日1剂。

［分析］患者因思虑过度，耗伤精血而导致耳鸣。精血虚则不能养荣脑窍，出现一系列虚象，如耳鸣、头晕等不适感；心神失养，阳不入阴，营卫运行失常，则出现失眠症；舌脉提示为气血虚象，治疗上应以补益心脾、养心定眩为主。

病案2 宋某，女，53岁。2010年4月19日初诊。

［主诉］耳鸣10余年。

［现病史］患者10余年前无明显诱因出现耳鸣，无恶心、呕吐，偶头痛，头晕，无视物旋转感、行走不稳等症，平素思虑多，易紧张，担心，害怕，纳眠可，二便调。

［中医体征］舌淡胖，苔白。

［系统辨证脉象］细、数、刚、强。

［治法］平肝理气，养血化痰。

［处方］天麻（先煎）20 g，钩藤（后下）30 g，白芍 30 g，川芎 15 g，防风 15 g，桔梗 9 g，当归 15 g，僵蚕 12 g，络石藤 20 g，前胡 15 g，枳壳 12 g，甘草 6 g。6 剂，水煎服，每日 1 剂。

［分析］患者平素思虑多，易紧张，思则气结，气滞则不能运化水湿，长期思虑过度，气血不足，不能上养头窍，以致出现头痛、头晕等症，应以化湿理气为治疗大法。

病案 3 刘某，女，48 岁。2010 年 4 月 30 日初诊。

［主诉］头晕，耳鸣半个月。

［现病史］患者于 4 月 7 日因“C_5~C_6 颈椎间盘突出”行微创术后出现头晕，视物旋转，如坐舟船，严重时伴有恶心，呕吐，持续性耳鸣，左耳屏前阵发性隐痛，右侧腹痛，痛感无法形容，纳差，眠可，二便调，否认其他病史。

［中医体征］舌淡红，苔薄。

［系统辨证脉象］寸强尺弱、直、敛、涩，右关脉刚。

［治法］平肝潜阳，温补中阳。

［处方］天麻（先煎）20 g，钩藤（后下）30 g，川牛膝 20 g，杜仲 15 g，桑寄生 12 g，石决明 30 g，首乌藤 20 g，茯神 15 g，仙鹤草 12 g，黄芪 30 g，白术 20 g，甘草 6 g。7 剂，水煎服，每日 1 剂。

［分析］患者乃因病致郁，受颈部手术影响出现思虑情绪，思则气结，加之患者为思虑个性，以致气血上冲，阳气聚于上焦，阴邪僭犯至高之处，以致头晕、耳鸣，重不可举，以标实为主，兼之腹痛，法当治标为先，平抑肝阳，兼顾补益肝肾，降气调气。故选天麻钩藤饮为主方，加黄芪以补胸中之阳，白术以助脾中之阳，引接真阴回纳，阴平阳秘则诸症得减。

病案 4 李某，男，37 岁。2010 年 4 月 30 日初诊。

［主诉］双侧耳鸣 3 年余，加重 1 个月。

［现病史］患者 3 年前渐现双侧耳鸣，左耳尤甚，呈持续性，午间、夜间加重，伴嗳气。五心烦热，畏寒，时有语言表达不畅，四肢麻木，精

神不振，欲哭，胸闷，叹息后减轻，易激惹，纳可，眠差，夜尿清长，便溏。曾于4年前因“抑郁障碍”于当地医院住院治疗。

[中医体征] 舌淡红，苔薄白。

[系统辨证脉象] 滑、刚、动、枯、弱。

[治法] 益气补血，健脾化痰。

[处方] 淫羊藿15 g，五加皮12 g，藿香15 g，佩兰15 g，木香9 g，远志12 g，朱砂（冲服）0.5 g，桂枝15 g，石菖蒲12 g，人参（另煎）12 g，茯神30 g，甘草6 g，旋覆花（包煎）12 g，紫石英30 g。7剂，水煎服，每日1剂。

[分析] 此患者为“因郁致病”，其诸多不适皆因其思虑导致。患者素体虚弱，难堪重负，又兼以忧思难解，损伤脾胃，脾胃虚弱，气血化源亏乏，清阳不升，耳窍失养，可致耳鸣。患者长期思虑，阴血暗耗，其舌淡红，苔薄白，脉滑、刚、动、枯、弱，皆为虚象佐证之象。治疗上应益气补血，健脾化痰为主。《本草便读》认为紫石英“温营血而润养，可通奇脉，镇冲气之上升”，取其定惊悸、安魂魄、镇下焦之功，诸药并用，使气机升降出入平调有序。

病案5 钟某，女，44岁。2010年5月7日初诊。

[主诉] 发作性眩晕8年，伴耳鸣加重1年。

[现病史] 患者8年前无明显诱因出现发作性眩晕，发作时伴耳鸣，听力下降，恶心欲吐，睁眼不能，曾静脉滴注倍他司汀等药物，效可，近1年发作频繁，一个月发作一次，服药后效不佳。现症见左侧耳鸣，全身乏力，纳眠可，大便干，小便调。

[中医体征] 舌瘀红，苔薄黄。

[系统辨证脉象] 刚、涩、稠。

[神经查体] 神志清，精神可，左侧听力下降，四肢（-），闭目难立征（+）。

[处方] 天麻（先煎）20 g，钩藤（后下）30 g，紫苏叶15 g，厚朴12 g，半夏9 g，防风15 g，苍术30 g，佩兰15 g，黄芩12 g，夏枯草12 g，浙贝母12 g，甘草6 g。14剂，水煎服，每日1剂。

2010年5月20日二诊：病史同前，现无头晕，左侧耳鸣，服药腹泻伴腹痛，泻后痛减，纳可，眠多，醒后清醒，大便稀，日三行，小便调。舌瘀红，苔薄黄。

［处方］紫苏叶15 g，厚朴12 g，云茯苓30 g，白芍30 g，当归15 g，半夏9 g，防风21 g，佩兰15 g，合欢皮20 g，远志12 g，木香9 g，甘草6 g。7剂，水煎服，每日1剂。

［分析］素善怒善忧，肝失条达，脾气郁结，气郁化火，风阳易动，上扰清窍，发为眩晕，正如《类证治裁·眩晕》所言："良由肝胆乃风木之脏，相火内寄，其性主动主升；或由身心过动，或由情志郁勃，或由地气上腾，或由冬藏不密，或由年高肾液已衰，水不涵木……以至目昏耳鸣，震眩不定。"其次，思则气结，气滞则水停，积聚生痰，痰阻中焦，清阳不升，浊阴不降，头窍被蒙，发为眩晕、耳鸣。再次，素体虚弱，难堪重负，又兼以忧思难解，损伤脾胃，脾胃虚弱，气血化源亏乏，清阳不升，头窍失养，亦可致眩晕、耳鸣。其脉象乃过度关注所致。临床治疗以平肝潜阳、理气化痰为主，患者需要移情易性，不可过度关注某一事件，否则会导致思则气结，以致全身气机逆乱，诸病丛生。

九、郁病

病案1 田某，男，52岁。2007年3月2日初诊。

［主诉］思虑过度1年余。

［现病史］1年前受惊后出现思虑过度，思维混乱，有轻生念头。四肢木乱，坐立不安，烦躁，害怕，纳眠差，有痔疮，大便带血，小便可。

［中医体征］舌瘀红，苔薄白。

［系统辨证脉象］刚、敛、细、郁动。

［治法］理气化痰，养心安神。

［处方］防风24 g，荆芥15 g，白芍30 g，当归20 g，厚朴15 g，紫苏叶15 g，天麻（先煎）20 g，僵蚕15 g，蝉蜕12 g，木香9 g，远志12 g，五加皮15 g，淫羊藿15 g。6剂，水煎服，每日1剂。

2007年3月9日二诊：服药后睡眠改善，做梦减少，烦躁减轻。仍有担心、害怕，思虑多。纳一般，小便疼痛，痔疮大便带血。舌瘀红，苔薄白。

［治法］清热养阴，定志安神。

［处方］黄连15 g，朱砂（冲服）0.5 g，知母12 g，玄参20 g，独活15 g，黄芩12 g，生地黄30 g，人工牛黄粉（冲服）2 g，远志12 g，生龙骨、生牡蛎各30 g，金银花30 g。6剂，水煎服，每日1剂。

2007年3月16日三诊：服药后，诸症同前，仍害怕，心烦，焦虑，纳眠差，多梦，易醒。大便干，3日一行。舌红，苔薄白。

［处方］黄连15 g，朱砂（冲服）0.5 g，知母12 g，玄参20 g，独活15 g，黄芩12 g，人工牛黄粉（冲服）2 g，远志12 g，生龙骨、生牡蛎各30 g，僵蚕12 g，蝉蜕12 g，延胡索20 g。6剂，水煎服，每日1剂。

［分析］患者思虑过度，耗气伤血，脉刚、敛、细、郁动，为气血不足的表现，阳气郁于内不能外散，亦可出现脉敛的征象。因此，应该在补益气血的同时，注意发散郁邪，二、三诊时出现热象，此时应加以养阴泻火之品，总体应该攻补兼施。

病案2　赵某，男，46岁。2007年7月27日初诊。

［主诉］心烦，思虑负担重20天。

［现病史］患者20天前因事出现心烦，好思虑，爱钻牛角尖，伴腹胀、腹痛、嗳气，纳可，大便不成形，眠差，早醒，小便调。

［中医体征］舌边尖红，苔薄黄。

［系统辨证脉象］内曲、动、短、涩。

［治法］理气化痰，平调寒热。

［处方］乌梅20 g，黄芩12 g，黄连12 g，桂枝15 g，细辛3 g，干姜9 g，川椒3 g，人参（另煎）12 g，云苓30 g，当归15 g，白芍30 g，甘草6 g，五加皮20 g，木香9 g，淫羊藿15 g，防风15 g。6剂，水煎服，每日1剂。

［分析］患者长期思虑过度，好钻牛角尖，思则气结，气机运行不畅，则出现腹胀、腹痛、嗳气、大便不成形等症；脉象紧软，提示阳郁，寒热不调，治疗上应以理气化痰、平调寒热为主。

病案 3 刘某，女，43 岁。2007 年 1 月 12 日初诊。

［主诉］乏力 3 个月。

［现病史］3 个月前因心理压力大，思虑多而出现乏力，胸闷，烦躁，白天精神不振，困倦，头痛头沉，纳可，眠差，入睡难。大便干，日一行。小便黄。

［中医体征］舌嫩红，苔薄白。

［系统辨证脉象］刚、数、稠、浊。

［治法］化痰祛风，安神定志。

［处方］天麻（先煎）20 g，延胡索 20 g，浙贝母 20 g，远志 12 g，厚朴 15 g，僵蚕 12 g，蝉蜕 12 g，防风 24 g，甘草 6 g，朱砂（冲服）0.6 g。6 剂，水煎服，每日 1 剂。

［分析］患者心理压力大，思虑多，长期难愈，则易致气血不足，不能上养头部，以致出现白天精神不振，乏力，困倦，头痛头沉，眠差，脾病不能运化，则可见大便干，辅以舌脉，提示有热象，治疗以化痰祛风、安神定志为主。

病案 4 王某，男，56 岁。2006 年 1 月 24 日初诊。

［主诉］心烦，多思虑半年。

［现病史］患者半年来心烦，坐立不安，好思虑，终日疑心家中水管有问题，水质腐败致其不适。2006 年 5 月于精神卫生中心诊断为“抑郁障碍”，服舒必利、氯硝西泮。MRI 示皮质动脉硬化性脑病。纳眠可，大便干。

［中医体征］舌瘀红，苔薄白。

［系统辨证脉象］浮、粗、滑、热。

［治法］清热化痰，清热镇静。

［处方］人工牛黄粉（冲服）2 g，朱砂（冲服）0.5 g，白芍 30 g，防风 15 g，黄连 12 g，知母 12 g，浙贝母 20 g，丹参 15 g，乌梅 20 g，生龙骨、生牡蛎各 30 g。6 剂，水煎服，每日 1 剂。

2007 年 1 月 30 日二诊：服药后诸症减轻，心烦差，大便不干，2 日一行。入睡难，耳热。纳可，便可。舌瘀红，苔薄黄。

［处方］人工牛黄粉（冲服）2 g，朱砂（冲服）0.5 g，白芍 30 g，防风 15 g，黄连 12 g，知母 12 g，浙贝母 20 g，丹参 15 g，乌梅 20 g，生龙骨、生牡蛎各 30 g，生地黄 30 g，牡丹皮 20 g，玄参 20 g，石膏 30 g。

［分析］此人心情抑郁，烦躁焦虑，外形衰老，身体状况尚可。神情淡漠，目光呆滞，忧思终日，多疑偏执。纳眠一般，大便干。舌瘀红，苔薄黄，双手脉浮、粗、滑，沉取有力，为有热象。当以化痰清热为主，同时注意固护阴液。

病案 5　孙某，女，64 岁。2007 年 3 月 16 日初诊。

［主诉］全身乏力，精神萎靡 2 个月余。

［现病史］2 个月前无明显诱因出现全身乏力，以致行走困难，精神萎靡，不愿交谈，思虑多。话语多则胃脘部发麻，发紧，气短，心慌，面色蜡黄。纳差，厌食，胃满，灼烧感，眠差，易醒，大便稀，日 2~3 次，小便可，做各种检查无异常。

［中医体质］舌红，苔薄白，少津。

［系统辨证脉象］枯、涩、数、短，右关脉弱。

［治法］泻火化痰，养阴清热。

［处方］黄芩 12 g，黄连 12 g，半夏 9 g，麦冬 30 g，沙参 20 g，天花粉 15 g，桑白皮 30 g，浙贝母 15 g，炙杷叶 12 g。6 剂，水煎服，每日 1 剂。

［分析］患者为长期思虑过度导致的脾病，气血不足，以致出现各种躯体不适的症状，如胃脘部发麻、发紧，气短，心慌，面色蜡黄，纳差，厌食，胃满，灼烧感，眠差，易醒，大便稀等。从脉象上来看，患者除了有虚证，兼有痰热，因此应泻火化痰，兼以养阴，不可偏颇。

病案 6　张某，男，30 岁。2007 年 3 月 16 日初诊。

［主诉］全身乏力 2 个月余。

［现病史］全身乏力，腰酸腰痛，双下肢无力。平时思虑多，白天思睡。纳差，不欲食。二便调。体型肥胖。

［中医体征］舌红，苔薄白。

［系统辨证脉象］沉、滑、稠。

［治法］泻火化痰，理气祛湿。

［处方］黄芩 12 g，连翘 30 g，荆芥 15 g，白芍 20 g，防风 12 g，藿香 15 g，枳壳 12 g，白芷 12 g，浙贝母 20 g，半夏 9 g，陈皮 12 g，竹茹 15 g。6 剂，水煎服，每日 1 剂。

2007 年 3 月 27 日二诊：服药后力量增加，大便稀，日二行，胃脘反酸，眠多，小便可。舌红，苔黄。

［治法］益气化痰，燥湿清心。

［处方］黄芪 30 g，五加皮 20 g，苍术 3 g，黄芩 12 g，连翘 30 g，荆芥 15 g，白芍 20 g，防风 12 g，藿香 15 g，枳壳 12 g，白芷 12 g，浙贝母 20 g，半夏 9 g，陈皮 12 g，竹茹 15 g。6 剂，水煎服，每日 1 剂。

［分析］患者丰肥体壮，为痰湿体质，素有"肥人多痰湿""肥人多气虚"的说法，加之平素思虑过度，脾病难愈，于是出现各种不适，如纳差、疲劳诸症，治疗上以泻火化痰、理气祛湿为主，二诊时加入益气之品以化湿。

病案 7 马某，男，39 岁。2007 年 1 月 30 日初诊。

［主诉］胸闷，气短半年。

［现病史］患者因伤心后悔过去的事不可自拔，导致自觉少腹气直冲咽部，胸闷，气短，叹息，注意力不集中，反应较前慢，思虑重重，纳可，眠差，二便调。

［中医体征］舌瘀红，苔薄黄。

［系统辨证脉象］涩、短、枯、热。

［治法］活血行气，化痰安神。

［处方］紫苏梗 20 g，防风 15 g，川芎 15 g，紫菀 20 g，白芍 30 g，当归 15 g，紫苏叶 15 g，丹参 20 g，红花 12 g，降香 10 g，杏仁 12 g，前胡 15 g，檀香 12 g。6 剂，水煎服，每日 1 剂。

［分析］患者因遇事不能开脱，气机上逆，出现胸闷、气短、叹息诸症，长期思虑过度，则耗气伤血，不能养心神，以致出现睡眠质量较差，气机阻滞则影响血液运行，并出现化热的征象，舌瘀红，苔薄黄，脉涩、短、枯、热为佐证之象，治疗上应以调理气血为主，活血行气为治疗大法。

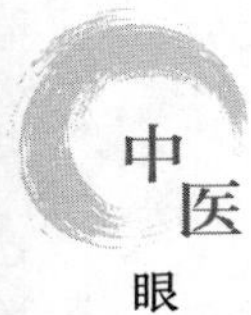

十、自汗

病案 1 马某，女，49 岁。2007 年 4 月 20 日初诊。

［主诉］自汗，颈后疼痛 2 年。

［现病史］自 2 年前始，出现频繁汗出，怕冷，平素常反复感冒。C_7~T_5 持续性疼痛，喜饮热水。纳可，小便少，大便调。

［中医体征］舌淡红，苔薄白。

［系统辨证脉象］沉、涩、细、散、弱。

［治法］益气养血，养阴清热。

［处方］当归 20 g，生地黄 30 g，熟地黄 30 g，黄柏 12 g，黄连 12 g，黄芪 20 g，荆芥 12 g，防风 24 g，白芍 30 g，川芎 15 g，酸枣仁 20 g，紫苏叶 15 g，厚朴 20 g，甘草 6 g。6 剂，水煎服，每日 1 剂。

2007 年 4 月 27 日二诊：咽干，胸部发热，小便热减轻。舌红，苔黄。

［治法］化痰祛瘀，清热泻火。

［处方］贯众 20 g，僵蚕 15 g，片姜黄 15 g，蝉蜕 15 g，牛蒡子 15 g，生地黄 30 g，牡丹皮 20 g，麦冬 30 g，川牛膝 20 g，赤芍 20 g，石膏 30 g，知母 12 g，玄参 20 g，黄芩 12 g。6 剂，水煎服，每日 1 剂。

［分析］患者汗出多与更年期无直接关系，系思虑过重，心血暗耗，心阴虚，不敛汗，在脉象上有明显体现。应用当归地黄汤以滋阴泻火，固表止汗。嘱患者以桂圆、百合、大麦熬粥喝。长期思虑过度，痰浊阻滞，二诊时应注意以豁痰祛瘀为主。

病案 2 王某，女，66 岁。2010 年 3 月 20 日初诊。

［主诉］自汗、畏寒 20 年，加重 9 年。

［现病史］自述 20 年前因产后大出血导致自汗、畏寒症状。现症见畏寒，自汗，轻则上半身汗出，重则全身汗出，春秋季明显。伴见双小腿酸楚不适，汗出后心慌头痛，纳可，大便时干时稀，小便频数，入眠难。

［中医体征］舌淡胖，苔薄黄。

［系统辨证脉象］刚、薄、粗、散。

［治法］平肝潜阳，温阳暖肾。

［处方］天麻（先煎）20 g，钩藤（后下）30 g，杜仲 15 g，山茱萸 20 g，当归 15 g，白芍 30 g，五加皮 9 g，黄连 9 g，肉桂 6 g，生龙骨、生牡蛎各 30 g，乌药 20 g，甘草 6 g。7 剂，水煎服，每日 1 剂。

［分析］“气为血之母，血为气之帅”，患者因产后大出血以致气血大伤，虚阳越于上，卫外不固，且虚火迫津外出则出现自汗之征，“津血本同源”，自汗乃是精血、正气外泄的表现，患者自汗多年，以致虚象更甚。上焦虚阳盛则下焦阳气不足，气化异常以致出现二便异常，治疗上应上下二焦同治，降气平肝与暖阳并举，方可改善患者体虚孱弱之象。

病案 3　孙某，男，24 岁。2010 年 5 月 7 日初诊。

［主诉］多汗 10 年。

［现病史］患者自诉 10 年前无明显诱因出现多汗，易烦躁，时心慌，未服用任何药物。现症见后背部酸软不适，倚物后减轻，烦易紧张，注意力不集中，偶握拳无力，多汗，活动后加重，眠差，纳可，大便不成形，小便色偏黄。

［中医体征］舌红，苔薄。

［系统辨证脉象］刚、敛、躁动、上热下寒。

［辅助检查］回盲末端炎，结肠炎（2009 年 7 月 21 日于某军区总医院）。

［处方］桂枝 12 g，白芍 30 g，干姜 9 g，黄芩 15 g，黄连 12 g，人参（另煎）9 g，当归 15 g，乌梅 20 g，远志 15 g，五加皮 12 g，甘草 20 g。7 剂，水煎服，每日 1 剂。

［分析］此患者为金型人，肚量小，聪明，多疑，易冲动，多思多虑，敏感体质，心理紧张程度高，引起交感神经兴奋，好腹泻。脉象显示右手关尺脉有麻木感，提示患者存在不良心理情绪。患者为上热下寒体质，不能但用寒凉或但用热性药，必须寒热并用，其根本病因是由个性引起的，因此治疗应以放松心境为主，药物治疗为辅。

病案 4　赵某，女，48 岁。2010 年 5 月 28 日初诊。

［主诉］自汗，五心烦热 5 年余。

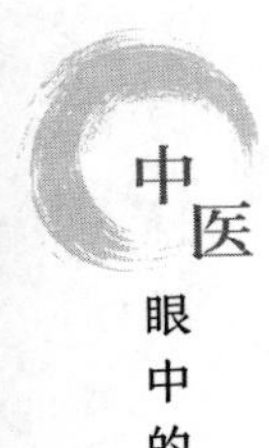

［现病史］患者自诉5年前无明显诱因而致自汗，五心烦热，其间曾于本院服中药（具体不详）治疗，疗效尚可，后又反复发作。现症见自汗，活动及着急后加重，五心烦热，烦躁不安，胸闷，气短，双下肢乏力，咽干痛，不痒不渴，纳眠可，二便调。

［中医体征］舌淡红，苔薄。

［系统辨证脉象］疾、数、热、刚、散。

［治法］滋阴清热，化痰解郁。

［处方］龟甲（先煎）30 g，川牛膝12 g，白芍30 g，玄参15 g，川楝子12 g，茵陈12 g，生麦芽12 g，牡丹皮15 g，黄连9 g，肉桂6 g，骨碎补12 g，降香15 g，钩藤（后下）30 g，郁金12 g，防风15 g。7剂，水煎服，每日1剂。

［分析］自汗、盗汗是指由于阴阳失调，腠理不固导致的津液外泄失常而出现的病症。患者思虑劳烦过度，损伤心脾，血不养心，心不敛营，则汗液外泄；久思则暗耗阴精，虚火内生，阴津被扰，不能自藏而汗泄；久思则气结，郁久则化热，以致火热迫津外出，以致自汗；此诸多症状皆因患者个性导致，七情不畅，肝木过旺，脾脏受伤，以致肝风上扰，证属肝肾阴虚。治疗上当平肝息风，滋阴清热，化痰解郁。阳气归纳则阴液自保，阴平阳秘则诸症得解。

病案5　赵某，女，60岁。2007年1月30日初诊。

［主诉］自汗3个月余。

［现病史］睡后及紧张后大汗出。背痛，自汗3个月余，伴紧张，多思虑。

［中医体征］舌淡红，苔白。

［系统辨证脉象］沉、涩、短。

［治法］滋阴清热，清心安神。

［处方］沙参30 g，麦冬30 g，紫苏梗15 g，防风12 g，桑白皮30 g，地骨皮20 g，天花粉12 g，合欢皮30 g，郁金20 g，甘草6 g，百合30 g，白薇12 g。6剂，水煎服，每日1剂。

［分析］患者思虑过度，思则伤脾，自汗为患者不能控制的汗出异常，自汗的原因多为湿热壅盛，迫津外出；或卫外不固，腠理不固，不能固护津液；

或阴虚内热迫津外出。此人多疑，心小，好计较，个性心理不佳，加之牵挂儿女在外，心阴重，不敛阳，因此应以滋阴为治疗大法，同时开郁行气。

十一、内伤发热

病案 孙某，男，28 岁。2010 年 5 月 27 日初诊。

［主诉］低热半年。

［现病史］半年前出现低热，体温在 37.0~37.6 ℃波动，多自上午 10 时左右开始发热，下午热势最高，晚饭后至睡前体温渐降至正常，咳嗽，无痰，无畏寒，无汗出，有时枕后疼痛。曾于某军区总医院做血常规、胸透、肝炎系列等检查均阴性。现阵发性低热，每至下午 3~4 时热势高，夜间临睡前可降至正常，精神高度紧张时加重，发作时手心热，头痛。腹部偶胀气，拍打排气后可缓解，纳呆，厌油腻，眠可，二便调。

［既往史］2004 年行气胸手术。

［中医体征］舌红，苔薄。

［系统辨证脉象］直、刚、涩、热。

［治法］益气健脾，养阴清热。

［处方］薏苡仁 20 g，石斛 15 g，白扁豆 12 g，山药 15 g，芡实 12 g，党参 15 g，麦冬 30 g，白术 30 g，黄芩 12 g，天花粉 12 g，甘草 6 g，地骨皮 12 g，浙贝母 15 g，佩兰 12 g，黄连 12 g。7 剂，水煎服，每日 1 剂。

［分析］患者为个性追求完美，多思多虑性格。长期思则伤脾，脾气虚弱，且久思耗伤阴精，阳无以敛，虚阳外越则发热，患者脉象体现为心系某物，不能松解之象。因此，临床除益气健脾清热以外，尚需祛除因思虑产生的病理因素，如痰热。

十二、腰背痛

病案 1 李某，男，32 岁。2007 年 4 月 27 日初诊。

［主诉］肩背部发紧 10 年。

［现病史］10 年前无诱因出现肩背部发紧。平素思虑重，曾经长时间

失眠。大便稀，小便黄。

[中医体征]舌红，苔薄白。

[系统辨证脉象]刚、直、敛、动、涩、稠。

[治法]疏肝理气，化痰通络。

[处方]天麻（先煎）20 g，延胡索 20 g，防风 15 g，白芍 15 g，川芎 15 g，葛根 20 g，当归 15 g，厚朴 12 g，僵蚕 12 g，蝉蜕 12 g，汉防己 12 g，夏枯草 12 g。6 剂，水煎服，每日 1 剂。

[分析]患者右肾脉体现孤独感，平素思虑过度，思则伤脾，脾伤则不能运化水湿，水湿不循常道，则大便稀，思则气滞，气血运行不畅，气滞血瘀，以致出现肩背部发紧，舌脉提示患者当以疏肝理气、化痰通络为主，符合我们临床上关于思虑过度维度制订的临床用药规律。

病案 2　张某，女，54 岁。2007 年 4 月 27 日初诊。

[主诉]腰背部不适、疼痛半年。

[现病史]半年前无明显诱因出现腰部疼痛，逐渐发展至背部及四肢关节，肌肉痛，全身乏力，脚趾发麻。查风湿系列无异常。现仍腰背部疼痛，思虑重，纳眠可，二便调。

[中医体征]舌红，苔薄黄。

[系统辨证脉象]刚、细、敛、涩。

[治法]化痰行血，活血行气。

[处方]紫苏叶 15 g，半夏 9 g，防风 15 g，独活 12 g，厚朴 15 g，汉防己 12 g，当归 15 g，川芎 15 g，僵蚕 12 g，浙贝母 15 g，远志 12 g，甘草 6 g，丹参 20 g，制乳香、制没药各 6 g，天麻（先煎）20 g。6 剂，水煎服，每日 1 剂。

[分析]患者思虑过度，思则气结，气机运行不畅，则出现一系列病理因素，如痰浊、瘀血阻滞经络肢体，则出现腰部疼痛、肌肉痛、脚趾发麻，舌脉皆为佐证之象，治疗上应以化痰行气、活血为主。

病案 3　刘某，女，51 岁。2010 年 3 月 20 日初诊。

[主诉]右侧肢体疼痛 1 个月。

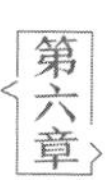

［现病史］患者无明显诱因出现右侧肢体并右侧臀部疼痛麻木厥冷，小腿部症状更明显。于某军区总医院诊断为“腰椎间盘突出症”。现症见右侧肢体并右侧臀部疼痛麻木厥冷，小腿部明显，纳可，睡眠差，二便调。

［中医体征］舌瘀红，苔薄黄。

［系统辨证脉象］滑、稠、刚，寸强尺弱。

［治法］调气息风，活血通络。

［处方］①中药：天麻（先煎）20 g，钩藤（后下）30 g，旋覆花（包煎）12 g，赭石 30 g，山茱萸 15 g，杜仲 15 g，川牛膝 30 g，生龙骨、生牡蛎各 30 g，前胡 15 g，独活 12 g，吴茱萸 6 g，木瓜 15 g。7 剂，水煎服，每日 1 剂。

②外治：生姜片外敷涌泉穴。

［分析］腰椎间盘突出症是常见的腰部疾病，发病率高。目前西医、中医针对腰椎键盘突出症的治疗均存在着一定的局限性，是一种“头痛医头，脚痛医脚”的治标之举。而且目前中医治疗此病多从“肾”论治，效果不佳。本患者以脉象评定为肝气郁滞导致的气机运行异常，患者在盛怒之下，强力负重而致本病发生。痛引腰胁者原为气机上逆，而下焦气血不足，以致肢体经络不荣则痛，治疗上当须平肝息风，调畅气机，临床治疗多一味活血化瘀，通络致痛，尚不知下焦本虚，气血不足，仅取活血化瘀不能“枯木逢春”；方中加入吴茱萸以温中止痛，疏肝理气。

病案 4 李某，男，37 岁。2010 年 4 月 30 日初诊。

［主诉］左侧腰腿胀痛 2 年。

［现病史］2 年前感冒后出现左侧腰腿后侧胀痛。现症见左腰腿痛，行走可缓解，夜间加重，甚至无法上抬下肢，彻夜不眠，时左侧肌肉痉挛，听力下降，纳可，眠差，二便调。

［中医体征］舌红，苔薄。

［系统辨证脉象］长、刚、涩、粗、高不及。

［治法］升阳举陷，通络止痛。

［处方］升麻 12 g，白芷 9 g，刘寄奴 15 g，郁金 20 g，白芍 30 g，当

归 12 g，威灵仙 15 g，川芎 15 g，黄柏 9 g，苍术 20 g，甘草 6 g，络石藤 15 g。7 剂，水煎服，每日 1 剂。

［分析］患者腰腿胀痛与 2 年前感冒无关系，从脉象上来看，患者脉实，左尺脉较长，较一般尺脉超出约两指。乃为患者长期处于紧张思虑状态，以致气血下沉聚于下肢，气血不畅，不通则痛。故应以升麻升举阳气；刘寄奴，《本草再新》认为其"入肝、肾二经"；《唐本草》曰"主破血，下胀"，有破血通经之效。因患者为湿热体质，故应注意清利湿热，络脉通畅则气血流通畅快，外加活血化瘀通络之品，共奏调气通络之功。

病案 5 赵某，女，54 岁。2010 年 4 月 27 日初诊。

［主诉］手臂麻木半个月。

［现病史］患者无明显诱因出现手臂麻木。自服天麻胶囊，效不显。现症见手臂麻木，自肘下明显，夜甚，甚则觉针扎样麻木，手无颤抖，无持物落地，阵发性身热汗出，无头晕头痛耳鸣。纳眠可，二便调。

［既往史］心肌缺血（2010 年 1 月于某县医院）。

［中医体征］舌淡红，苔白。

［系统辨证脉象］数、热、郁动、涩。

［治法］镇肝息风，理气柔筋。

［处方］龟甲（先煎）30 g，天麻（先煎）20 g，川牛膝 20 g，白芍 30 g，当归 15 g，茵陈 12 g，威灵仙 12 g，木瓜 15 g，玄参 30 g，降香 12 g，黄芩 12 g，牡丹皮 20 g，赤芍 30 g，浙贝母 20 g，甘草 6 g。7 剂，水煎服，每日 1 剂。

2010 年 5 月 18 日二诊：药后手臂麻木缓解，右侧上肢后伸受限，时有耳鸣，无头晕，无身热汗出，纳眠可，二便调。舌瘀暗，苔薄。

［处方］龟甲（先煎）30 g，天麻（先煎）20 g，川牛膝 20 g，白芍 30 g，当归 15 g，茵陈 12 g，威灵仙 12 g，木瓜 15 g，玄参 30 g，降香 12 g，黄芩 12 g，牡丹皮 20 g，赤芍 30 g，浙贝母 20 g，甘草 6 g，金银花 30 g，连翘 30 g，石膏 30 g。7 剂，水煎服，每日 1 剂。

［分析］躯体化障碍是一种以多种多样、经常变化的躯体症状为主的

神经症。它们的共同之处是表现出医学上无法或不能充分地用器质性病变解释的躯体症状。躯体化障碍患者有某种情绪问题或心理障碍，但却转换为各种躯体症状来表现。症状可涉及身体的任何系统或器官，常存在明显的抑郁和焦虑，可伴随不同程度的社会功能受损。从患病个体来讲，患者属思虑个性，遇事常思想僵化，不能化解，以致思则气结，阳气有余，气血聚于上焦及肢体经络，不通则痛。患者躯体化障碍为其心理应激的外在体现，因此应在调整气机，镇肝息风，理气柔筋的同时，辅以柔肝清热之品，二诊时患者仍上焦阳邪有余，基本方不变，但因长期忧思，暗耗阴血，血虚则不能制阳，实热有余，因此应使用清热泻火之品。

病案 6 李某，女，35 岁。2010 年 4 月 27 日初诊。

［主诉］左侧腰背部酸痛不适 20 余天。

［现病史］平素生气后偶感腰背部不适，近 20 余天因生气后左侧腰背部酸痛不适，随情绪起伏，或轻或重。曾就诊于妇科，无器质性病变。给予活血化瘀药物治疗后效果不佳。现症见头胀痛，心烦焦虑，揪心，烦乱感，怕凉，无盗汗及手足心热。纳可，眠浅，小便调，偶便秘。

［中医体征］舌淡红、胖大，苔滑。

［系统辨证脉象］敛、直、刚、涩、沉。

［治法］行气散结，降逆化痰。

［处方］紫苏叶 15 g，防风 15 g，白芍 30 g，当归 15 g，佩兰 20 g，僵蚕 12 g，厚朴 12 g，半夏 9 g，荆芥 12 g，乌药 15 g，麻黄 9 g，甘草 6 g，党参 30 g。7 剂，水煎服，每日 1 剂。

2010 年 5 月 14 日二诊：服上药后，效佳。现症见情绪时好时坏，排气多，时头胀，恐惧，担心，纳眠可，二便调。舌淡胖，苔滑。

［处方］紫苏叶 15 g，防风 15 g，白芍 30 g，当归 15 g，佩兰 20 g，僵蚕 12 g，厚朴 12 g，半夏 9 g，荆芥 12 g，乌药 15 g，麻黄 9 g，甘草 6 g，党参 30 g，生地黄 30 g，麦冬 30 g，玄参 15 g。7 剂，水煎服，每日 1 剂。

［分析］患者为思虑脉象，为思虑过度导致的气机运行异常，病机为痰气郁阻。升降出入理论是中医基本理论之一，所论述的是气的运动机制

及其在生命活动中的重要作用和意义。《素问·六微旨大论》云："出入废则神机化灭，升降息则气立孤危。故非出入，则无以生长壮老已；非升降，则无以生长化收藏。是以升降出入，无器不有。"是言人体五脏六腑，四肢百骸，无不有升降出入。患者全身气机运行出现异常则全身不适，气攻窜不定。《素问玄机原病式》中说："气者，形之主，神之母，三才之本，万物之元，道之变也。"患者思虑过度，气机郁结，痰浊内生，痰气交阻，痹阻腰背部，不通则痛。针对此，以半夏厚朴汤行气散结，降逆化痰，不可一味据患者主诉而采用活血化瘀药物，误治会使疾病不得缓解，病情愈重，所以临床应重视脉诊在躯体化疾病中的作用。

十三、其他

病案 1　马某，男性，48 岁。2022 年 8 月 11 日初诊。

［主诉］注意力分散半年余。

［现病史］患者自述半年前无明显诱因出现注意力不集中，多思多虑，无头痛头晕，眼干涩，易生气上火，偶有心慌，纳可，眠差多梦，二便调。

［中医体征］舌红，苔薄白。

［系统辨证脉象］上、寸强尺弱，脉起始段弱，来怠去怠。

［处方］半夏 9 g，厚朴 15 g，紫苏叶 15 g，防风 15 g，茯神 30 g，远志 12 g，僵蚕 9 g，蝉蜕 9 g，汉防己 12 g，佩兰 12 g，天麻（先煎）15 g，钩藤（后下）15 g，合欢皮 15 g。7 剂，水煎服，每日 1 剂。

服药后上述症状逐渐缓解。

［分析］患者因平时多思多虑形成一种强迫性思维，思为脾志，实则本于心。久思致营阴暗耗，心不得养而偶见心慌，脉管不充则出现弦涩脉。肝藏血不足，一则不能滋养肝窍而出现眼干涩，二则不能涵养肝魂，出现夜晚多梦。肝性喜条达，肝阴不足易使肝失其柔和之性，表现为易生气上火。本证主要由于思虑过度引起，所以在治疗中要根据患者的心理状态处以半夏厚朴汤为基本方直接作用于其思虑过度病因，调节心理状态；加天麻、钩藤平肝潜阳，缓解大脑皮质的兴奋。患者的心理紊乱背景解除，没有致

病的基础，上述症状就会逐渐缓解。

病案 2　齐某，男。2022 年 11 月 1 日初诊。

［主诉］脘腹胀满1年余。

［现病史］患者1年前无明显诱因出现脘腹胀满，未行系统检查。现症见受凉后脘腹胀满，无其他不适，纳眠可，大便稍干，1~2日一行，小便调。

［中医体征］舌红，苔白厚腻。

［系统辨证脉象］来缓去疾，左手寸、关脉刚、涩。

［处方］半夏9 g，厚朴12 g，紫苏叶15 g，茯神20 g，防风12 g，当归15 g，白芍20 g，北沙参20 g，独活12 g，浙贝母20 g，制远志9 g，蒲公英20 g。

［分析］患者无故多思多虑，心理思维关注面狭窄，兴奋点之外的事情全面抑制。《素问·举痛论》曰："思则心有所存，神有所归，正气留而不行，故气结矣。"思则气结，脾失健运，气机升降失调，故出现脘腹胀满之症。

病案 3　王某，男，43 岁。2007 年 4 月 20 日初诊。

［主诉］头昏、头沉半年。

［现病史］半年前无明显诱因出现头昏沉，持续加重，头皮发紧，四肢乏力。纳可，多梦，二便调。

［中医体征］舌淡红，苔薄白。

［系统辨证脉象］刚、敛、动、涩、弱。

［治法］益气养血，健脾养心。

［处方］黄芪 30 g，当归 20 g，川芎 15 g，天麻（先煎）20 g，白术 20 g，云苓 30 g，半夏 9 g，白芍 30 g，甘草 6 g，桂圆 15 g，木香 12 g。6 剂，水煎服，每日 1 剂。

［分析］患者心放不开，日久致头部肌肉紧张，供血不佳，劳心费神严重，以致出现头昏、头沉的症状，劳神过度，中气不足，肝木乘脾，气血不足，则脉来刚、敛、动、涩、弱，治疗上应以益气养血，健脾养心为主。

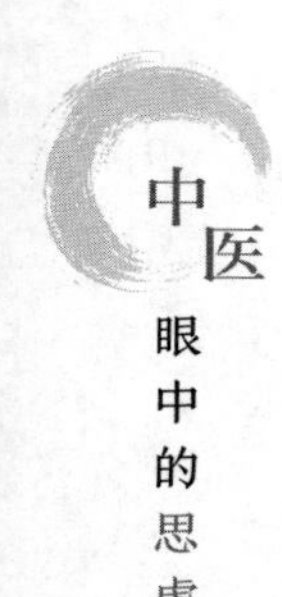

病案4　赵某，男，45岁。2007年1月5日初诊。

［主诉］心烦、腹紧半年。

［现病史］半年前因工作压力大，频发心烦，易怒，伴腹肌紧张，发热，口干喜温饮，遇凉则胃脘部不适，夜间多惊醒。

［中医体征］舌淡红，苔白。

［系统辨证脉象］刚、弱、薄。

［治法］疏肝解郁，补气安神。

［处方］柴胡15 g，黄芩12 g，白芍20 g，人参（另煎）12 g，半夏9 g，桂枝12 g，紫苏叶12 g，厚朴12 g，干姜9 g，甘草6 g，茯苓20 g。6剂，水煎服，每日1剂。

2007年1月12日二诊：服药后症状减轻，大便先干后稀，日一行。情绪好转，纳眠可。舌淡红，苔薄白。

［处方］当归15 g，桂圆肉15 g，柴胡15 g，黄芩12 g，白芍20 g，人参（另煎）12 g，半夏9 g，桂枝12 g，紫苏叶12 g，厚朴12 g，干姜9 g，甘草6 g，云茯苓20 g。6剂，水煎服，每日1剂。

2007年1月19日三诊：服药效可，心烦减轻，身疲乏，叹息觉舒。纳眠可，二便调。思虑重。舌红，苔薄白。

［治法］疏肝养血，调气和血。

［处方］柴胡15 g，熟地黄30 g，防风15 g，山茱萸30 g，山药20 g，云茯苓30 g，白术20 g，甘草6 g，白芍30 g，当归20 g，川芎15 g。枳实15 g。6剂，水煎服，每日1剂。

［分析］患者担心多，心放不开，遇事不能很好地解决，且易怒，加之脉象显现弦脉，弦为肝脉，治疗上应以疏肝理气为主。患者因思虑过度，心脾不荣，则出现失眠的症状，当睡眠成为一种目的性太强的事情时，思想长时间处于困苦、高度惊觉状态时易导致失眠。只有当头脑处于无序列状态时方易于入睡。所以治疗上当以疏肝理气为主，注意调畅气机，同时养血安神。

病案5　蒋某，女，41岁。2010年5月7日初诊。

［主诉］易疲劳5~6个月。

［现病史］自述5~6个月前开始出现易疲劳，精神不振，对事物缺乏兴趣，晨起上眼睑肿，腿易累，早上4时左右尤甚，腰酸，纳可，眠浅，小便夜频，便秘，1~2日1次。

［中医体征］舌淡红，苔薄。

［系统辨证脉象］怠、热、稀，尺脉刚。

［治法］养阴清热，解心开郁。

［处方］沙参30 g，麦冬30 g，玉竹20 g，天花粉12 g，防风15 g，桑白皮20 g，白扁豆30 g，佩兰12 g，仙鹤草12 g。7剂，水煎服，每日1剂。

［分析］随着目前生活节奏及工作压力的增大，一部分人逐渐不能接受高强度的工作。加之患者属于个性认真负责之人，自我加压较大，逐渐出现工作倦怠等疲劳现象。患者长期重视工作，大部分注意力在工作上，以致长期思则气结，思则伤脾，中气耗损，化源不足，精血生化匮乏，出现阴血虚诸症。患者长期疲劳，功能损耗，阴阳均耗损，以致出现晨起上眼睑肿、腿累、腰酸、眠浅诸症；心存焦虑则出现二便有异。舌脉均为佐证之象。治疗上应在养阴清热同时辅以解心开郁之药，减缓患者长期紧张的状态。

病案6　王某，女，62岁。2010年5月7日初诊。

［主诉］心中悗乱，莫可名状半年余。

［现病史］患者自诉半年前因眠差致心中悗乱，莫可名状，其间于多处医院就诊，服用健胃消食片、多潘立酮片（吗丁啉）、补血健脑口服液等药，效果一般。现症见心中悗乱，莫可名状，烦躁，手足心热，眠一般，纳可，二便调。

［中医体征］舌红，苔薄。

［系统辨证脉象］热、枯、躁动。

［治法］滋阴清热，养血安神。

［处方］女贞子15 g，墨旱莲9 g，地骨皮20 g，生地黄30 g，知母12 g，栀子9 g，石膏30 g，麦冬30 g，秦艽15 g，银柴胡12 g，黄连12 g，黄芩15 g，

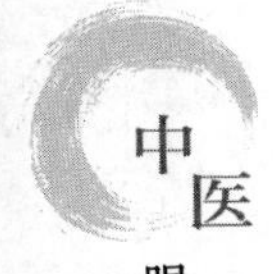

阿胶（烊化）10 g，白芍 30 g。7 剂，水煎服，每日 1 剂。

［分析］张介宾在《景岳全书》中提及："凡五气之郁，则诸病皆有，此因病而郁也；至若情志之郁，则总由乎心，此因郁而病也。"此患者属"因病致思"。一般见于老年患者，由于此时出现"空巢效应"，随着其社交范围及关注面的缩小，逐渐出现过度关注自我的情况。据其脉象为阴虚内热之征，虚热内扰心神，则出现失眠、烦躁、心中莫可名状之感。治疗上应以清虚热养阴为主，并应在社会上加大对空巢老人的关注，使其重新建立健康的人际交往。

病案 7　张某，女，76 岁。2010 年 5 月 7 日初诊。

［主诉］全身不适，气攻窜不定 20 余年，加重 1 年余。

［现病史］患者自诉 20 年前无明显诱因致全身不适，觉有气攻窜不定，其间于多家医院服中药治疗，效一般。现症见全身觉不适，有气攻窜不定，或冲于头，或攻于胃，或攻于四肢，所攻之处有凉感，眠差，难入睡，梦多，纳呆，大便不成形，小便调。

［既往史］卵巢瘤手术 2 次；宫外孕行子宫切除术。

［中医体征］舌淡红，苔薄黄。

［系统辨证脉象］刚、涩、数、疾、躁动。

［治法］滋阴潜阳，平肝理气。

［处方］紫苏梗 30 g，龟甲（先煎）30 g，川牛膝 20 g，白芍 30 g，天冬 15 g，茵陈 12 g，生麦芽 15 g，生地黄 30 g，生龙骨、生牡蛎各 30 g，玄参 30 g，青皮 9 g，柏子仁 15 g。7 剂，水煎服，每日 1 剂。

2010 年 5 月 28 日二诊：病史同前，服药平妥，气攻窜感减轻，服药期间胃胀，停药则消失，现头后部疼痛，入睡困难，出冷汗，怕冷，纳差，大便稀，小便调。舌瘀暗。

［治法］平肝潜阳，化痰理气。

［处方］龟甲（先煎）30 g，川牛膝 20 g，天麻（先煎）20 g，白芍 30 g，茵陈 12 g，生麦芽 12 g，青皮 9 g，紫苏梗 15 g，紫苏叶 12 g，天冬 15 g，前胡 12 g，枇杷叶 15 g。7 剂，水煎服，每日 1 剂。

2010年6月4日三诊：病史同前，服上药后症状减轻。现症见患者后头部胀痛，自觉有气攻窜到右侧足背，时轻时重，服药时有胃胀感，出冷汗，纳差，睡眠质量有所改善，大便次数多，偏稀，小便调。舌红，苔白。

［处方］龟甲（先煎）30 g，川牛膝20 g，天麻（先煎）20 g，白芍30 g，茵陈12 g，生麦芽12 g，青皮9 g，紫苏梗15 g，紫苏叶12 g，天冬15 g，前胡12 g，枇杷叶15 g，生地黄30 g，防风21 g，佩兰12 g，赭石30 g。7剂，水煎服，每日1剂。

［分析］患者病机总属升降出入异常。心神被扰则难以入眠。李杲认为人体气机升降的枢纽在中焦脾胃，脾胃之升降正常，则周身之气机转输如常。若脾胃虚弱，不能正常发挥其斡旋上下的作用，当升不升，当降不降，甚至升降反作，清阳下陷，浊阴上泛，则内而五脏六腑，外而四肢九窍，就会发生各种病症。他提出了内伤脾胃，百病由生的观点。患者因病致思，导致辗转于多家医院治疗诸症，思虑过度，思则气结，忧思伤脾，则病情愈重，正如朱震亨论在《格致余论·膨胀论》中云："脾具坤静之德，而有乾健之运，故能使心肺之阳降，肾肝之阴升，而成天地交之泰，是为无病之人。"因此，治疗上应总以调畅气机为主，无论是使用镇肝熄风汤加减还是加入养血、化痰之剂，均是殊途同归。方中有升有降，有出有入，但因患者脉象提示其为升有余，因此总体应以平肝潜阳为主。

病案8　赵某，男，35岁。2010年5月7日初诊。

［主诉］右眼睑下垂合并轻度睁眼困难1年。

［现病史］患者自诉1年前无明显诱因出现右眼睑下垂合并轻度睁眼困难，其间曾于某军区医院就诊，服用维生素C等药物，效果一般。现症见右眼睑下垂合并轻度睁眼困难，视物有所变形，晨轻暮重，面潮红，纳眠可，二便调。

［既往史］先天性右眼内斜视史。

［中医体征］舌尖红，淡胖，苔白腻。

［系统辨证脉象］寸强尺弱，左脉刚、紧、涩，右脉滑。

［处方］龟甲（先煎）30 g，川牛膝20 g，钩藤（后下）30 g，白芍30 g，

伸筋草 12 g，玄参 15 g，金银花 20 g，黄芩 15 g，牡丹皮 20 g，赤芍 20 g，连翘 20 g，防风 15 g。7 剂，水煎服，每日 1 剂。

2010 年 5 月 14 日二诊：病史同上，服药后效可，右眼睑下垂不明显，自觉睁眼困难好转，视物清晰。现症见睁眼轻度压迫感，纳眠可，二便调。舌暗，苔薄白。

［处方］龟甲（先煎）30 g，川牛膝 20 g，钩藤（后下）30 g，白芍 30 g，伸筋草 12 g，玄参 15 g，金银花 20 g，黄芩 15 g，牡丹皮 20 g，赤芍 20 g，连翘 20 g，防风 15 g，远志 12 g，朱砂（冲服）0.5 g，桑白皮 20 g，石斛 12 g。7 剂，水煎服，每日 1 剂。

2010 年 5 月 21 三诊：病史同上，服药后效可，右眼睑下垂不明显，自觉睁眼困难好转。现症见睁眼轻度压迫感，服药后肠鸣音增加，大便稀，小便调，纳眠可。舌红，苔薄。

［处方］龟甲（先煎）30 g，川牛膝 20 g，钩藤（后下）30 g，白芍 30 g，伸筋草 12 g，玄参 15 g，金银花 20 g，黄芩 15 g，牡丹皮 20 g，赤芍 20 g，连翘 20 g，防风 15 g，远志 12 g，朱砂（冲服）0.5 g，桑白皮 20 g，石斛 12 g，浙贝母 15 g，海蛤粉 20 g。7 剂，水煎服，每日 1 剂。

2010 年 5 月 28 日四诊：病史同前，药效可，诸症缓解。现患者睁眼轻度压迫感，纳可，二便调。舌淡红，苔薄。

［处方］龟甲（先煎）30 g，川牛膝 20 g，钩藤（后下）30 g，白芍 30 g，伸筋草 12 g，玄参 15 g，金银花 20 g，黄芩 15 g，牡丹皮 20 g，赤芍 20 g，连翘 20 g，防风 15 g，远志 12 g，朱砂（冲服）0.5 g，桑白皮 20 g，石斛 12 g，浙贝母 15 g，海蛤粉 20 g，荆芥 15 g，生龙骨、生牡蛎各 30 g。7 剂，水煎服，每日 1 剂。

2010 年 6 月 4 日五诊：病史同前，服上药后症状较前好转。现症见放松时右眼轻度压迫感，纳眠可，大便稀，不成形，小便调。舌淡红，苔薄白。

［处方］龟甲（先煎）30 g，天麻（先煎）20 g，白芍 30 g，天冬 15 g，生麦芽 12 g，防风 15 g，桑白皮 30 g，当归 15 g，茵陈 12 g，远志 12 g，荆芥 12 g，钩藤（后下）30 g，白鲜皮 12 g，浙贝母 20 g，生龙骨、生牡蛎各

30 g。7 剂，水煎服，每日 1 剂。

［分析］患者为金型人，个性谨慎小心，多思虑，因此患者因工作压力，转而关注自身。长期思虑，则气机升降出入异常。气机的升降运动，是维持人体的生命活动及其变化发展的根本动力，经云“非出入则无以生长壮老已，非升降则无以生长化收藏”。周学海云：“升降出入者，天地之体用。万物之橐籥，百病之纲领。”此乃长期气郁化火，上炎头面部，以致出现眼睑下垂诸症，患者自诉其自觉眼睑下垂症状可因情绪紧张、自我关注过度而加重，脉症合参，治疗上以平肝潜阳、解郁开胸为主，方可疏解患者紧张及过度关注的现象，同时嘱患者应转移注意力，放松心情，从繁忙的工作中暂时得到休息的机会。

病案 9　李某，女，38 岁。2010 年 4 月 13 日初诊。

［主诉］右侧口眼㖞斜伴头顶痛 20 余天。

［现病史］20 余天前出现右侧口眼㖞斜，于某医院就诊，给予消炎药治疗（具体药物不详），服药 2 天后呕吐，呕吐物为黄色液体，即停药，现服阿莫西林。头顶部针扎样疼痛，纳眠差，二便调。

［中医体征］右侧眼睑闭合不全，右侧鼻唇沟变浅，口角向右歪斜。舌红，苔薄。

［系统辨证脉象］细、敛、热、动、滑、内曲，右脉直、刚、敛。

［治法］凉肝息风，清热止痉。

［处方］羚羊粉（冲服）2 g，钩藤（后下）30 g，桑叶 15 g，菊花 12 g，白芍 20 g，玄参 30 g，金银花 30 g，贯众 15 g，连翘 15 g，牡丹皮 20 g，黄芩 12 g，浙贝母 15 g，竹茹 12 g。7 剂，水煎服，每日 1 剂。

2010 年 4 月 23 日二诊：药后自觉头痛消，口眼㖞斜症状减轻，现右眼流泪常作，言语不利好转，右鼻唇沟浅，纳增，眠可，二便调。舌瘀红，苔薄。

［处方］羚羊角粉（冲服）2 g，钩藤（后下）30 g，桑叶 15 g，菊花 12 g，白芍 20 g，玄参 30 g，金银花 30 g，贯众 15 g，连翘 15 g，牡丹皮 20 g，黄芩 12 g，浙贝母 15 g，竹茹 12 g，赤芍 30 g，虎杖 15 g。7 剂，水煎服，每日 1 剂。

2010年4月30日三诊：病史同前，现症见：头痛减轻，右睑稍闭合不全，右侧口角下垂，无存饭漏水，无耳后疼痛，听力较前好转，纳眠可，二便调。舌瘀红，苔薄。

［处方］羚羊角粉（冲服）2 g，钩藤（后下）30 g，桑叶 15 g，菊花 12 g，白芍 20 g，玄参 30 g，金银花 30 g，贯众 15 g，连翘 15 g，牡丹皮 20 g，黄芩 12 g，浙贝母 15 g，竹茹 12 g，赤芍 30 g，虎杖 15 g，青风藤 15 g，海风藤 15 g，石斛 12 g。7 剂，水煎服，每日 1 剂。

［分析］患者脉象表现为右手脉的紧弦挺直，细询患者，方知其爱人目前留居国外，乃为思念惦记，又加之患者性格内向，久思不能化解以致出现面瘫。思则气结，久则气郁化火，火本阳邪，其性炎上，热极生风，热甚劫津，津伤血耗，血不营筋，则出现面肌、筋肉失养，阳热之邪上扰清窍则出现头痛等诸症，治疗上应改善气血聚于上焦的局面，以凉肝息风药为主，配伍滋阴、化痰与活血祛瘀之品，热退则风息，津复则筋柔，痰化神安，面肌得以充分濡养。万不可因患者乃为“类中风”而一味使用杨氏牵正散，临床用药须讲究“言必有物，事必有征”方可处方。

病案 10　张某，女，54 岁。2010 年 5 月 11 日初诊。

［主诉］胸闷 10 余天。

［现病史］患者 10 余天前运动后突然出现胸闷，憋闷感，时叹息。现症见胸闷，叹息，咽部干痒，时干咳，胸中满闷，纳可，眠差，小便刺痛，大便量少，日一行。

［中医体征］舌淡，苔薄黄。

［系统辨证脉象］稠、热、涩、短。

［治法］化痰行气，清热解郁。

［处方］紫苏叶 15 g，防风 15 g，佩兰 12 g，降香 12 g，黄芩 12 g，牡丹皮 20 g，赤芍 20 g，龙胆 9 g，郁金 12 g，柴胡 12 g，厚朴 15 g，浙贝母 20 g。7 剂，水煎服，每日 1 剂。

［分析］患者乃金型人，心小，个性好思虑。思则气结，久则气郁化火，火性炎上，上伐空窍，以致出现胸闷，叹息，咽部干痒，时干咳，

胸中满闷，眠差，尿痛等诸症，皆因气机运行失调所致。气机升降出入正常与否对机体非常重要，医家顾靖远云“升降者，病机之要也”。周学海云：“升降出入者，天地之体用。万物之橐籥，百病之纲领。”患者如服药后稍腹泻，乃为气机健运所致，继续服药，可使患者症状得以改善，郁结之气渐开。

病案 11 王某，男，46 岁。2010 年 4 月 27 日初诊。

［主诉］颈部、后背疼痛 3 年。

［现病史］3 年前因工作压力大出现颈部、后背疼痛，右下肢麻木疼痛，胸闷不适，盗汗，耳鸣。眠不实，易醒，醒后可复睡，纳可，二便调。

［中医体征］舌红，苔白。

［系统辨证脉象］动、涩、短。

［治法］补气活血，解郁养血。

［处方］黄芪 30 g，党参 15 g，白术 30 g，天麻（先煎）15 g，川芎 15 g，当归 15 g，防风 21 g，紫苏叶 12 g，杜仲 15 g，川续断 12 g，白芍 30 g，羌活 12 g，甘草 6 g。7 剂，水煎服，每日 1 剂。

［分析］此患者为思虑脉象，乃因工作压力所致。思则气结，气结的部位不同导致的临床症状亦不相同。患者因工作压力长期处于身体透支的状况，内耗严重，以致在标实的基础上出现虚象，气虚则无力推动血液运行，四诊合参，本证当属气虚血瘀证，治以补气活血、解郁养血。以清代名医王清任的传统方之一补阳还五汤为基础，加入调整气机运行之防风、紫苏叶诸药，《日华子本草》曰防风“治三十六般风，补中益神，风赤眼，通利五脏关脉，五劳七伤，心烦体重，能安神定志，匀气脉”。《药类法象》云防风“泻肺实，散头目中滞气，除上焦风邪”。

病案 12 刘某，女，35 岁。2010 年 3 月 19 日初诊。

［主诉］胸闷、胸痛 2 个月余。

［现病史］患者近 2 个月因工作压力、家庭琐事等出现胸闷、胸痛，劳累着急时可诱发胸痛，自觉呈闷痛感，每次疼痛持续时间可达 1 小时，休息后好转，未服药物治疗。现症见胸骨后不适，情绪差，纳眠可，二便调。

［既往史］1 年前突发性耳聋。

［中医体征］舌淡红，苔薄白。

［系统辨证脉象］左脉粗、热、强、躁动。

［治法］镇肝息风，滋阴清热。

［处方］龟甲（先煎）30 g，白芍 30 g，川楝子 20 g，赭石 30 g，玄参 20 g，天冬 20 g，生麦芽 12 g，防风 15 g，茵陈 12 g，生龙骨、生牡蛎各 30 g，连翘 15 g，降香 15 g，郁金 20 g，丹参 20 g。7 剂，水煎服，每日 1 剂。

2010 年 4 月 20 日二诊：药后胸闷痛明显减轻，现仍觉环境嘈杂，着急、劳累时发作，情绪好转，嗜睡，纳可，平素大便干，药后大便通畅，经带可，经间期下血色黑，量不多，可持续 4~5 天，小腹坠感，微痛。舌淡红，有齿痕，苔少。

［处方］龟甲（先煎）30 g，白芍 30 g，川楝子 20 g，赭石 30 g，玄参 20 g，天冬 20 g，生麦芽 12 g，防风 15 g，茵陈 12 g，生龙骨、生牡蛎各 30 g，连翘 15 g，降香 15 g，郁金 20 g，丹参 20 g，浙贝母 12 g，川楝子 9 g。7 剂，水煎服，每日 1 剂。

2010 年 5 月 25 日三诊：病史同前，服药平妥。现症见胸闷痛，停药后明显，烦躁，易激惹，环境嘈杂时易激动，好叹息，纳眠可，大便次数见多，小便调。舌淡红，苔薄。

［处方］龟甲（先煎）30 g，白芍 30 g，川楝子 20 g，赭石 30 g，玄参 20 g，天冬 20 g，生麦芽 12 g，防风 15 g，茵陈 12 g，生龙骨、生牡蛎各 30 g，连翘 15 g，降香 15 g，郁金 20 g，丹参 20 g，浙贝母 12 g，枳壳 15 g，佩兰 15 g。7 剂，水煎服，每日 1 剂。

［分析］患者并无器质性病变，皆因情志不遂、好思虑导致的气机运行异常所致。思则气结，久则化火生热，耗伤阴津，虚风上扰；气机阻滞于中焦，久不得散，以致出现胸闷、胸痛，此非心脏的器质性病变所致，临床上当明辨。患者左关脉粗、热，提示气郁较重，且有化热之象，治疗上应以镇肝熄风汤加减为主，调畅气机运行。二诊、三诊加入清肝热及清心化痰之品，以祛除患者体内因气机不畅导致的病理因素。总之，治疗以调畅气机为根本。

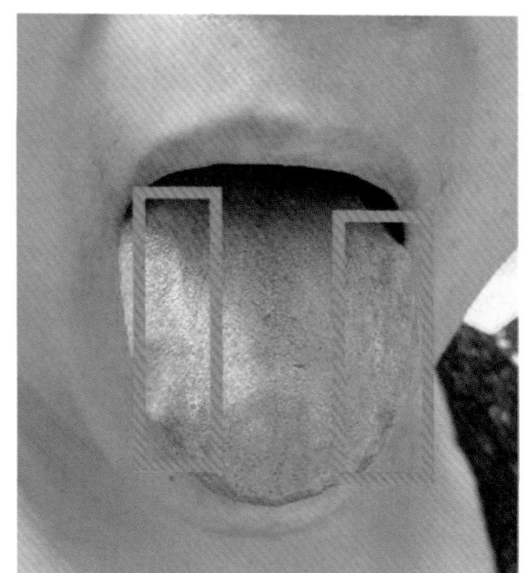

图 1　思虑过度状态舌象

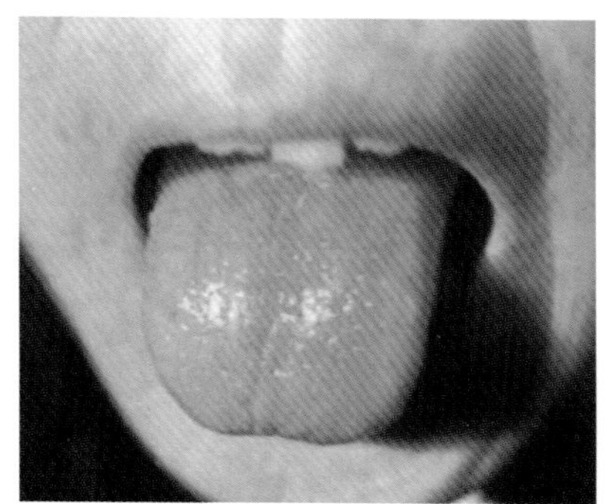

图 2　忧愁思虑状态舌象

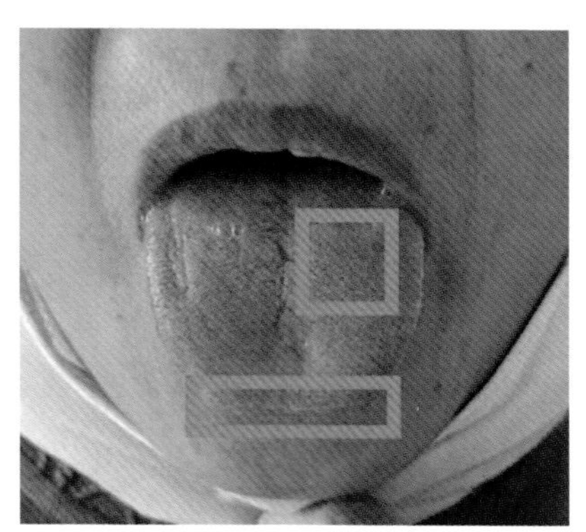

图 3　谋虑操持状态舌象

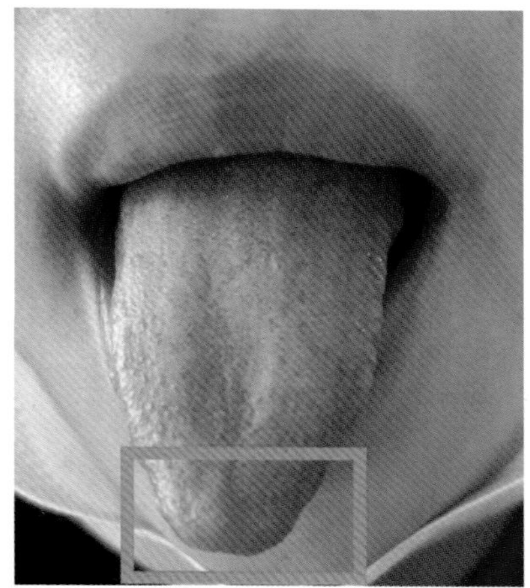

图 4　思虑郁怒状态舌象